中国高等教育学会医学教育专业委员会规划教材
全国高等医学院校教材

供基础、临床、预防、口腔医学类等专业用

流行病学
Epidemiology

主 编　陈　清

副主编　高玉敏　齐秀英　郭立燕

编 者　（按姓名汉语拼音排序）

陈　清（南方医科大学）	齐秀英（天津医科大学）
陈青山（暨南大学）	谭盛葵（桂林医学院）
高玉敏（内蒙古医科大学）	吴娴波（南方医科大学）
郭立燕（济宁医学院）	叶运莉（泸州医学院）
胡　静（南方医科大学）	张　玲（首都医科大学）
柳春波（哈尔滨医科大学大庆校区）	朱春燕（广州医科大学）
卢次勇（中山大学中山医学院）	

北京大学医学出版社

LIUXINGBINGXUE

图书在版编目（CIP）数据

流行病学 / 陈清主编 . —北京：北京大学医学出版社，2013.12（2018.1 重印）
ISBN 978-7-5659-0761-6

Ⅰ. ①流⋯ Ⅱ. ①陈⋯ Ⅲ. ①流行病学 Ⅳ. ① R18
中国版本图书馆 CIP 数据核字（2013）第 317073 号

流行病学

主　　编：陈　清
出版发行：北京大学医学出版社
地　　址：(100191) 北京市海淀区学院路 38 号　北京大学医学部院内
电　　话：发行部 010-82802230；图书邮购 010-82802495
网　　址：http：//www.pumpress.com.cn
E-mail：booksale@bjmu.edu.cn
印　　刷：北京瑞达方舟印务有限公司
经　　销：新华书店
责任编辑：董采萱　　责任校对：金彤文　　责任印制：张京生
开　　本：850mm×1168mm　1/16　印张：11.75　字数：338 千字
版　　次：2013 年 12 月第 1 版　2018 年 1 月第 2 次印刷
书　　号：ISBN 978-7-5659-0761-6
定　　价：23.00 元

版权所有，违者必究

（凡属质量问题请与本社发行部联系退换）

全国高等医学院校临床专业本科教材评审委员会

主 任 委 员　王德炳　柯　杨
副主任委员　吕兆丰　程伯基
秘 书 长　陆银道　王凤廷
委　　　员　（按姓名汉语拼音排序）

　　　　　　白咸勇　曹德品　陈育民　崔慧先　董　志
　　　　　　郭志坤　韩　松　黄爱民　井西学　黎孟枫
　　　　　　刘传勇　刘志跃　宋焱峰　宋印利　宋远航
　　　　　　孙　莉　唐世英　王　宪　王维民　温小军
　　　　　　文民刚　线福华　袁聚祥　曾晓荣　张　宁
　　　　　　张建中　张金钟　张培功　张向阳　张晓杰
　　　　　　周增桓

序

北京大学医学出版社组织编写的全国高等医学院校临床医学专业本科教材（第2套）于2008年出版，共32种，获得了广大医学院校师生的欢迎，并被评为教育部"十二五"普通高等教育本科国家级规划教材。这是在教育部教育改革、提倡教材多元化的精神指导下，我国高等医学教材建设的一个重要成果。为配合《国家中长期教育改革和发展纲要（2010—2020年）》，培养符合时代要求的医学专业人才，并配合教育部"十二五"普通高等教育本科国家级规划教材建设，北京大学医学出版社于2013年正式启动全国高等医学院校临床医学专业（本科）第3套教材的修订及编写工作。本套教材近六十种，其中新启动教材二十余种。

本套教材的编写以"符合人才培养需求，体现教育改革成果，确保教材质量，形式新颖创新"为指导思想，配合教育部、国家卫生和计划生育委员会在医药卫生体制改革意见中指出的，要逐步建立"5＋3"（五年医学院校本科教育加三年住院医师规范化培训）为主体的临床医学人才培养体系。我们广泛收集了对上版教材的反馈意见。同时，在教材编写过程中，我们将与更多的院校合作，尤其是新启动的二十余种教材，吸收了更多富有一线教学经验的老师参加编写，为本套教材注入了新鲜的活力。

新版教材在继承和发扬原教材结构优点的基础上，修改不足之处，从而更加层次分明、逻辑性强、结构严谨、文字简洁流畅。除了内容新颖、严谨以外，在版式、印刷和装帧方面，我们做了一些新的尝试，力求做到既有启发性又引起学生的兴趣，使本套教材的内容和形式再次跃上一个新的台阶。为此，我们还建立了数字化平台，在这个平台上，为适应我国数字化教学、为教材立体化建设作出尝试。

在编写第3套教材时，一些曾担任第2套教材的主编由于年事已高，此次不再担任主编，但他们对改版工作提出了很多宝贵的意见。前两套教材的作者为本套教材的日臻完善打下了坚实的基础。对他们所作出的贡献，我们表示衷心的感谢。

尽管本套教材的编者都是多年工作在教学第一线的教师，但基于现有的水平，书中难免存在不当之处，欢迎广大师生和读者批评指正。

王德炳　柯杨
2013年11月

前　言

流行病学从宏观的角度出发，认识疾病的现象，探索疾病发生的原因，并据此提出预防和控制疾病、促进健康的策略和措施，它是认识和解决医学问题不可缺少的重要医学科学。

2002年，国际医学教育组织（Institute for International Medical Education，IIME）在 *Medical Teacher* 上发表了"全球医学教育的最基本要求（Global Minimum Essential Requirements in Medical Education, GMER）"，GMER中提出医学毕业生必须具备10种医学科学基础知识，其中就包括了流行病学。

在北京大学医学出版社的组织下，由来自全国11所高等医学院校流行病学专业的老师组成编委会，以临床专业及临床相关专业本科生为主要对象，参阅了大量国内外流行病学著作、教科书以及文献，编写了本教材。编写中，强调以思想性、科学性、启发性、先进性和适用性为原则，以医学本科生必须掌握的流行病学基本理论、基础知识和基本技能为重点，以实用、精炼、易懂为特色。

本书编者大多是活跃在流行病学教学和科研一线上年富力强的老师，虽然本身工作非常繁忙，仍抽出时间参与本书编写工作，且在编写过程中态度认真、学风严谨、团结协作。三位副主编认真地通读了全书的每一章节并提出很好的意见。胡静老师作为本编委会的秘书，在组织编写以及本书的审校方面做了大量的工作。此外，本书的编写还得到南方医科大学教务处的大力支持。本人在此对他们的付出和贡献表示衷心的感谢。

陈清

2013年12月

目 录

第一章 绪论 ………………………………… 1
    第一节 概述 …………………………… 1
    第二节 流行病学研究方法 …………… 4
    第三节 流行病学与其他学科的关系 … 5
    第四节 流行病学的用途 ……………… 6
    第五节 流行病学的展望 ……………… 8

第二章 疾病分布和测量 ………………… 10
    第一节 疾病分布以及研究疾病分布的意义 ……………………………… 10
    第二节 疾病频率测量指标 …………… 10
    第三节 疾病流行强度 ………………… 16
    第四节 疾病分布的描述 ……………… 17

第三章 病因与病因推断 ………………… 29
    第一节 病因 …………………………… 29
    第二节 病因推断 ……………………… 32

第四章 描述性研究 ……………………… 37
    第一节 概述 …………………………… 37
    第二节 横断面研究 …………………… 38
    第三节 生态学研究 …………………… 44

第五章 病例对照研究 …………………… 46
    第一节 概述 …………………………… 46
    第二节 研究类型 ……………………… 47
    第三节 研究设计与实施 ……………… 48
    第四节 资料的整理与分析 …………… 51
    第五节 衍生型病例对照研究 ………… 56
    第六节 研究的优点与局限性 ………… 57

第六章 队列研究 ………………………… 59
    第一节 概述 …………………………… 59
    第二节 研究设计与实施 ……………… 62
    第三节 资料的整理与分析 …………… 67
    第四节 研究的优点与局限性 ………… 71

第七章 流行病学实验研究 ……………… 73
    第一节 概述 …………………………… 73
    第二节 研究设计与实施 ……………… 74
    第三节 资料的整理与分析 …………… 79
    第四节 研究的优点与局限性 ………… 81
    第五节 应注意的问题 ………………… 82

第八章 流行病学研究的质量控制 ……… 84
    第一节 研究的质量 …………………… 84
    第二节 流行病学研究中常见的偏倚 … 85
    第三节 偏倚的控制 …………………… 87
    第四节 流行病学研究质量的评价标准 ……………………………… 88

第九章 诊断试验评价 …………………… 90
    第一节 概述 …………………………… 90
    第二节 设计与实施 …………………… 91
    第三节 诊断试验的评价 ……………… 93
    第四节 提高诊断试验效率的方法 …… 99

第十章 疾病疗效与预后研究 …………… 102
    第一节 疾病疗效研究 ………………… 102
    第二节 预后研究 ……………………… 106

第十一章 循证医学 ……………………… 110
    第一节 循证医学基础 ………………… 110
    第二节 循证医学实践 ………………… 115
    第三节 系统综述 ……………………… 117

第十二章 传染病流行病学 ……………… 123
    第一节 概述 …………………………… 123
    第二节 传染病的流行过程 …………… 124
    第三节 传染病的预防与控制 ………… 129
    第四节 免疫预防 ……………………… 133
    第五节 传染病暴发调查及应急处理 ……………………………… 135

第十三章 慢性非传染性疾病流行病学 ………… 137
　第一节　概述 ………………………… 137
　第二节　流行特征 …………………… 138
　第三节　危险因素 …………………… 142
　第四节　预防策略与措施 …………… 144

第十四章 疾病的防制策略与疾病监测 ………… 148
　第一节　疾病的预防与控制策略 …… 148
　第二节　疾病监测 …………………… 154

第十五章 医院感染 ………………………… 159
　第一节　概述 ………………………… 159
　第二节　医院感染的流行病学 ……… 163
　第三节　医院感染的预防与控制 …… 166

主要参考文献 ……………………………… 170
中英文专业词汇索引 ……………………… 172

第一章 绪 论

流行病学（epidemiology）是一门以人群为研究对象，研究人群疾病和健康问题的医学学科。流行病学从宏观的角度出发，认识疾病的现象，探索疾病发生的原因，并据此提出预防和控制疾病、促进健康的策略和措施。流行病学既是预防医学和公共卫生的核心学科，也是现代医学重要的方法学学科。

第一节 概 述

一、流行病学的定义

（一）定义

目前，关于流行病学的定义，国内外不同流行病学专著的表述虽然不完全相同，但基本含义没有大的差别。目前国内外比较一致认可的流行病学定义为：流行病学是一门研究特定人群中疾病与健康状况（或健康相关事件）的发生、分布及其影响因素，并研究预防和控制疾病、促进健康的策略和措施的科学。

流行病学的定义并非一成不变，它随着社会和医学的发展而有所变化。

1931年，Stallybrass在《流行病学原理与感染过程》一书中，对流行病学的定义是：关于传染病的主要原因、传播蔓延以及预防的学科。

1970年，MacMahon在《流行病学原理和方法》中对流行病学的定义是：研究人类疾病的分布及疾病频率决定因素的科学。

1980年，Lilienfeld在《流行病学基础》中对流行病学的定义是：研究人群中疾病或某种生理状态的分布及影响因素。

1983年，牛津大学出版社出版第1版《流行病学辞典》（Last主编），对流行病学的定义是：研究人群中健康相关状况和事件的分布及决定因素，以及应用这些研究预防疾病和促进健康。

2008年，牛津大学出版社出版第5版《流行病学辞典》（Porta主编），对流行病学的定义是：研究特定人群中健康相关状况和事件的发生、分布及影响因素，以及应用这些知识预防疾病和促进健康。

流行病学定义的演变说明流行病学随社会和医学的发展而发展，流行病学从主要研究传染病，发展到研究人群中的一切疾病甚至是非疾病事件，它的原理和方法也成为医学科研的方法学。

（二）流行病学定义的进一步诠释

1. 研究对象　流行病学的研究对象是特定的人群（specified populations）。特定人群指研究者感兴趣的某类人群，既可以是病人，也可以是健康人。临床医学的研究对象主要是个体（病人），属于个体医学；基础医学主要研究器官、细胞等，属于微观医学；而流行病学是一门从群体角度出发去研究医学问题的科学。只有结合宏观、个体和微观医学三个部分，才能全面和深入地认识和解决医学问题。因此，流行病学是认识和解决医学问题不可缺少的重要医学科学。

2. 研究范围　流行病学学科成立之初曾经是一门主要与疾病死亡率统计有关的学科。在第二次世界大战之前，流行病学的主要研究范围是传染病规律、原因和预防控制方法。随着社会的发展和人类疾病谱的改变，流行病学的研究范围进一步扩大到非传染性疾病。目前，流行病学的研究范围已经从疾病扩大并延伸到所有健康相关状况或事件（health-related states or events），如健康、行为及伤害等问题。

3. 研究内容　流行病学的研究内容主要包括四个方面：①揭示疾病（或健康）在人群中的表现（分布，distribution），即：发生了什么事件？在什么人群中发生？发生于何时？何地？频率有多高？②探讨造成疾病（或健康）人群现象的原因（causes）及影响因素（determinants）。③针对疾病现象、规律和影响因素，提出预防和控制的对策与措施（strategies and measures）。④对预防对策与措施的效果、效率和效益进行科学评价（evaluating）。

4. 研究目的　促进健康、预防和控制疾病、提高人群的健康水平。

二、流行病学发展简史

（一）Epidemic 和 Epidemiology

流行病学（epidemiology）一词源自"epidemic"。"epidemic"的原形是古希腊文"*epidemios*"，最早见于2600多年前古希腊的荷马时代。Epidemios 中的 demios 指 the people，epi 是其前置词，有 on 的含义。该词在荷马时代有"在家乡"、"到达一个国家"、"回家乡"或"陌生人来到一个国家"等含义。公元前430年，Hippocrates 首次在他的系列著作 *Epidemic* 中把 epidemic 用作医学术语，用于形容疾病"在某国家内传播"。后来，他在其另一部著作 *Airs, Waters, and Places* 中，用 epidemic 这个词描述与环境相关的疾病聚集现象以及某些疾病现象在人群中发生传播。中世纪，epidemic 被用于描述鼠疫病的"流行"。19世纪中叶微生物被发现后，epidemic 也用于表示因特定微生物导致的疾病。20世纪下半叶，随着慢性非传染病发病的增加，epidemic 开始被用于描述非传染病在人群中增加的现象。2008年牛津大学出版社出版的第5版《流行病学辞典》中，对 epidemic 的定义是"某疾病、特定的健康相关行为或其他健康相关事件在某社会或地区的增加超出预期"。

Epidemiology 一词最早见于1598年，西班牙的 Angelerio 医生以该词为书名出版了一部关于瘟疫研究的著作 *Epidemiologia*（epidemiology 的西班牙文）。1802年，该词再次被另一位西班牙医生 Villalba 用作他著作的名称 *Epidemiologia Española*，该书汇总了西班牙公元前5世纪至1802年间发生的疾病流行和暴发事件。此后，该词逐渐被广泛应用。

现代汉语中把 epidemic 译为"流行的"、"流行病"的意思，epidemiology 也相应地译为"流行病学"。

（二）流行病学发展简史

Hippocrates 的 *Airs, Waters, and Places* 是全世界最早的关于环境与健康和疾病关系的系统表述，他在这部著作中首次用"epidemic"来表达某类征候或疾病与环境有关，且某征候有时会在人群中发生传播。而同时代，"疫"、"时疫"、"疫疠"在我国也出现文字记载。中外古人在2000多年前就认识了疾病与环境的关系，认识到疾病可在人群中传播，认识到其传播的危害，并掌握了一些预防和控制疾病传播的方法和措施。

15世纪中叶，意大利威尼斯开始出现原始的海港检疫法规，是世界最早的检疫。而我国在隋朝就开设了"疠人坊"以隔离麻风病人。这些是传染病隔离、检疫的早期实践。

1662年英国的 Graunt 首次进行死亡分布及规律性研究，并创制了第一张寿命表，提出了设立比较组的思想。

1747年英国海军外科医生 Lind 建立了坏血病病因假说，并进行对比治疗试验，开创了流行病学临床试验的先河。

1796 年英国医生 Jenner 发明了接种牛痘以预防天花，为传染病的控制开创了主动免疫的先河。

18 世纪法国的 Louis 和英国的 Farr 对流行病学做出重要贡献。Louis 通过对比观察，探索放血疗法对炎症性疾病的疗效，利用寿命表对结核病的遗传作用进行了研究。后又与英国统计总监 Farr 在英国首创了人口和死亡的常规资料收集，提出了许多重要概念，如标化死亡率、人年、剂量-反应关系等。他们为流行病学的定量研究及对比研究等打下了坚实的理论基础。

18 世纪的欧洲，传染病是危害人类的主要疾病，有些医学学者意识到通过人群和现场调查可以了解疾病的发生、死亡状况并能分析原因，并且通过实践证明了这种方法对于疾病的控制有重要作用。

1850 年全世界第一个流行病学学会"英国伦敦流行病学学会"成立，标志着流行病学学科的形成。同年，伦敦流行病学中心成立，负责霍乱流行的医学信息发布，标志着以传染病控制为主的流行病学诞生了。

1848—1854 年英国医生 Snow 针对伦敦霍乱的流行，创造性地采用了霍乱死亡病例分布的标点地图法，首次提出了"霍乱是介水传播"的著名科学论断，否定了瘴气传播理论，并通过干预成功地控制了霍乱的进一步流行，成为流行病学现场调查与传染病控制的经典实例。Snow 也成为公认的流行病学先驱、现场流行病学之父。

1931 年，第一部流行病学专著《流行病学原理与感染过程》在英国出版，作者为 Stally-brass。

20 世纪 30 至 40 年代，随着疾病谱的变化，流行病学研究领域也由主要针对传染病扩展到非传染病领域。第二次世界大战后，流行病学的方法和理论得到进一步发展，流行病学更是逐步应用到所有的健康相关事件研究。例如，1951 年 Cornfield 提出了相对危险度、比值比等分析指标；1959 年 Mentel 和 Haenszel 提出了分层分析法；英国 Doll 和 Hill 医生关于吸烟与肺癌关系的研究，开创了生活方式与疾病关系的研究领域；美国的弗明汉（Framingham）心血管病研究，通过对同一批人群的长期随访观察，分析心血管病影响因素，为心脑血管病的防治做出重大的贡献。20 世纪 80 年代以后，多因素统计学方法成为流行病学研究的常用分析手段，例如 Logistic 回归模型、Cox 回归模型等。

1954 年开展的脊髓灰质炎疫苗现场试验证实了疫苗的保护效果，并为人类最终实现消灭脊髓灰质炎的目标奠定了基础。20 世纪 60 至 70 年代，卫生工作者采用流行病学方法指导天花的预防和控制工作，在世界范围内消灭了天花。

20 世纪 50 年代，人们开始关注流行病学研究中的偏倚问题。1979 年 Sackett 总结了分析性研究中 35 种潜在的偏倚，随后 Miettinen 又进一步将其分为选择偏倚、信息偏倚和混杂偏倚三大类。

20 世纪 70 年代后期至 80 年代初期，经 Sackett、Feinstein 和 Fletcher 等人的努力，创建了临床流行病学。1982 年，在美国洛克菲勒基金会的发起和支持下，成立了国际临床流行病学网络（International Clinical Epidemiology Network，ICEN）。同年，Fletcher 等出版了第一部临床流行病学专著《临床流行病学基础》。这些努力使流行病学方法在临床领域得到广泛应用，极大地推动了临床科研的发展。20 世纪 90 年代初，临床流行病学的蓬勃发展催生了循证医学（evidence-based medicine）。

1983 年，牛津大学出版社出版了由国际流行病学学会主持、Last 教授主编的《流行病学辞典》，并于 1988、1995 和 2001 年分别出版第 2、3、4 版。2008 年出版第 5 版（改由 Porta 担任主编）。

1993 年第一部《分子流行病学》问世。该书强调应从分子、个体和社会多个水平，以及历史、现在与未来多个维度研究疾病与健康相关问题，提出生态流行病学（eco-epidemiology）模式。

进入 20 世纪，新发和再燃传染病成为流行病学的挑战；同时，流行病学不仅仅研究传染病的自然传播，也研究生物恐怖的预防和应对。

三、流行病学的基本原理

流行病学强调群体的、比较的、概率论的、生态学的和预防为主的观点，它的基本原理主要有以下几个方面。

（一）疾病分布的原理

疾病（健康或健康相关事件）在人群中的表现不是随机的，不同的疾病在不同特征的人群、不同时间和不同地区的分布特点可以不同。分布特点是疾病发生、发展内在规律的外在反映，受宿主、环境因素以及它们之间相互作用的影响。流行病学研究从人群的各种分布现象入手，将分布作为研究一切流行病学问题的起点，在研究中，不仅测量疾病事件（或健康相关事件），同时也测量自然环境因素、社会环境因素、心理或行为因素等与事件的关系。

因此，需要用群体的、概率论的以及生态学的观点，才能阐明人群疾病或健康相关事件的分布特征及其与环境因素的关系。

（二）病因和病因推断的原理

疾病的发生和发展是宿主及环境多种因素相互作用的结果，这些导致疾病发生、发展的各种因素在流行病学上统称为病因或决定因素。流行病学认为疾病是多因的，使人群发病频率增加的因素就是病因因素或危险因素，而使人群发病频率下降的因素是保护因素。流行病学研究中，把人们接触过某种待研究的物质（如重金属、放射性物质等）、具备某种待研究的状态或特征（如性别、遗传、职业、感染等）或行为习惯（如吸烟、饮酒等）称为暴露（exposure）。暴露可以是有害的，也可以是有益的，有害的就是危险因素，有益的就是保护因素。

在病因推断过程中，流行病学从宏观现象入手，充分运用辨证和逻辑学方法，对疾病的分布特征进行比较、演绎、归纳、类比，抽丝剥茧，逐步深入，通过提出病因假设、验证病因假设和病因论证等几个阶段进行病因推断。

流行病学方法的发展与病因研究紧密相连。在流行病学病因研究以探讨传染病病因为主的阶段，主要采用的是描述性研究方法。随着流行病学在慢性非传染病病因探讨中的广泛应用，产生和发展了分析性研究方法。为了更好地控制研究中的非处理因素，实验性研究方法也逐步应用于病因研究中，其理论和方法在研究中不断成熟。

在流行病学研究中自始至终贯穿着比较的观点，比较是流行病学研究方法的核心。只有通过有比较的调查和分析，才能从中发现疾病发生的原因或线索。

（三）疾病预防和控制的原理

流行病学研究的最终目的是预防和控制疾病、促进健康，提高人群生命质量。因此，流行病学根据不同类别的疾病或健康相关事件的自身规律和影响因素，提出对疾病的预防控制对策与措施。例如，对传染病，流行病学根据其流行的环节提出针对传染源、传播途径和易感人群的措施；对慢性非传染病，流行病学根据其疾病自然史提出三级预防策略等。

在疾病预防和控制研究中，流行病学强调的是促进健康和预防疾病，即强调预防为主的观点。

第二节 流行病学研究方法

流行病学研究方法一般分为观察法、实验法和理论法三种。

一、观察法

观察法（observational study）或称流行病学调查与分析，它是不加任何干预因素，在人群中开展调查研究，从而揭示疾病或健康相关事件的人群现象和有关影响因素的一种方法。

观察法具体又分为描述性研究和分析性研究两种。

1. 描述性研究（descriptive study）　描述性研究指利用已有的资料或专门调查的资料，按研究对象的特征分组，把疾病（或事件）状态或特征描绘出来。它是最基本的流行病学研究方法，包括个例调查、病例报告、病例组分析、横断面研究、疾病监测和生态学研究等。

2. 分析性研究（analytical study）　根据研究目的设立比较组，再进行调查分析，主要有病例对照研究和队列研究两种。分析性研究主要用于疾病危险因素或预后因素研究。

二、实验法

实验法（experimental study）是在人群中进行的实验研究，按照研究对象和现场不同分为临床试验、现场试验和社区干预试验等。主要用于考核治疗和预防措施的效果。

三、理论法

理论法（theoretical study）也称为数学流行病学研究或流行病学数学模型，即用数学语言代表致病因子、宿主、环境及发病等因素，用数学公式去揭示各种因素与疾病发生或发展的数量关系。简单地说，就是用数学公式来研究疾病流行的规律性，预测疾病发生的可能性，筛选和考核各种预防和控制措施。数学模型是对疾病流行现象的数学概括，是反映疾病生态学量变关系的数学关系式。

第三节　流行病学与其他学科的关系

一、流行病学与预防医学

预防医学是以人群为研究对象，应用宏观与微观的方法和技术，研究健康影响因素及其作用规律，阐明外界环境因素与人群健康的相互关系，制定公共卫生策略与措施，以达到预防疾病、增进健康、延长寿命及提高生命质量目标的一门医学科学。一方面，流行病学是预防医学的一门核心学科，流行病学研究需要预防医学的理论和知识。流行病学研究常常涉及环境因素、职业因素、营养因素等，预防医学中的环境医学、职业卫生与职业医学、营养与食品卫生学等知识和方法为流行病学所用。另一方面，预防医学各学科中，凡涉及专业问题的调查设计、资料获取和数据分析及其解释，均需要以流行病学方法为基础；公共卫生实践也需要流行病学的知识与技能。

二、流行病学与卫生统计学

流行病学与卫生统计学是姊妹学科。流行病学是从人群的角度去研究医学问题的，大量的数据需要用统计学的方法处理，如发病率等；流行病学方法的发展也需要统计学。而卫生统计学的研究也离不开人群资料，流行病学也给统计学提出了新问题，例如基因与环境因素的交互作用、定量与定性混合方法的统计分析等。因此，流行病学和卫生统计学是相辅相成的。我国

第一章 绪 论

在学位授予学科上，流行病学与卫生统计学同属一个二级学科；在国外不少医学院校，这两个学科同属一个系或教研室。

三、流行病学与临床医学

流行病学是研究医学问题的学科之一，临床知识是其基础，例如诊断（如发病、病原体感染等）。反过来，流行病学又对临床医学的发展起到推动作用，它是临床科研的方法学，在对临床问题的研究中，如病因探讨、诊断和治疗研究等发挥积极的作用。流行病学与临床医学相结合，已经产生了一门新的分支学科——临床流行病学。

四、流行病学与基础医学

流行病学需要基础医学知识作为后盾。例如免疫学、微生物学、寄生虫学等知识和方法，可以帮助诊断疾病、判断传染源和传播途径；又例如分子生物学技术、分子免疫学技术的发展，大大推动了流行病学的发展，导致分子流行病学的产生，使流行病学可以在更深的层次上阐明和解决问题。另一方面，流行病学也可促进基础医学研究的发展，例如流行病学研究发现肝癌的发生与乙型肝炎病毒（HBV）感染有关，从而促进了对乙型肝炎病毒病原学特征和致病作用研究的深入。

五、流行病学与其他学科

流行病学研究中还需要其他非医学学科的知识和方法，如社会学、管理学、经济学、地理学、动物学、生态学、信息学、气象学、计算机学及图像学等，这些学科为流行病学研究提供方法和资料。当这些学科需要进行群体研究时，也可利用流行病学方法。

第四节 流行病学的用途

流行病学既是预防医学和公共卫生的核心学科，也是医学研究的方法学，因此流行病学在公共卫生、预防医学、临床医学和社会学等领域均有广泛用途。

一、研究疾病在人群中的发生和发展规律

流行病学研究可以通过描述疾病（或健康相关事件）在人群中的表现、发生和发展规律，提供疾病的"社区诊断"（community diagnosis）。通过流行病学研究，能了解人群中某疾病的自然史、发病率、患病率、死亡率及生存率等。

二、病因研究

流行病学方法为病因探索提供了重要的方法。应用流行病学方法探讨疾病病因的经典范例有许多。如19世纪中叶Snow关于霍乱致病因子及传播途径的研究，20世纪40年代Topping等对Q热传染源及其传播途径的研究，20世纪50年代对日本水俣病的病因研究，20世纪60年代对海豹样畸形与母亲孕期服用沙利度胺（thalidomide，反应停）关系的研究，20世纪80年代美国疾病预防控制中心等对月经棉条（tampon）与中毒性休克综合征关系的研究，以及众所周知的吸烟与肺癌、HBV感染与肝癌、幽门螺杆菌与胃癌、高脂血症与心脑血管病、职业暴露与一些恶性肿瘤关系的研究等。

我国亦有许多采用流行病学方法探讨疾病病因的经典例子。如 20 世纪 50 年代对新疆"察布查尔病"（肉毒中毒）病因的研究；1965 年以后我国许多产棉区先后出现原因不明的"烧热病"，后经调查证明系食用棉子油所致，生棉子油中的棉子酚是其病因；1972 年上海地区发生了大规模皮炎流行，研究发现是由桑毛虫的毒毛所致；20 世纪 80 年代，为研究流行于全国各地的"不明原因脑炎"的病因，我国学者综合运用多种流行病学研究方法，历时数年，最终发现是由"驱虫药"引起的药害事件。

三、筛检和普查

筛检和普查属于描述性流行病学研究，通过有目的地对特定人群进行筛检，可以发现疾病的高危人群、病原携带者、可疑早期病人等。对特定人群进行疾病或健康相关状态或事件的普查，可以获得患病率和人群健康现状资料，达到对疾病进行早发现、早诊断和早治疗的目的。

四、突发公共卫生事件的应对

当发生突发公共卫生事件时，如疾病暴发，需要运用流行病学方法深入现场查明原因和影响事件发生的因素，分析事件发展的趋势，提出处理措施，并评价措施的效果。

五、疾病和公共卫生的监测

疾病的监测（surveillance）是疾病预防和控制的一项重要内容，它是长期、连续地在一个地区范围内收集并分析疾病及其影响因素的动态，以判断疾病及其影响因素的发展趋势，并评价预防对策的效果或决定是否修改已制定的预防对策。公共卫生监测是疾病监测内容的扩大，监测的内容除疾病外，还可包括出生缺陷、环境卫生、职业相关事件、伤害和行为等。

疾病或公共卫生监测点的合理设置、监测过程和资料分析都需要运用流行病学的方法。

六、疾病预防与健康促进

流行病学研究可以为国家和地区疾病控制的对策与措施制定提供科学依据。世界卫生组织（WHO）在其"2000 年人人享有卫生保健"战略中，非常注重流行病学的作用，认为流行病学不仅对病因研究和防病手段具有重要作用，也是卫生管理和制定合理的卫生政策的一个重要手段。1984 年第 41 届世界卫生大会曾形成决议，要求各会员国"更好地发挥流行病学的作用"。

健康促进（health promotion）是为形成健康行为和健康生活条件所采取的健康教育与环境（社会、政治、经济、政策、法规、组织等）支持相结合的策略，即把个人选择和社会对健康的责任综合起来，以创造更健康的未来的一种人和环境之间的调节策略。流行病学为描述人群行为、心理特征以及分析它们与健康的关系提供了重要的方法，因此在健康促进的各个阶段，流行病学的作用都是必不可少的。第 11 届国际流行病学学术大会曾以"流行病学与健康促进"（Epidemiology and Health Promotion）为主题，对流行病学在"健康促进"中的作用进行了较为深入、细致的探讨。

七、疾病预防、控制措施与策略的评价

对预防疾病的措施或策略的效果和效益，须采用流行病学的方法予以评价。如对于一种新的预防接种制剂预防传染病的效果，须采用现场实验流行病学的方法进行评价；对于一项公共

卫生策略是否科学和合理，如卫生服务人力资源的设置，也须采用流行病学的方法进行评价。

八、临床科研

流行病学研究方法是临床科研的基本方法。例如，随着相关学科及科学技术的不断发展，新的诊断技术或方法、新的治疗药物或措施层出不穷。这些新的诊断方法的诊断价值如何？新的治疗药物和措施的疗效如何，是否值得推广应用，是否有不良反应？流行病学为解决这些临床问题提供了设计、测量和评价方法。

九、临床决策分析

流行病学方法有助于临床决策分析。临床决策分析是对临床诊断、治疗和管理措施的必要性、科学性、有效性、安全性和适用性进行事前或事后分析，以便做出最佳决策，提高临床诊断、治疗和管理水平。

十、正常值和异常值标准的建立

流行病学方法可应用于与人群健康相关的正常值的建立，如人群生理特征的正常值、合理的膳食供应标准、生产环境有害有毒物的允许浓度、水质卫生标准等。此外，临床异常指标标准，例如高血压的判断标准，也需要通过流行病学研究制订。

第五节　流行病学的展望

一、研究范围不断扩大，应用领域越来越广

一方面，随着对疾病和健康观念认识的发展以及医学模式转变，流行病学研究范围日益扩大。目前流行病学的研究领域已经从疾病扩大到与健康相关事件，甚至向非医学事件扩展。另一方面，由于学科间的交叉和渗透，其他学科的方法被引入流行病学以解决流行病学问题，流行病学方法也越来越多地应用于其他医学学科和医学以外的领域以解决其特定的问题。

许多分支学科的形成充分说明这种发展趋势，如临床流行病学（clinical epidemiology）、医院流行病学（hospital epidemiology）、肿瘤流行病学（cancer epidemiology）、药物流行病学（pharmacological epidemiology）、代谢流行病学（metabolic epidemiology）、遗传流行病学（genetic epidemiology）、移民流行病学（migrant epidemiology）、心理社会流行病学（psychosocial epidemiology）、环境流行病学（environmental epidemiology）、营养流行病学（nutritional epidemiology）、职业流行病学（occupational epidemiology）、行为流行病学（behavioural epidemiology）、伤害流行病学（injury epidemiology）、气候流行病学（climatological epidemiology）、地理流行病学（geographical epidemiology）。随着流行病学研究领域的扩大，以及随着流行病学方法在其他学科中的应用，还将不断出现新的分支。

二、发展研究方法

随着流行病学研究范围的不断扩大，目前一些传统的调查和分析方法已经不能满足流行病学研究发展的需要，研究方法和技术也需不断发展和完善。例如，疾病和健康监测、人群调查技术、统计分析、偏倚和混杂的控制、病因研究中弱关联问题、多因素研究和因素之间的交互

作用、分子流行病学和遗传流行病学的研究、信息和资源的共享、疾病流行的预测等方面，还需要方法学的发展。

三、重视宏观和微观研究的结合

分子生物学和基因组学等技术和方法的发展，使流行病学研究能向更精细和纵深的"微观"方向探索，能更精确地认识疾病和健康的人群现象和影响因素，更精确地解读疾病的发生和发展规律。同时，流行病学也更重视本学科的"宏观性"，认识到无论疾病和健康都与复杂的社会、经济、文化和生态环境有关。流行病学的发展方向是宏观和微观更加紧密和有机地结合。

四、重视在突发公共卫生事件中的应用

近年来，突发公共卫生事件越来越受到关注，人们已经逐渐意识到其对社会稳定、经济发展和人群健康的严重危害。鉴于流行病学的任务是阐明事件现象、查明原因并提出预防和控制措施，因此，流行病学不仅对于疾病突发事件，对于其他突发公共卫生事件的预警和应对，也将发挥越来越重要甚至是不可替代的作用。

五、重视国际和地区合作，共享资源

流行病学研究需要广泛的国际和地区合作，未来这种合作会更受重视，使各国和地区能够最大限度地共享流行病学资源、共享流行病学研究工具和研究成果，促进全球健康。

六、重视研究中的伦理问题

流行病学研究以人为研究对象，容易涉及伦理（ethic）问题。例如，流行病学研究常常需要收集个人或家庭的人口学、心理学、行为学和其他社会信息，也可能会收集团体或机构的有关非公开信息，有时还需要研究对象提供生物标本，有些研究会涉及个体的遗传信息，流行病学实验研究也可能存在对受试者产生生理伤害等问题。因此，流行病学工作者会越来越重视研究及实践中涉及的伦理问题。

七、在循证医学、循证保健和循证预防中的作用

循证医学是在临床流行病学的基础上发展起来的，临床流行病学是循证医学实践的基础，所以，循证医学的发展也需依赖流行病学和临床流行病学的发展。同样，流行病学在促进循证保健（evidence-based healthcare）和循证预防（evidence-based prevention）的发展和实践中将起到关键作用。

（陈　清）

第二章　疾病分布和测量

不同的疾病可以表现为不同的分布特征，同一种疾病在不同的情况下其分布特征也可能不同。但一般而言，同一种疾病的分布往往有一定规律性，这种规律与该病的病因、宿主及环境密切相关。因此，流行病学探索病因、提出疾病预防和控制策略离不开疾病分布研究，对疾病分布的研究是流行病学研究的起点和基础。

第一节　疾病分布以及研究疾病分布的意义

一、疾病分布定义

疾病分布（distribution of disease）是指疾病在不同时间、地区和人群中发生的数量或频率特征。换言之，疾病分布是以疾病发生的频率为指标，描述疾病在不同地区、时间和人群的分布现象，又称疾病的三间（时间、空间、人间）分布。

疾病分布的描述就是将流行病学调查的资料或其他常规资料按不同时间、地点、人群进行分组，并通过计算相关疾病发生和死亡等指标来比较和分析疾病在不同地区、不同时间及不同人群的表现特征的过程。

二、研究疾病分布的意义

1. 正确描述疾病的分布有助于认识疾病的群体现象、分布规律及其影响因素，从而帮助临床诊断和治疗决策的制定。
2. 疾病分布特征是疾病在人群中发生、发展内在规律的外在反映，通过对疾病分布进行分析，可为疾病病因研究提供线索。
3. 掌握疾病分布规律，可为合理地制订疾病的预防和控制、保健策略及措施提供科学依据。
4. 掌握不同疾病的分布特征，有助于政府合理分配卫生资源并确定卫生服务的重点。

第二节　疾病频率测量指标

一、率、比和构成比的概念

（一）率

率（rate）是指在单位时间内某一确定人群中某现象发生的频率或强度，是在一定条件下某现象实际发生例数与可能发生该现象的总例数之比。一个率由分子（发生数）、分母（可能发生的总数）、事件发生的特定时间和系数（分率）组成。系数（分率）将分数和小数转换成整数，便于统一单位和不同时间、不同地区之间进行比较。一般用百分率、千分率、万分率或十万分率表示。

$$率 = \frac{单位时间内某现象实际发生的例数}{可能发生该现象的总人数} \times k \quad\quad 式（2-1）$$

$k = 100\%，1000‰，10\,000/万，100\,000/10万……$

（二）比

比（ratio）也称相对比，指两个数相除所得的值，说明两者的相对水平，常用倍数或百分数表示。

$$比 = \frac{甲指标}{乙指标}（或 \times 100\%） \quad\quad 式（2-2）$$

注意：通常情况下，分子和分母是两个彼此分离的互相不重叠或包含的量，即分子不包含于分母。甚至分子、分母可以代表不同总体，也就是二者是不同质的。

（三）构成比

构成比（proportion）是表示同一事物内部各个组成部分所占总体的比重或分布，常以百分率表示。构成比分子和分母的单位相同，而且分子包含于分母之中。

$$构成比 = \frac{某事物内部某一部分的数量（个体数）}{同一事物内部的整体数量（个体数之和）} \times 100\% \quad\quad 式（2-3）$$

构成比也是比的一种，反映事物静止状态内部构成成分占全体的比重，可反映某种概率的数值大小。还有一类指标为发生频率比，与构成比不同，反映一定时间内发生某种变化者占全体的比例，是动态发生变化者占原来全体的频率，反映了在该时间区间内发生某种变化的概率大小。率和发生频率比都是用来描述变量随时间变化的动态指标。区别是前者可以取任何值，是反映动态过程的一个参数，而后者取值仅在0到1之间，是变量在一定期间内发生变化的概率。两者既不相同，又互相联系。

二、发病指标

（一）发病率

1. 定义　发病率（incidence rate）表示在一定时期内，特定人群中某病新病例出现的频率。计算公式为：

$$发病率 = \frac{一定期间内某人群中某病新病例数}{同时期暴露人口数} \times k \quad\quad 式（2-4）$$

$k = 100\%，1000‰，10\,000/万，100\,000/10万……$

2. 时间单位　计算发病率时可根据研究的病种及研究问题的特点来选择时间单位，一般多以年为时间单位。

3. 分子与分母的确定　发病率的分子是一定期间内的新发病例数，而新发病例的确定则依据发病时间。对于有明显症状的急性疾病，可以将症状最早出现的时间作为发病时间，如腹泻、发热、皮疹的出现时间等。但对于恶性肿瘤、高血压、糖尿病和精神病等慢性疾病，多在疾病早期并无明显症状，一般以初次诊断时间作为发病时间。新病例是指观察期间内发生某种疾病的病人，有时一个人在观察期间内可能多次发生同种疾病，记为多个新病例，此时分子为发病人次。

分母中所规定的暴露人口是指在观察期内某地区人群可能会发生该病的人群。对于观察人口中不可能发病的人，应从分母中减去。如研究传染病的发病率时，对以前感染过传染病或因接种疫苗而获得免疫者，理论上不应包括在分母中。但在实际工作中，对于大数量的人群，准确的暴露人口数往往不容易获得，因此，一般多使用年平均人口数代替暴露人口数作为分母。年平均人口数的表示有两种方法，可以用该年7月1日零时人口数代替，或年初人口数和年末人口数之和除以2来计算。

4. 注意问题　发病率可按人群不同特征，如年龄、性别、职业、民族等分别计算，此即发病专率（specific incidence rate）。不同特征人群疾病发病率往往不同，因此，计算发病率时，用发病专率比粗的发病率更能反映实际情况。除此之外，在不同资料的发病率间进行对比时，应考虑年龄、性别等的构成不同，进行发病率的标准化处理。

5. 应用　发病率是一个重要的常用指标，对于描述死亡率极低或不会致死的疾病尤为重要。可用于描述疾病的分布，探讨发病因素，提出病因假说，评价防治措施的效果等。由于发病率的水平受致病因素、疾病诊断水平、诊断标准、防治措施、疾病报告与登记制度等因素的影响，因此在分析发病率的变化时，要综合考虑各方面因素的影响。

（二）罹患率

罹患率（attack rate）和发病率一样，也是人群新发病例发生频率的指标。通常多指在某一局限范围、短时间内的发病率，反映该范围人群罹患疾病的程度。观察时间单位可以是日、周、旬、月。罹患率适用于描述局部地区疾病的暴发，食物中毒、传染病及职业中毒等暴发流行情况。其优点是可以根据暴露程度精确地测量疾病发生频率。

$$罹患率 = \frac{观察期内某病新病例数}{同期暴露人口数} \times k \quad \text{式（2-5）}$$

$k = 100\%$ 或 $1000\permil$

（三）续发率

续发率（secondary attack rate，SAR）也称二代发病率。在原发病例出现后，在该病最短与最长潜伏期之间受其传染而发生的病例称为续发病例（也称二代病例）。续发率等于易感接触者中发病的人数（续发病例数）占家庭或某集体成员中所有易感接触者总数的百分率。

$$续发率 = \frac{潜伏期内易感接触者中发病人数}{易感接触者总人数} \times 100\% \quad \text{式（2-6）}$$

计算续发率时应注意，须将原发病例从分子及分母中去除。那些在同一家庭中来自家庭外感染的发病者，或短于最短潜伏期及长于最长潜伏期发病者均不应计入续发病例。续发率可用于分析传染病传染力的大小、流行因素，包括不同条件对传染病传播的影响（如年龄、性别、家庭中儿童数、家庭人口数、经济条件等）及评价卫生防疫措施的效果（如对免疫接种、隔离、消毒等措施的评价）。

三、患病指标

（一）患病率

1. 定义　患病率（prevalence）是指某特定时间内总人口中，某病新、旧病例所占比例，也称现患率或流行率。患病率可按观察时间的不同分为时点患病率（point prevalence）和期间患病率（period prevalence）两种。时点患病率更为常用。通常患病率时点在理论上是无长度的，但实际调查或检查时一般不超过1个月。而期间患病率的调查时间通常超过1个月。

$$时点患病率 = \frac{某一时点一定人口中现患某病新、旧病例数}{该时点人口数（被观察人口数）} \times k \quad \text{式（2-7）}$$

$$期间患病率 = \frac{某观察时间一定人口中现患某病的新、旧病例数}{同期的平均人口数（被观察人口数）} \times k \quad \text{式（2-8）}$$

$k = 100\%，1000\permil，10\,000/万，100\,000/10万……$

2. 患病率与发病率、病程的关系　在一个相当长的时间内，当某地某病的发病率和该病的病程都保持稳定时，患病率、发病率和病程三者的关系是：

$$患病率（P） = 发病率（I） \times 病程（D） \quad \text{式（2-9）}$$

上式也可以用于推算某些疾病的病程。如有学者调查得出美国明尼苏达州癫痫的患病率是376/10万，发病率为30.8/10万，则可以估算癫痫的病程为12.2年。

3. 影响患病率的因素　患病率升高或降低主要取决于两个因素，即发病率和病程。因此，患病率的变化可以反映出发病率的变化或疾病结果的变化或两者兼而有之。例如，某病的患病率升高，既可能是发病率真的升高，也可能是由于诊断水平提高或治疗措施改进，使患者免于死亡而寿命延长所致。同理，某些疾病患病率下降，既可以是由于发病率下降所致，也可以是由于采取治疗措施，病人恢复快而病程缩短所致，还可能是病情恶化病人死亡快，病程缩短所致。因此，患病率的变化要结合发病率、存活率、治愈率等各个方面的资料进行综合分析，才能得出正确的结论。

患病率升高的主要影响因素有：①新病例增加（即发病率升高）；②病例迁入；③健康者迁出；④易感者迁入；⑤病程延长；⑥未治愈者的寿命延长；⑦诊断水平提高；⑧报告率提高。

患病率降低的主要影响因素有：①新病例减少（即发病率下降）；②病例迁出；③健康者迁入；④病程缩短；⑤病死率升高；⑥治愈率提高。

4. 应用　患病率通常用来表示病程较长的慢性病的发生或流行情况，反映某地区人群对某疾病的负担程度，可为医疗设施规划、医院床位周转估计、卫生人力的需要量估算、医疗质量的评估和医疗费用的投入等提供科学依据，探索研究疾病的流行因素，评价慢性病的控制效果。

5. 患病率与发病率的区别　患病率与发病率的区别可归纳如表2-1所示。

表2-1　患病率与发病率的区别

比较内容	发病率	患病率
分子	观察期间新发病例数	观察期间病例数（新、旧病例）
分母	暴露人口数或平均人口数	调查人口数或平均人口数
观察时间	一般为1年或更长时间	较短，一般为1个月或几个月
适用疾病种类	各种疾病	慢性病或病程较长的疾病
性质	动态频率	静态比例
来源	疾病报告、疾病监测、队列研究	现况调查
用途	研究病因，评价防治措施的效果	可为医疗设施规划，医院人、财、物的投入等提供依据；评价慢性病的控制效果
影响因素	危险因素暴露、诊断水平、疾病报告质量等	影响发病率变动的因素，病后死亡或痊愈及康复情况以及患者病程等

（二）感染率

感染率（infection rate）是指在某个时间内所检查的整个人群样本中，某病现有感染者人数所占的比例。

$$感染率 = \frac{受检者中阳性人数}{受检人数} \times 100\% \qquad 式（2-10）$$

感染率是评价人群健康状况常用的指标，其性质与患病率相似。不同的是患病率的分子是指患病的人数，而感染率的分子是指感染者人数。许多传染病感染后不一定发病，可以通过血清学检测抗体或病原学检测病原体等检测方法获知是否被感染。感染率应用广泛，尤其是在具有较多隐性感染的传染病和寄生虫病的调查中，常用于研究人群的感染情况和分析防治工作的效果，估计某病的流行势态，也可为制定防治措施提供依据。

（三）病残率

病残率（prevalence of disability）也叫病残流行率，是指某人群中、一定期间内每百（或千、万、十万）人中实际存在的病残人数，即通过询问调查或健康检查，确诊的病残人数与调查人数之比。可以说明病残在人群中发生的频率，也可以对人群中严重危害健康的任何具体病残情况进行单项统计。它是人群健康状况的评价指标之一。

四、死亡与生存指标

（一）死亡率

1. 定义　死亡率（mortality rate，death rate）是指某人群在一定期间内总死亡人数与该人群同期平均人口数之比。死亡率是测量人群死亡危险最常用的指标。其分子为某人群一定期间的总死亡人数，分母为该人群同期平均人口数。观察时间常以年为单位。

$$死亡率 = \frac{某人群某年总死亡人数}{该人群同年平均人口数} \times k \quad\quad 式（2-11）$$

$k = 1000‰，10\,000/万\,或\,100\,000/10\,万$

在人口学研究中常用千分率，便于与出生率相比较。在疾病研究中，多采用十万分率，便于与其他地区和国际间对比。

2. 应用　死亡率反映一个人群总的死亡水平，是用于衡量某一时期、一个地区人群因病伤死亡危险性大小的指标，是一个国家或地区文化、卫生水平的综合反映。死亡率不仅在医学上受到重视，在政治、经济研究中也受到关注。它既可以反映一个国家或地区不同时期人群的健康状况和卫生保健工作的水平，也可以为确定该国家或地区卫生保健需求和规划制定提供科学依据。死亡率可用于探讨病因和评价防治措施的效果。死于所有原因的死亡率是一种未经过调整的率，所以通常也称为粗死亡率（crude death rate）。不同国家或地区、不同年代人口的年龄和性别等构成不同，所以粗死亡率不能直接比较，必须进行年龄或性别的调整，计算调整或标准化死亡率，以排除年龄或性别构成不同所造成的假象。

3. 死亡专率　死亡率可按不同疾病种类、年龄、性别、职业、民族、种族、婚姻状况等分别计算，称为死亡专率（specific death rate）。

$$某病死亡专率 = \frac{某年某病死亡人数}{同年平均人口数} \times k \quad\quad 式（2-12）$$

疾病死亡专率是一项重要指标，对于某些病死率高的疾病，如肺癌、肝癌、胰腺癌、心肌梗死等流行病学研究很有用途，因为死亡率与发病率十分接近，死亡水平基本上可以代表其发病水平，而且死亡率准确性高于发病率，因此常用作病因探讨的指标。但对于非致死性疾病，如普通感冒、关节炎等，进行死亡率分析的意义不大。

计算死亡专率时，应注意分母必须是与分子相应的人口数。例如，计算宫颈癌死亡率，分母应为女性人口；计算某地 60 岁以上男性前列腺癌的死亡专率，分母应该是该地 60 岁以上男性人口数，不能用 60 岁以上人口数，也不能用全人口数，分子应为 60 岁以上男性死于前列腺癌的人数。死亡率按职业、种族等特征分类时，分子和分母的类别也必须相同。

4. 累积死亡率　累积死亡率（cumulative mortality rate）指在一定观察期内死亡人数占观察开始时人口数的比。适于在研究人群的数量比较大且较稳定的情况下使用。

$$累积死亡率 = \frac{观察期内死亡人数}{观察开始时的人口数} \times k \quad\quad 式（2-13）$$

（二）病死率

病死率（fatality rate）表示一定时期内，患某病的全部病人中因该病死亡者的比例。

$$病死率 = \frac{一定期间内因某病死亡人数}{同期确诊的某病病例数} \times 100\% \quad\quad 式（2-14）$$

病死率通常多用于病程短的急性病，表示某确诊疾病的死亡概率。它可表明该疾病的严重程度，以衡量疾病对人生命威胁的程度。病死率受疾病的严重程度、早期诊断水平和医院治疗水平等的影响。在比较不同医院的病死率时,须注意不同医院就诊病人病情的严重程度及医院的医疗设施等条件是否有可比性。

(三) 生存率

生存率 (survival rate) 是指患某种疾病的人中或接受某种治疗措施的病人,经 n 年随访,到随访结束时仍存活的病例数占观察病例总数的比例。

$$n\text{年生存率} = \frac{\text{随访满} n \text{年尚存活的病例数}}{\text{开始随访的病例数}} \times 100\% \qquad \text{式 (2-15)}$$

生存率反映了疾病对生命的危害程度,可用于评价某些病程较长疾病治疗的远期疗效,在某些慢性病如恶性肿瘤、心血管疾病、结核病等的研究中常常应用。应用该指标时,应确定随访开始日期和截止日期。开始日期一般为确诊日期、出院日期或手术日期,截止日期通常可为 1 年、3 年、5 年或 10 年,即可计算 1 年、3 年、5 年或 10 年的生存率。

五、疾病负担指标

(一) 潜在减寿年数

1. **定义** 潜在减寿年数 (potential years of life lost, PYLL) 是某病某年龄组人群死亡者的期望寿命与实际死亡年龄之差的总和,即死亡所造成的寿命损失。

$$PYLL = \sum_{i=1}^{e} a_i d_i \qquad \text{式 (2-16)}$$

式中 e 为预期寿命 (岁);i 为年龄组 (通常计算其年龄组中值);a_i 为剩余年龄,$a_i = e - (i + 0.5)$,其意义为当死亡发生于某年龄 (组) i 时至活到 e 岁还剩余的年龄,由于死亡年龄通常以上一个生日计算,所以尚应加上一个平均值 0.5 岁;d_i 为某年龄组的死亡人数。

用潜在减寿年数来评价疾病对人群健康影响的程度,能消除死亡者年龄构成的不同对预期寿命损失的影响。该指标的优点是计算简便、易于理解,结果直观、方便比较。

2. **应用** 潜在减寿年数是人群中疾病负担测量的一个直接指标,也是评价人群健康水平的一个重要指标。

(1) 用于衡量各种死因对一定年龄组人群的危害程度,可计算每个病因引起的寿命减少年数,及用于比较不同原因所致的寿命减少年数。

(2) 可用于将某一地区 (县或省) 和另一标准地区 (县或省) 相比较。

(3) 在卫生事业管理中,作为筛选确定重点卫生问题或重点疾病的指标,也适用于防治措施效果评价和卫生政策分析。

(4) 对不同疾病连续多年计算潜在减寿年数,可了解疾病的长期发展趋势。

(二) 伤残调整寿命年

1. **定义** 伤残调整寿命年 (disability adjusted life year, DALY) 是一个计算因各种疾病导致的早死与残疾造成健康寿命年损失的综合指标。包括因早死所致的寿命损失年 (years of life lost, YLL) 和疾病所致伤残引起的健康寿命损失年 (years lived with disability, YLD) 两部分,是用于计算疾病负担的主要指标之一。

2. **应用** DALY 的应用主要有:

(1) 可应用伤残调整寿命年宏观地认识疾病和控制疾病。可用于跟踪疾病负担的动态变化及监测人群健康状况在一定期间的改进,还可对已有的措施计划进行初步评价,评价医疗卫生干预措施的有效性。

(2) 对不同地区、不同对象 (性别、年龄)、不同病种进行伤残调整寿命年分布的分析,可以帮助确定危害严重的主要病种、重点人群和高发地区,为确定防治重点及研究重点提供重要信息依据。

（3）可进行成本-效益分析。以伤残调整寿命年的降低作为反映干预措施效益的指标，研究不同病种、不同干预措施挽救一个伤残调整寿命年所需的成本，从而确定并采取最佳干预措施来防治重点疾病，使有限的资源发挥最大的效益。

第三节 疾病流行强度

疾病流行强度是指在一定时期内，某地区某人群中某病发病率的变化及其病例间的联系程度。描述疾病流行强度的常用术语包括散发、暴发、流行和大流行。

一、散发

散发（sporadic）是指某病发病率在某地区人群中呈历年的一般水平，病例在人群中散在发生或零星出现，各病例间在发病时间和地点方面无明显联系。散发用于描述较大范围地区人群中某病的流行强度，而不用于人口较少的居民区或单位，因为其发病率受偶然因素影响较大，年度发病率很不稳定。

确定疾病是否散发，一般将发病率与当地近三年同种疾病的平均发病率水平进行比较，如当年的发病率未明显超过既往平均水平则为散发。

疾病分布呈现散发与疾病本身的特点及预防和控制措施效果有关，常见于以下几种情况：

1. 该病在当地常年流行或因预防接种使人群维持一定的免疫水平，如麻疹、甲型病毒性肝炎等。
2. 以隐性感染为主的疾病，常以散发形式存在，如脊髓灰质炎、流行性乙型脑炎等。
3. 有些传播机制不容易实现的传染病也可出现散发状态，如狂犬病、斑疹伤寒、炭疽等。
4. 某些长潜伏期传染病通常以散发形式存在，如麻风（潜伏期平均为2～5年，短者数月，长者超过10年）。

二、暴发

暴发（outbreak）是指在一个局部地区或集体单位中，短时间内突然出现许多症状相似的病人。这些人多有相同的传染源或传播途径，大多数病人常同时出现在该病的最长潜伏期内，如集体食堂的食物中毒、托幼机构的麻疹、手足口病、腮腺炎、甲型病毒性肝炎等疾病的暴发等。

三、流行

流行（epidemic）是指某病在某地区发病率显著超过该病历年散发发病率水平。与散发不同，流行出现时各病例间呈现明显的时间和地区联系，如2009年甲型H_1N_1流感的流行就表现出明显的人与人之间传播关系和地域间的播散特征。

四、大流行

某病发病率显著超过该地一定历史条件下的流行水平时，疾病迅速蔓延，涉及地域广，在短时间内跨越省界、国界甚至洲界形成世界性流行，称为大流行（pandemic）。如2003年SARS的流行，几个月的时间就波及32个国家和地区。流行性感冒及霍乱也曾多次形成世界性大流行。随着全球经济的飞速发展，交通日益便捷，人群和物资流动的频率和速度是空前的，病原体和传染源的快速移动会使某种疾病短时间传遍全球，因而疾病世界性大流行的危险始终存在。

第四节 疾病分布的描述

疾病的分布既反映了疾病本身的生物学特性，也反映了与疾病有关的各种内、外环境因素的效应及其互相作用的特点。疾病分布是流行病学研究中的基本内容，是描述性研究的核心，是分析性研究的基础，是制定疾病防制策略和措施的依据。

一、时间分布

疾病时间分布是疾病流行过程随时间的推移而不断变化的现象。这种情况在传染病发病上较为突出。慢性病的发病频率在短期内可呈现稳定状态，但经较长时期观察，亦可获得发病频率变动或变动趋势的资料。研究时间分布规律常可提供病因及流行因素的线索。

疾病时间分布有以下几种表现形式。

（一）短期波动

短期波动（rapid fluctuation）又称时点流行，是指在一个固定人群中，短时间内某病发病人数突然增多的现象。含义与暴发相近，区别在于暴发常用于范围较小的人群，而短期波动常用于范围和数量较大的人群。

短期波动常因许多人在短期接触同一致病因子而引起。由于潜伏期不同，发病有先有后。先发病者为短潜伏期患者，后发病者为长潜伏期患者，大多数病例发生日期往往在最短和最长潜伏期之间，即常见潜伏期。发病高峰与该病的常见潜伏期基本一致。因此可从发病高峰推算暴露日期，从而找出引起短期波动的原因。各种疾病均可发生短期波动或暴发。

除致病因素持续起作用的疾病暴发外，一般情况下，急性传染病暴发的发病曲线都是迅速上升，然后下降，发病达到高峰的速度快慢和流行期限的长短与该病传染性大小、潜伏期长短、流行开始时人群中易感接触者的比例及人口密度等因素有关。食物中毒暴发常在数小时或数十小时内发生，多因共同食入某种食物所致，病人常集中在同一潜伏期内发病，流行曲线呈单峰形。图2-1系某单位集体食物中毒暴发的时间分布图，图中显示所有病例发病时间集中在20小时以内，在暴发开始后7～10小时内出现高峰，因患者无传染性，故无续发病例。

（二）季节性

疾病在一定季节内呈现发病率升高的现象称为季节性（seasonal variation, seasonality）。不同疾病可表现出不同的季节分布特点，主要有以下三种情况：

1. 严格的季节性 在某些地区以虫媒传播的传染病发生有严格的季节性，发病多集中在一年中的少数几个月内，其余月份则没有病例的发生。图2-2呈现的是我国流行性乙型脑炎1955年的流行特点，是疾病流行呈严格季节性分布的典型资料。在辽宁流行性乙型脑炎发病高峰为8、9、10三个月，北京为7、8、9三个月，湖南为6、7、8三个月，其他季节几乎无病例出现，表现出严格的夏秋季高发的季节性特点；而福建则全年均有病例发生，只是在夏秋季节发病频率出现季节性升高。其主要原因与乙型脑炎病毒在媒介昆虫体内繁殖特性及蚊虫孳生条件有关，也与猪的病毒血症时间密切相关。

2. 季节性升高 疾病在一年四季中均可发生，但在不同的月份，疾病的发生频率可表现出较大的差异。如以细菌性痢疾为代表的肠道传染病在我国各地全年均可发生，但有季节性升高，一般为8—9月份，南方稍早，北方稍晚，有的地区季节性高峰内的病例数占全年病例数的40%以上。而流行性感冒、麻疹等呼吸道传染病则在冬春季发病率较高。非传染性疾病亦

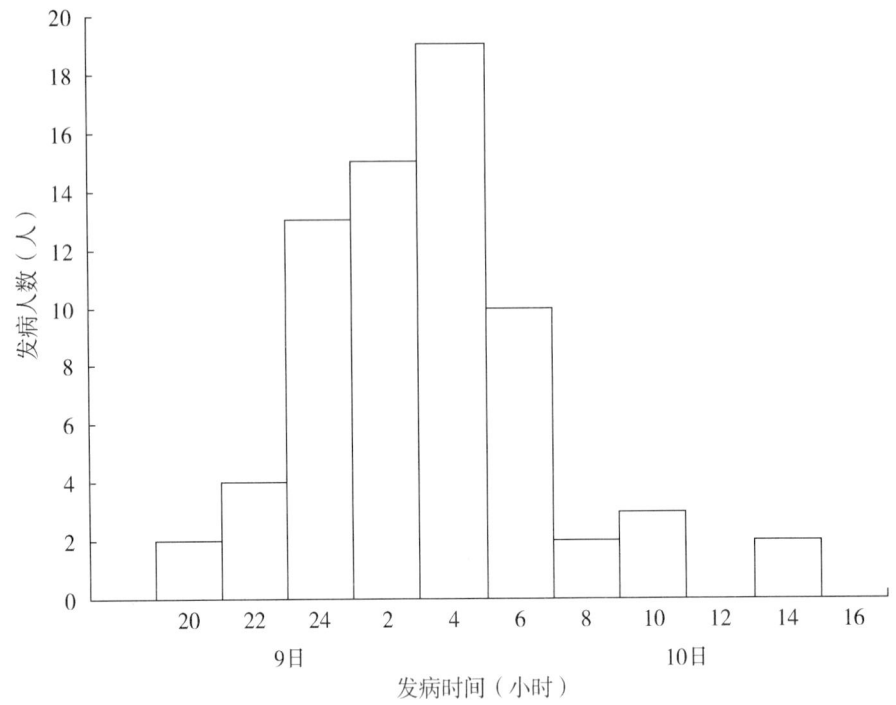

图 2-1 某单位食物中毒的时间分布

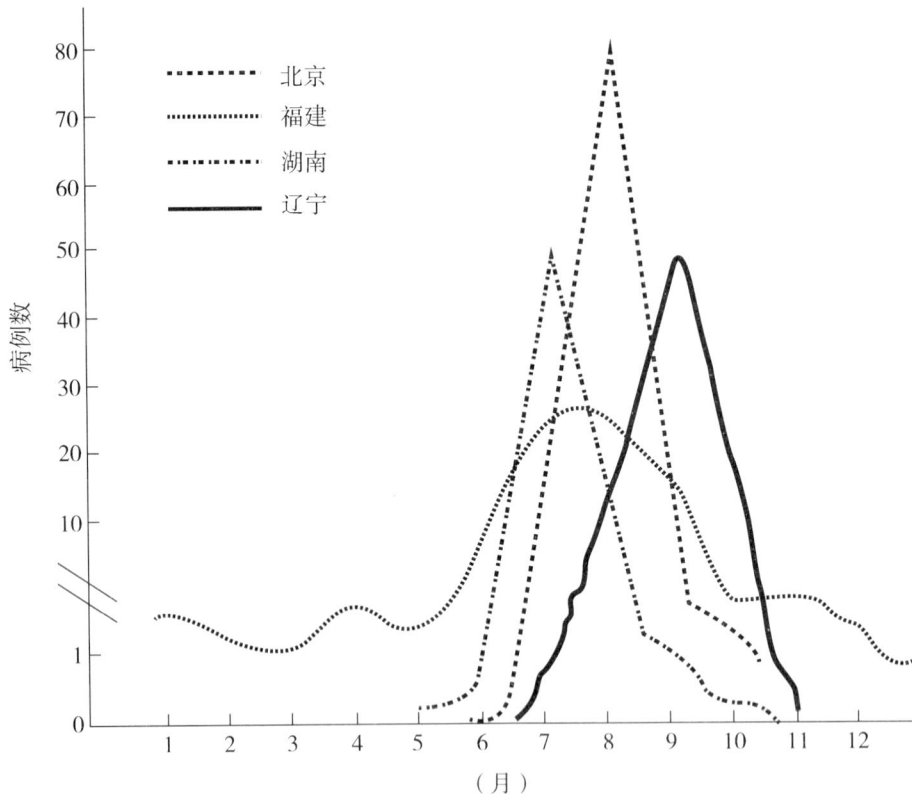

图 2-2 四省市流行性乙型脑炎季节分布（1955年）（耿贯一，1997）

有季节性升高的现象，如营养缺乏病中的糙皮病（pellagra）常春季高发；花粉热多发生在春夏之交；脑出血多发生于冬季；急性心肌梗死出现在11月至来年1月和3—4月两个高峰；黑色素瘤常在夏季多发，与强烈阳光照射有关。

3. 无季节性 指疾病的发生无明显季节性升高的现象，表现为一年四季均可发病。如乙型病毒性肝炎、结核、麻风等发病均无明显季节性。

影响疾病季节性分布的原因十分复杂，常见原因包括以下四方面：

（1）受气候因素的影响，病原体繁殖、媒介昆虫消长、动物传染源的活动等因季节而异。

（2）与野生动物分布、生活习性和家畜家禽生长繁殖等因素有关。

（3）受人们的生活方式、生产和劳动条件、营养、风俗习惯以及医疗卫生水平变化的影响。

（4）与人群暴露机会及人群易感性有关。

研究疾病的季节性不仅可以帮助我们认识疾病的流行特征，探讨流行因素、传染源，还可以为防制对策的制订提供依据。

（三）周期性

周期性（periodicity）是指疾病发生频率经过一个相当规律的时间间隔（如每隔若干年）呈现规律性变动的状况。例如，普遍使用麻疹疫苗前，麻疹在人口众多的城市中常常表现为两年出现一次流行高峰。自1965年广泛推广使用麻疹疫苗后，我国麻疹的发病率显著降低，周期性流行已不明显。又例如，流行性脑脊髓膜炎约7～9年流行一次（图2-3），黄热病约6～10年流行一次（图2-4）。

疾病周期性常见的原因及疾病出现周期性必备的条件是：

（1）易感者的周期性积累：在人口密集的大中城市，当存在着传染源及足够数量的易感人群，特别是新生儿的积累提供了相应数量的易感者，而又无有效的预防措施时，疾病的流行便有可能发生。

（2）传播机制容易实现的疾病：如呼吸道传染病，人群受感染的机会较多，只要有足够数量的易感者，疾病可迅速传播。

（3）病后可形成稳固免疫力的疾病：流行后发病率可迅速下降，流行后人群免疫力持续时间越久，疾病流行周期的间隔时间越长。

（4）病原体变异：周期间隔时间还取决于病原体变异及变异的速度，变异速度越快，周期间隔时间越短。

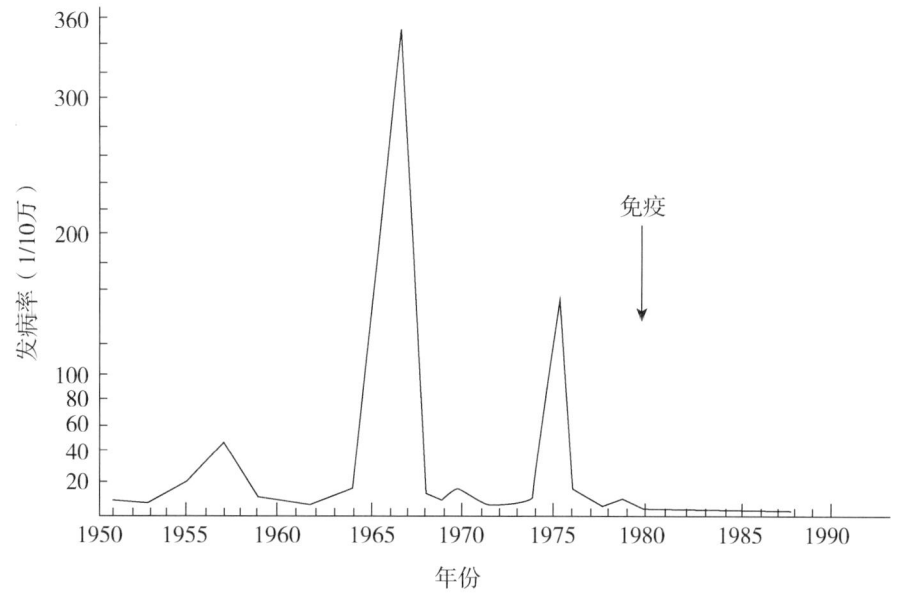

图 2-3 保定市 1950—1988 年流行性脑脊髓膜炎发病率（马志平，1991）

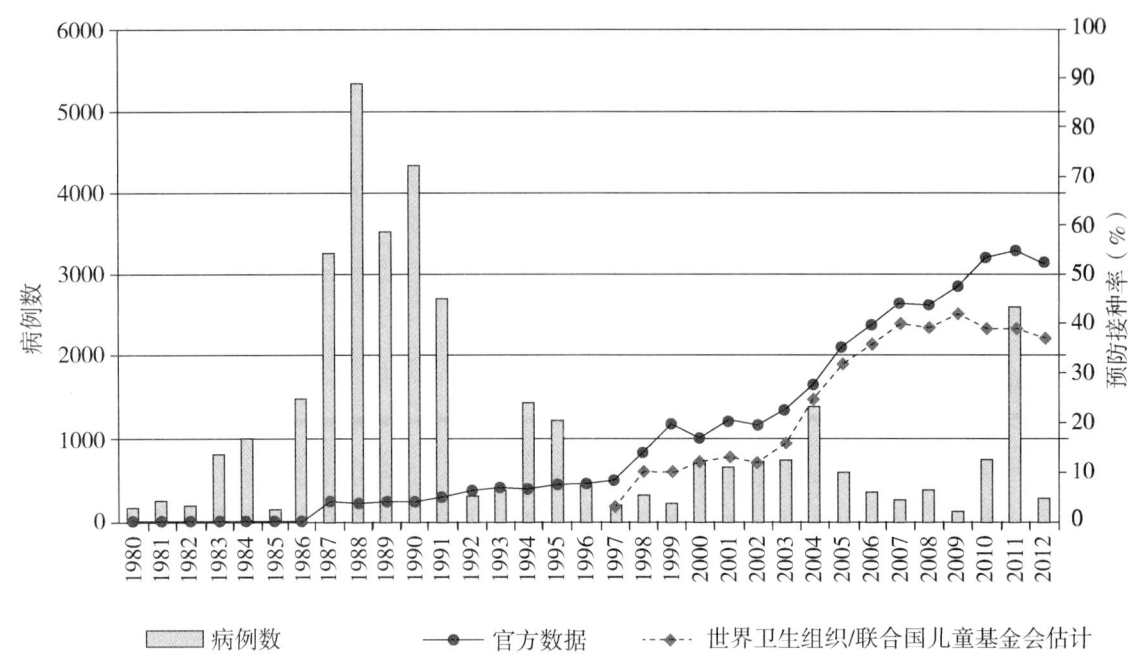

图 2-4 全球 1982—2012 年黄热病报告发病人数及黄热病疫苗免疫接种率（WHO，2013）

（四）长期趋势

长期趋势（secular trend）又称长期变异（secular change），是指在一个相当长的时间内，通常为几年、十几年或几十年，疾病的临床特征、分布特征、流行强度等方面所发生的变化。人类许多疾病在一个相当长时间内随着社会生活条件改变、医疗技术的进步及自然条件的变化而发生显著变化，可表现出经过几年或几十年发病率或死亡率持续上升或下降的趋势。如图 2-5 所示，欧洲英国、芬兰、丹麦、爱尔兰、瑞典、挪威六国的男性肺癌死亡率近 30 年来呈现先上升后持续下降的趋势，而上述国家女性的肺癌死亡率近 30 年来则呈现持续上升趋势。

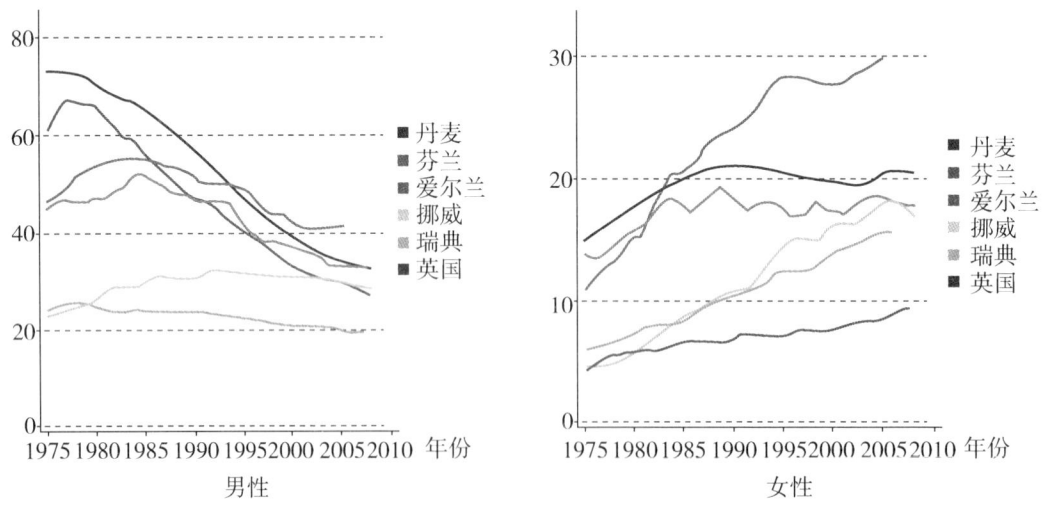

图 2-5 欧洲六国 1975—2010 年间肺癌死亡趋势（GLOBOCAN，2013）

研究疾病的长期趋势可以为揭示流行因素、考核防制效果、修订防制措施等提供重要的参考依据。

新中国成立以来我国传染性疾病的种类发生了很大变化。解放初期伤寒、细菌性痢疾、霍乱、炭疽、白喉、布鲁菌病、麻疹、流行性脑脊髓膜炎等经常发生流行或大流行。但经过大力防治,这些疾病的发病率呈现大幅度下降。近百年来,猩红热的发病率和死亡率均明显下降,重症病人的比例减少,轻型和不典型病例的比重增加。又如麻疹过去以婴幼儿为高发人群,近年来发病年龄向大年龄组推移。这种变化与病原体的流行株、毒力及致病力的变异,以及与机体免疫状况、诊治条件、药物疗效及病原体与宿主之间的相互关系等因素的改变有关。除此之外,还与是否采取有效的防制措施及应用新的治疗方法、手段等有关。

20世纪50年代我国疾病死因顺位的前3位以传染病为主,到21世纪前3位死亡原因均为慢性病,即脑血管疾病、恶性肿瘤和心脏病。疾病死亡谱的长期变化趋势反映了疾病致病因素和防制对策综合作用的结果。

长期变异出现的原因大致可归为:

(1) 病因或致病因素的变化。

(2) 病原体抗原型别、致病力、毒力及机体免疫状况的改变是传染病产生长期变异的主要原因。

(3) 医生诊断能力的提高、新的诊断技术和方法的引进及普及应用。

(4) 疾病防治能力的提高、新的防治方法和手段的应用等。

(5) 登记报告和登记制度的完善,以及疾病的诊断标准、分类发生改变。

(6) 人口学资料的改变及人口老龄化等。

二、地区分布

受自然环境和社会条件的影响,疾病的发生往往有地区分布差异。研究疾病地区分布有助于探讨疾病的病因及流行因素,并为制定疾病的防制对策和措施提供依据。

疾病地区分布划分,在世界范围内可以国家、区域、洲、半球为单位;在一个国家内可按行政区域划分,如我国可以省(直辖市、自治区)、市、区(县)、街道(乡、镇)为单位,这样可以比较容易获得完整的人口数字和发病与死亡资料。但是疾病的分布受自然因素影响,若以行政区域为单位来描述疾病的分布,虽有方便之处,但由于在同一行政区域内常常自然环境不尽相同,则很可能掩盖了自然环境作用。如按自然环境划分,可以山区、平原、湖泊、河流、森林和草原为单位,从而显示自然条件的影响。影响地区分布的因素很多,除自然因素外,有时人群聚集状态、城市、乡村、商业区与工业区等均影响着疾病的分布。因此,按何种方法划分地区来描述疾病分布,可根据研究目的和病种不同来确定。

疾病的地区分布可用地图或表描述。地图有直观的特点,可根据实际情况,作出疾病标点地图、疾病行政地区或自然景观分布图或传播蔓延图等。此外,也可列表比较不同地区疾病的发病率、死亡率或患病率等。如果进行地区间比较,需要进行率的标准化。

(一) 描述疾病地区分布的常用术语

1. **疾病的地方性(endemic)** 由于自然因素或社会因素的影响,某种疾病经常存在于某一地区或只在一定范围人群中发生,而不需要自外地输入时,称为地方性。可依其特点不同分为以下几种:

(1) 自然地方性:某些疾病受自然环境的影响而只在某一特定地区存在的现象称为自然地方性。包括两种情况:一类是该地区有适合某种病原体生长发育和传播媒介生存的自然环境,使该病只在这一地区存在,如疟疾、血吸虫病、丝虫病等。另一类是疾病与自然地理环境中的某些元素缺乏或过多有关,具有严格地方性,如地方性甲状腺肿、大骨节病和氟中毒等,该类疾病在我国习惯上称为地方病。

(2) 统计地方性:由于生活习惯、卫生条件或宗教信仰等社会因素的影响,一些疾病的发病率在某一地区长期显著地高于其他地区,与该地的自然环境无关。例如,因为一些地区居民文化及卫生设施水平低,或存在一些特殊条件及风俗习惯,而使一些传染病长期存在,如伤寒、痢疾等。

（3）自然疫源性：某些疾病的病原体在繁衍过程中不依赖于人，而在野生动物或家畜中循环，只在特定的条件下传染给人，这种情况称为自然疫源性。这类疾病称为自然疫源性疾病，如鼠疫、流行性出血热、地方性斑疹伤寒、恙虫病、森林脑炎等。发生这类传染病的地区存在动物传染源、传染媒介及病原体生存传播的自然条件，这类地区称为自然疫源地。

2. 外来性或输入性　凡本国或本地区不存在或已消灭的传染病，从国外或其他地区传入时，称为外来性或输入性疾病。如艾滋病是在20世纪80年代由国外传入我国的。

（二）判断地方性疾病的依据

1. 该病在当地居住的各人群组中发病率均高，并一般随年龄增长而上升。
2. 在其他地区居住的相似人群组，该病的发病率均低，甚至不发病。
3. 外来的健康人到达当地一定时间后发病，其发病率与当地居民相似。
4. 迁出该地区的居民，该病的发病率下降，患者症状减轻或呈自愈趋向。
5. 当地对该病易感的动物可能发生类似的疾病。

符合上述标准的条数越多，说明该病与该地区有关致病因素的关系越密切。

（三）疾病在国家间和国家内的分布

1. 国家间的分布　有些疾病只发生于世界某些地区，如黄热病流行于南美洲和非洲，登革热则流行于热带、亚热带。有些疾病的地区分布并非恒定，如埃尔托型霍乱，过去只发生在东南亚，印度尼西亚的苏拉威西岛是该病的疫源地。但自1961年以来，该病逐渐扩大流行区域，1970年以后不但侵入20多年来已无霍乱的非洲，还侵入了50年来无霍乱的欧洲，并波及大洋洲。1991年，霍乱首次入侵南美洲，由秘鲁开始流行并迅速传播，两年中几乎全部拉丁美洲国家均受波及，至今第七次霍乱世界大流行已持续近50年，五大洲140个以上的国家和地区报告病例超过500万例，波及范围之广和持续时间之久均超过历次世界大流行。

有些疾病虽在全世界均可发生，但在不同地区的发生或死亡频率有差异。如肝癌主要分布在东南亚和东南非，而欧洲和美洲则少见。乳腺癌、肠癌死亡率欧洲和北美较高。肺癌年龄标化发病率在北美、西欧中部、南欧、北欧和东亚较高，而在中西非最低。欧美各国心脏病死亡率高于我国和日本。我国和日本脑卒中死亡率高于欧美各国。

2. 国家内的分布　疾病在同一个国家内部的不同地区之间分布也存在明显差异。如血吸虫病在我国有较严格的地方性，流行只限于长江流域及以南十三省、自治区（直辖市）。疟疾一般多分布在低纬度的地区。这类疾病的分布与中间宿主或媒介昆虫的分布呈现一致性。克山病在我国自东北向西南呈一条宽带状分布，此地带介于西南内陆和沿海之间。鼻咽癌多见于华南各省，以广东发病最高，而胃癌则高发于华北、东北和西北地区。食管癌则以太行山脉的山西、河南、河北三省交界处的死亡率最高。

（四）疾病的城乡分布

由于生活条件、卫生状况、人口密度、交通条件、工业水平、动植物的分布等各种因素不同，城乡之间在疾病的病种、死因顺位、发病率或死亡率等方面均表现出明显差异。

发展中国家大城市的特点是人口多、密度大、居住面积狭窄、交通拥挤，青壮年所占比例较多，出生率保持在一定水平，人口流动性较大，始终有一定数量的某些传染病的易感人群，因此可以使某些传染病常年发生，而且一旦流行，传播迅速，并可形成暴发，也常常出现周期性。如流行性感冒在一个大城市流行时，往往在两个月内便可波及各个角落。城市儿童某些传染病的感染年龄比农村儿童提早。城市空气、水、环境污染严重，加上人们生活节奏快、压力大，某些慢性病患病率明显高于农村。职业性疾病和某些恶性肿瘤如肺癌，城市发病率高于农村。城市自然疫源性疾病罕见，虫媒传染病也比农村少。

农村由于人口密度低，交通不便，与外界交往不频繁，人口流动性小，呼吸道传染病不易流行，但人群易感性也高，一旦有传染源传入，疾病也可迅速蔓延，引起暴发。由于农村卫生条件较差，接近自然环境，所以肠道传染病、虫媒传染病及自然疫源性疾病，如痢疾、疟疾、血吸虫病、流行性出血热、钩端螺旋体病等疾病较易流行。一些地方性疾病如地方性甲状腺肿、氟骨症等在农村的发病率也高于城市。农村乡镇企业防护条件和劳动条件较差，职业中毒和职业伤害不断发生。农村人口不断流入城市，使农村常见的一些传染病不断流入城市，同时也把城市常见的传染病带回农村。

三、人群分布

疾病的分布常常随人群的不同特征如年龄、性别、职业、种族、民族及婚姻状况等不同而有差异，也与人群的行为、生活方式及环境有关。有些特征是固有的，如性别、种族、民族；有些可随时间、环境的变化而改变，如年龄、职业、行为等。疾病的发病率、死亡率和病死率常与这些特征或其变化有关。研究疾病在不同人群中的分布特征，常有助于确定高危人群、探讨流行因素和制定疾病预防控制措施。

（一）年龄分布

1. 年龄分布的特征　研究不同特征人群的疾病分布时，以年龄因素与疾病的发生关系最为密切。几乎所有疾病的发生、发展均与年龄有关，但是不同的疾病在不同年龄组的发病率高低可以表现出很大的差异，表现为：

（1）传染性疾病：易于传播且患病后能够获得稳固持久的免疫力的疾病，如麻疹、水痘、流行性腮腺炎等，儿童发病率较高，成年人较少发病；以隐性感染为主的传染病，如流行性脑脊髓膜炎、脊髓灰质炎和流行性乙型脑炎等，其年龄分布特点均以儿童发病率为高，成年人较少发病；疾病常年存在、反复流行时，如流行性脑脊髓膜炎、疟疾等，以婴幼儿和低龄儿童患病为主；病后缺乏稳固的免疫力的疾病如流感，各年龄组发病率趋于一致。

（2）非传染性疾病：各年龄组均可发病。肿瘤、心脑血管疾病等多表现为随年龄增加发病率增加的趋势，但白血病则表现为儿童期发病率较高，然后下降再升高的趋势（图2-6）。

2. 年龄分布出现差异的原因

（1）不同人群免疫水平不同。

（2）不同人群生活方式、行为方式等不同，对致病因子的暴露机会不同。

（3）有效的预防接种可以改变某些疾病固有的发病特征。

3. 研究疾病年龄分布的目的

（1）根据年龄分布特征，可以帮助确定重点保护对象及高危人群，为今后有针对性地开展防治工作提供依据。

（2）有助于分析疾病年龄分布的差异，以便深入探索致病因素，为病因研究提供线索。

（3）根据不同年龄分布的动态趋势，有助于观察人群免疫状况的变化、确定预防接种对象和实施预防接种措施，以保证预防接种的效果。

4. 疾病年龄分布的分析方法

（1）横断面分析（cross sectional analysis）：指在特定时间内，对某一特定人群疾病或其他健康状态的年龄分布特征与相关变量之间关系进行的研究。常用于描述潜伏期短的疾病的年龄分布特征，例如分析某种急性疾病不同年龄组的发病率、患病率和死亡率等。但该法用于研究恶性肿瘤、高血压及冠心病等慢性病年龄分布时存在不足，因为慢性病暴露时间距发病时间一般很长，而且不同时期致病因素的种类及其作用强度可能会发生变化，所以这种分析方法不能正确显示致病因素与年龄的关系。

图2-7是1914—1950年某地男性肺癌年龄别死亡率的横断面分析，从图中可以看出两个特点：第一，不同年代相同年龄组男性肺癌死亡率不同，1914年各年龄组男性肺癌死亡率都

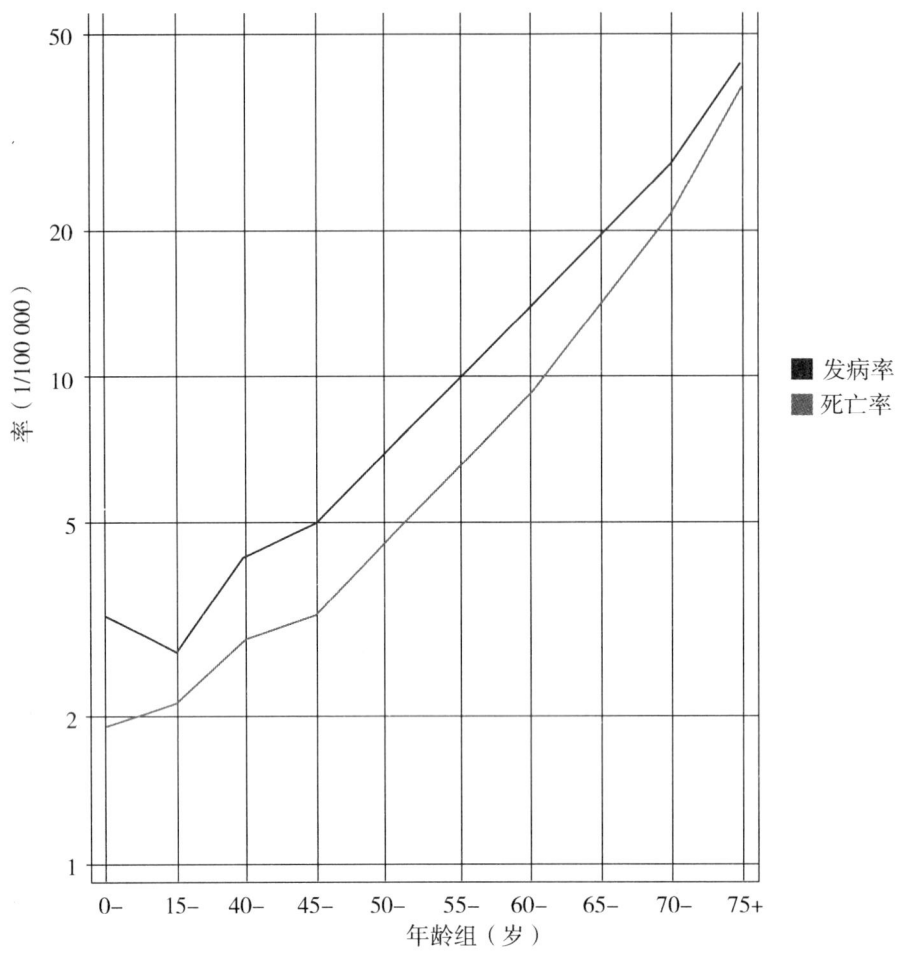

图 2-6　全球各年龄组白血病的发病和死亡趋势（WHO，2013）

较低，其后随着时间推移，同一年龄组男性肺癌死亡率均有不同程度的上升，增幅明显，提示病因作用在持续增强。第二，同一时期各年龄组男性肺癌死亡率都有从 10～20 岁低年龄组开始逐渐上升，到 60～70 岁时达到高峰，70 岁以后又缓慢下降的趋势，然而这一现象可能未能反映真实的肺癌死亡情况。这种分析方法能说明同一时期不同年龄组死亡率的变化和不同年代各年龄组死亡率的变化，而不能说明不同年代出生者的不同年龄组的死亡趋势。用下述出生队列分析则可以了解不同年代出生人群各年龄组的发病或死亡趋势，正确揭示和合理解释不同年代出生人群年龄与疾病的关系。

（2）出生队列分析（birth cohort analysis）：是指对同一年代出生的人群组在不同年龄阶段某病的发病率、死亡率进行的分析，以了解发病和死亡年龄变化的趋势和不同出生队列的暴露对发病或死亡的影响。图 2-7 中，ABCD 连线便是出生队列曲线。A 点代表 1880 年出生的男性人群在 1914 年（34 岁时）的肺癌死亡率；B、C 和 D 点分别是 1880 年出生的男性人群在 1931 年（51 岁）、1940 年（60 岁）和 1949 年（69 岁）的肺癌死亡率；将 A、B、C、D 各点连接起来即为 1880 年出生的男性人群从 1914（34 岁）到 1949 年（69 岁）不同年龄的肺癌死亡率曲线，可以看出随年龄增加，肺癌死亡率上升，并无下降趋势。这种曲线称为出生队列肺癌死亡率曲线，图 2-8 表示的就是这种曲线。从 1850、1860、1870、1880、1890 年五条出生队列曲线中可以看到以下规律：一是各出生队列男性肺癌的死亡率均随年龄的增长而呈显著升高的趋势；二是与较早出生的队列相比，出生年代越晚的男性，开始死于肺癌的年龄越早，且肺癌死亡率上升速度越快；三是年龄相同，出生越晚的男性队列肺癌死亡率越高。因此，出生队列分析不仅可以合理地解释年龄与肺癌死亡之间的关系，澄清横断面分析曲线中男性肺癌死

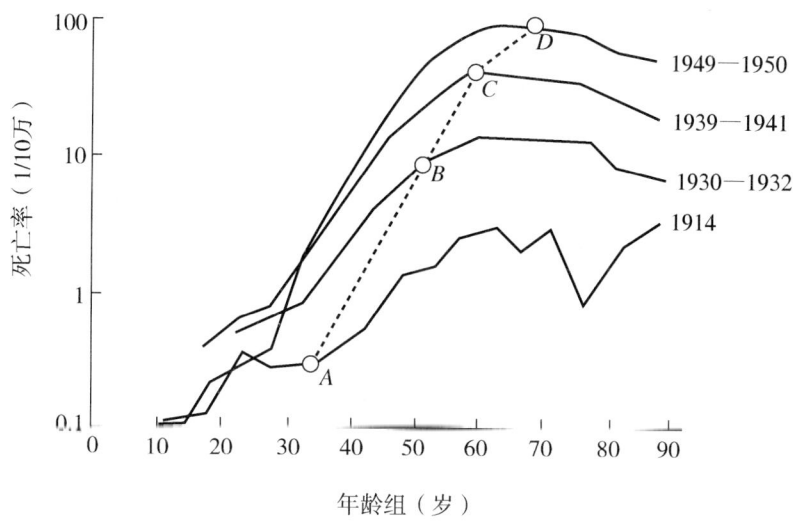

图 2-7　1914—1950 年男性肺癌年龄别死亡率（MacMahon and Pugh，1970）

亡率从 70 岁开始呈现下降趋势的假象，还可以表明出生年代越晚者暴露于致病因素的时间可能更早，暴露量可能更大。因此，出生队列分析有助于正确地分辨出年龄、时间因素和暴露经历三者对疾病的作用。

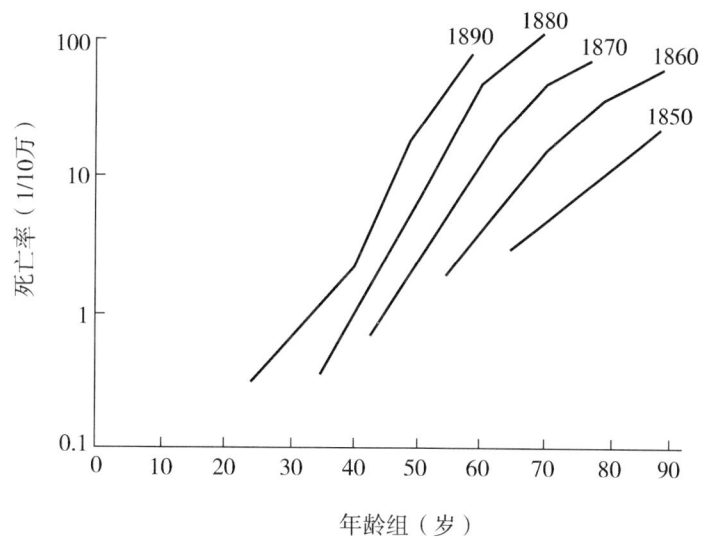

图 2-8　1850—1890 年间出生者男性肺癌年龄别死亡率（MacMahon and Pugh，1970）

（二）性别分布

描述疾病在不同性别人群中的分布规律，一般是指比较男、女性间的发病率和死亡率，有时也可用性别比来表示。因为不同年龄组的男女比例可能不同，所以须按不同年龄组分别进行比较或者标准化后再进行比较。若人群中男、女性人口数没有明显差别，也可用男、女病例数作比较。疾病分布之所以表现出性别上的差异主要取决于以下因素：

1. **暴露于致病因素的机会不同**　由于种种原因而使男、女两性对许多疾病的致病因素有不同的暴露机会，如森林脑炎、血吸虫病、野鼠型出血热、钩端螺旋体病等常因为男性暴露机会多于女性而表现为男性发病率高于女性。

恶性肿瘤死亡率除女性或男性特有的肿瘤，如乳腺癌、子宫内膜癌、宫颈癌及前列腺癌外，其他男女均可患的恶性肿瘤一般是男性发病率高于女性。其中明显高的有肺癌、结直肠癌、胃癌、肝癌、食管癌、膀胱癌等（图 2-9），可能与男性在日常生活及职业工作中暴露于

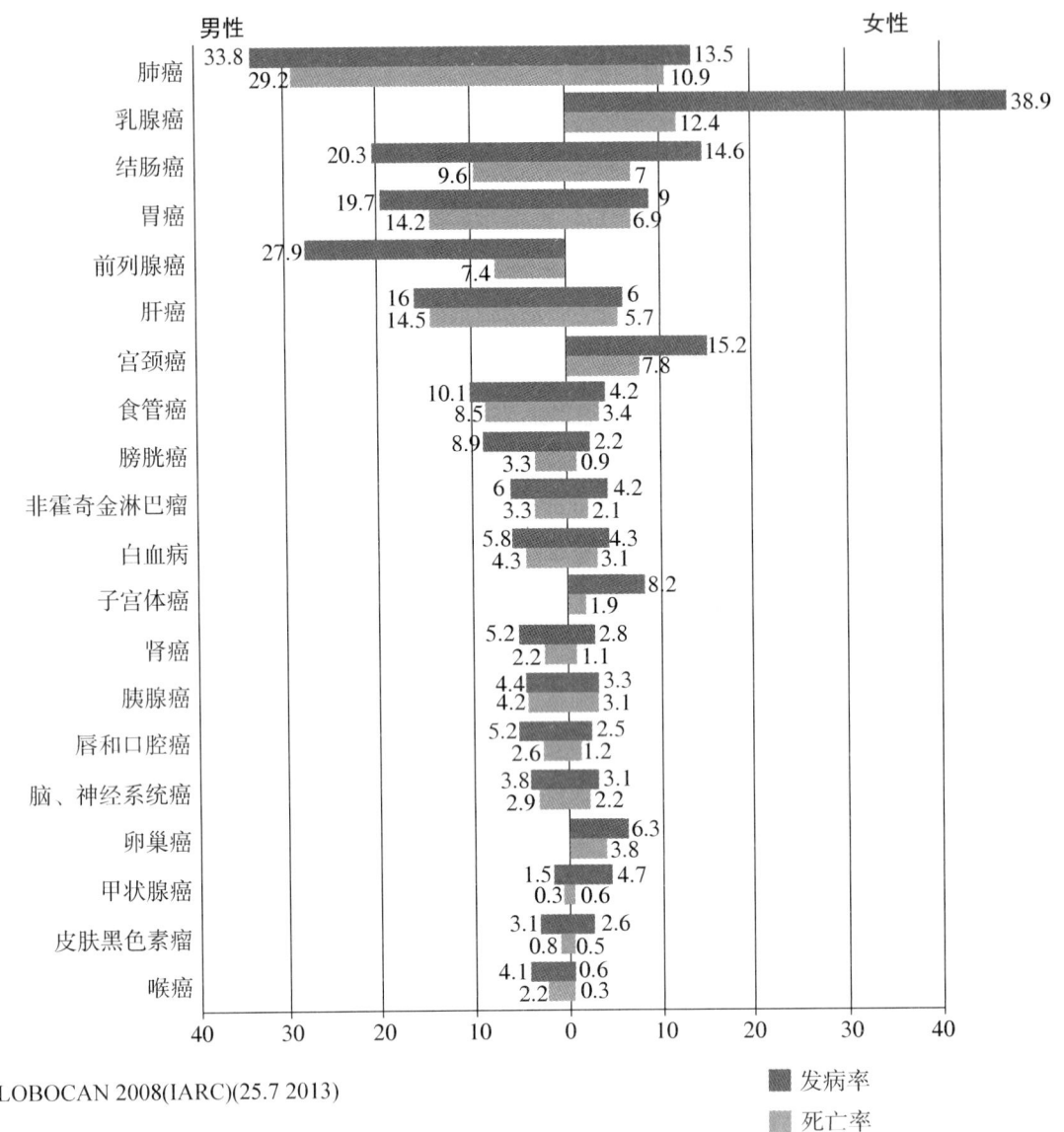

图2-9 2008年全球男、女性恶性肿瘤年龄标化发病率和死亡率（1/10万）（GLOBOCAN，2013）

致癌因子的机会高于女性有关。

2. 遗传特征、生理解剖特点及内分泌和代谢等因素不同　不同疾病性别分布不同，往往与男女之间的遗传因素、内分泌因素、心理因素及生理解剖等因素不同有关，这些因素影响了人们对疾病的易感性，如胆囊炎、胆结石等女性发病率明显高于男性，可能与其生理解剖特点有关。地方性甲状腺肿女性发病多于男性，冠心病女性发病低于男性，可能与内分泌因素有关。

（三）职业分布

某些疾病的发生与职业有密切关系，发病率与职业危害因素的暴露机会、劳动条件、劳动强度、劳动者的社会经济地位与文化水平以及精神紧张程度不同有关。如煤矿工易患矽肺，石棉、炼焦工人易患肺癌，制鞋、燃料工作者易患苯中毒，矿工、建筑工人和农民易发生意外伤害和死于外伤，脑力劳动者易患冠心病，理发员易患静脉曲张等。某些传染病的发生与职业也有关系，如北方伐木工人易患森林脑炎，皮毛厂工人易患炭疽，农牧场工人易患布鲁菌病等。

（四）民族和种族分布

不同种族人群具有的许多因素如遗传、地理环境、自然条件、社会经济状况、宗教、生活习惯、医疗卫生水平等，均可影响疾病的发生。如马来西亚居住有三种民族，其中马来人患淋巴瘤较多，印度人患口腔癌多，而中国人以患鼻咽癌和肝癌较多。美国黑人和白人中某些疾病的发病率和死亡率有显著差别，例如：黑人宫颈癌高发，而白人乳腺癌高发；黑人多死于高血压性心脏病、脑血管意外、结核病、梅毒、犯罪和意外事故，而白人死亡率较高的死因是血管硬化性心脏病、自杀和白血病。

（五）婚姻与家庭

婚姻与家庭状况对人群健康有明显影响。国内外许多研究表明，对多数疾病的死亡率而言，离婚者的死亡率最高，单身和丧偶者次之，已婚者最低。可见离婚、丧偶对精神、心理和生活的影响明显，可能是导致发病率或死亡率高的主要原因。对于已婚妇女，婚后的性生活、怀孕、分娩、哺乳等均会对健康有明显影响，例如已婚妇女宫颈癌发病率显著高于单身妇女，未婚女性和高龄分娩者则易患乳腺癌。

家庭是社会生活的基本单位。家庭成员有共同的遗传特性、生活习惯，并在生活上密切接触。因此，一些传染病如结核病、细菌性痢疾及病毒性肝炎等很容易造成家庭成员间的传播。除此之外，一些与遗传有关的疾病，如家族性腺瘤性息肉病、高血压、糖尿病等均可形成一定程度上的家庭聚集性。

（六）行为生活方式

目前，恶性肿瘤、冠心病、脑卒中、高血压、糖尿病等慢性非传染性疾病已经成为危害人类健康和生命的主要原因。据世界卫生组织报告，这些疾病的发生与发展，60%~70%是由社会因素和不健康的生活方式与不良行为习惯造成的。最常见的不良行为或不健康的生活方式有吸烟、酗酒、吸毒、不安全性行为、静坐生活方式及过度迷恋上网等。

四、疾病三间分布的综合描述

以上分别叙述了疾病的地区、时间、人群分布。实际工作中，对某种疾病的描述往往是综合的。只有综合描述，才能获得有关的病因线索和流行因素信息。移民流行病学研究就是一个对疾病三间分布进行综合描述的典型例子。

（一）移民流行病学的概念

移民流行病学（migrant epidemiology）是通过观察某种疾病在移民人群、移居地当地人群及原居住地人群的疾病发病率或死亡率差别，以探索该病发生与遗传因素和环境因素的关系。它是利用移民人群研究疾病的分布，从而探索病因的一种研究方法，已用于肿瘤等慢性病以及一些遗传病的病因研究中。

（二）移民流行病学研究的原则

1. 若某病在移民人群中的发病率或死亡率与原居住地人群的发病率或死亡率不同，而接近于移居地当地人群的率，则该病可能主要与环境因素有关。

2. 若某病在移民人群中的发病率或死亡率与原居住地人群的发病率或死亡率相近，而不同于移居地当地人群的率，则该病可能主要与遗传因素有关。

具体应用时，应考虑移民人群生活条件和生活习惯改变的程度，以及原居住地和移居地的社会、经济、文化及医疗卫生水平等的差异。

（三）移民流行病学研究实例

近百年来日本人移居美国者甚多，两国人民生活习惯、地理环境不同，因此研究日本移民的流行病学资料较多，如表2-2所示。

表2-2　日本人、在美国的日本移民、美国白人一些死因的标化死亡率比（1959—1962）

疾病	日本人	日本移民		美国白人
		非美国出生	美国出生	
食管癌（男）	100	132	51	47
胃癌（女）	100	55	48	18
肠癌（男）	100	374	288	489
乳腺癌（女）	100	166	136	591
宫颈癌	100	52	33	48
脑血管疾病	100	32	24	37
动脉硬化性心脏病	100	226	165	481

（摘自 MacMahon. Epidemiology，1970）

　　日本为胃癌高发区，而美国则是低发区，如以日本人胃癌死亡率为100，则非美国出生的日本移民为55，在美国出生的日本移民为48，而美国白人为18。日本移民胃癌死亡率高于美国白人，而低于原居住国日本人，说明环境因素对胃癌发生的影响较大。同样，日本移民宫颈癌和脑血管疾病的死亡率低于日本本国人，而与美国白人较接近。日本移民一旦脱离日本环境，则宫颈癌和脑血管病的死亡率下降，说明环境因素与这两种疾病有关。

（郭立燕）

第三章 病因与病因推断

病因研究是流行病学研究的中心内容之一。流行病学作为医学领域的一门方法学科，它的研究方法以及逻辑思维方式在疾病因果研究方面有独到之处。它强调概率论的因果观以及疾病的多病因论；它使用描述性、分析性以及实验性的研究方法，从群体水平去研究疾病的病因；它运用Koch法则、Mill准则和Hill标准等建立病因假设以及进行病因推断；它提倡针对疾病多种危险因素中的关键环节或薄弱环节采取切实可行的措施，以降低疾病的发病概率，从而实现预防和控制疾病、促进健康的最终目标。

第一节 病 因

一、病因的定义

（一）病因观及其发展历程

病因观即人们对病因的总的看法和观点。不同时期由于认识水平和科学发展水平不同，对病因的认识也有很大的差别，形成不同的病因观。

最初，人们认为生病是上帝或鬼神对人的惩罚。公元前5世纪，有了阴阳五行学说，认为疾病的发生与阴阳五行相关。19世纪末，随着显微镜的发明和微生物学的发展，人类发现许多人和动物的疾病是由微生物引起的，不同的微生物可导致不同的疾病，因此提出了特异性病因学说。1890年德国学者Koch等提出了判定特异性病原体的四条法则，即Koch法则（Koch's postulates）：①该病原体在每个病例均存在，在其他疾病的病人和健康人体中不存在；②此病原体必须能够被分离并得到纯培养；③将此病原体接种于易感动物，应当引起此种特异疾病；④由被接种的动物能够分离出此病原体。第一个被证实符合这些原则的疾病是炭疽，以后发现的一些传染病也符合这些原则。Koch法则开创了生物性病因研究的先河，促进了生物医学模式的发展。

人们对病因的认识经历了从单病因观到多病因观的发展过程。在单病因观的指导下，人们把病因分为：①生物因素，主要是各种病原微生物；②物理因素，如声、光、电、热、辐射等超过正常范围；③化学因素，如化学药品、农药、各种营养素过量或不足等。

随着对病因知识的积累，人们发现仅有上述因素不足以导致疾病，宿主特征（如年龄、性别、免疫状态、遗传因素等）及社会环境因素与疾病的发生也密切相关。人们认识到多种慢性病、非传染病，甚至急性病和传染病的病因并不是单一的，仅有病原体不一定能引起传染病。例如，人接触结核分枝杆菌后不一定就发生结核病，但是贫穷、营养不良、居住拥挤以及遗传易感性等因素能使机体感染结核分枝杆菌的风险增高。对于许多慢性非传染性疾病，病因则更为复杂，远非Koch原则所能概括。人们认识到，一方面慢性病与许多因素有关，例如高钠低钾、超重和肥胖、过量饮酒、遗传因素、精神紧张等可以引起高血压；另一方面某种因素也可以与多种疾病有关，例如过量饮酒与肝硬化、冠心病和脑卒中均有关。随着对病因认识的深入，人们认识到了病因与疾病关系的复杂性，形成了疾病的多病因观。

(二) 流行病学的病因定义

20世纪80年代美国的流行病学家首先提出了现代的流行病学病因观。美国约翰·霍普金斯大学流行病学教授Lilienfeld (1980) 将病因 (causation of disease) 定义为："那些能使人群发病概率增加的因素，就可以被认为是疾病的病因，当它们中的一个或多个不存在时，人群疾病频率就会下降。"因此，流行病学中的病因观是符合概率论因果观的。另外，为了同一般意义上的病因相区别，流行病学中的病因一般称为危险因素。

这个病因新概念反映了多病因的观点，对疾病、健康的认识更加全面、立体化。这个概念是从预防医学的角度提出的，从控制疾病、预防疾病的策略出发，认为当其他因素在某人群中不变时，某因素在该人群中增加或减少后，某病在该人群中的发生也增加或减少，则该因素可以被认为是该疾病的病因。这种认识在疾病防制上有很重要的实际意义，其优越性在于引导人们在诸多病因链中选择实际可行的关键环节采取措施以达到控制疾病的目的，而不必仅限于对具体的致病机制采取措施。比如，在霍乱弧菌被发现前30年，Snow即提出采取改善饮水供应措施以控制霍乱流行。

(三) 充分病因和必要病因

1. **充分病因和必要病因的概念**　病因可以分为充分病因和必要病因。充分病因 (sufficient cause) 是指最低限度导致疾病发生的一系列条件、因素和事件，即当诸多因素综合作用后必定（概率为100%）导致该疾病的发生，这个综合就是充分病因。必要病因 (necessary cause) 是指某种疾病的发生必须具有的某种因素，这种因素缺乏，疾病就不可能发生。换言之，有相应疾病发生，以前必定（概率为100%）有该病因存在。当缺乏某因素即不会引起该病时，这个因素即为必要病因。例如没有霍乱弧菌就不会发生霍乱，没有伤寒杆菌就不会引起伤寒，霍乱弧菌和伤寒杆菌就分别是霍乱和伤寒的必要病因。必要病因的作用在时间上必须在疾病发生之前。

2. **充分病因和必要病因的局限性**　充分病因的概念强调的是多种病因的组合，其意义在于：不管某种疾病有多少种充分病因组合，也不论每种充分病因组合包含哪些具体的组分，只要对其中之一采取控制措施就可以打破这种组合，疾病就不会发生。因此，流行病学的病因研究不可能也不需要追求充分病因，只要能发现其中的组分病因并采取有效措施，就可以降低疾病的发病概率。另外，传染病的特定病原体常常是其必要病因却不是充分病因，但是对于一般的慢性病，常常既找不到充分病因，也没有发现必要病因。例如，肺癌患者大多数有吸烟史，但也有既不吸烟又无被动吸烟的病人；吸烟（或被动吸烟）者有些发生肺癌，但多数吸烟者并未发生肺癌。因此，吸烟既不是肺癌的必要病因，也不是其充分病因，它只是肺癌多病因组分中的一个。

二、病因模型

病因模型就是用简洁的概念关系图来表达病因与疾病之间的关系。它能提供因果关系的思维框架及分析路径。有代表性的病因模型有以下几种。

(一) 三角模型

病因三角模型 (triangle model) (图3-1)，也叫流行病学三角 (triangle of epidemiology)。该模型是在一个三角形上，动因 (agent)、宿主及环境各占一角。它认为疾病的发生是宿主、环境、动因三要素共同作用的结果。正常情况下，三者通过相互作用保持动态平衡，人体呈健康状态。一旦三者中的一个因素发生变化，且超过了该三角平衡所能维持的最高限度时，平衡即被破坏，人体将发

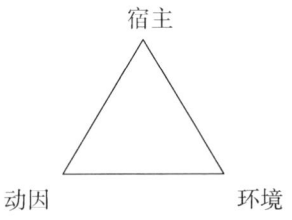

图3-1　流行病学三角模型

生疾病。它的主要优点是：将致病因子或狭义的病因从环境或宿主因素中分离出来成为动因，充分考虑到了环境因素在疾病发生中的重要作用，比单一病因论有较大的进步，有助于人们对疾病发生条件的进一步认识。其缺点是不能很好地解释多病因的慢性疾病。

（二）轮状模型

轮状模型（wheel model）又称车轮模型（图 3-2）。该模型强调宿主与环境的密切关系，它将环境又分为生物、理化和社会环境，宿主还包括遗传内核，并且各种因素分别被置于层次不同的圆环之中。另外，轮状模型各部分的相对大小可随不同的疾病而有所变化。以遗传为主的疾病，遗传内核可大些；与环境和宿主免疫状况有关的疾病，则相应部分可大些。这种模型比流行病学三角更接近实际，特别是对于一些慢性病和非传染病，尽管病因还不是十分清楚，但它必然来自于环境和机体之中。因此，这种模型有利于病因的探讨和疾病的预防。

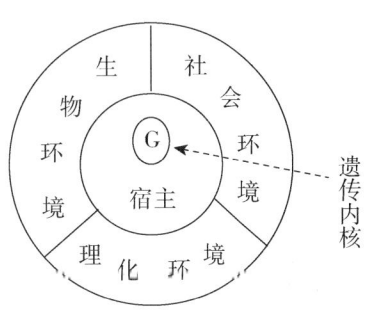

图 3-2　轮状模型

（三）病因网模型

疾病的发生往往是多种因素综合作用的结果。这些因素之间可以相互联系、相互作用，互为因果。按时间先后顺序将相关病因连接起来就构成一条病因链（chain of causation），多个病因链交错连接起来就形成病因网（web of causation）。病因网模型体现了因果关系路径的复杂性以及相互联系，其表达清晰、具体，系统性强，能完整地阐述复杂的因果关系。例如，对糙皮病的研究发现，玉米饮食、贫穷及日光暴晒等多因素与糙皮病的发生均有关，各因素间相互影响、交错复杂。通过构建病因网模型（图 3-3），发现糙皮病的发生主要由一条病因链构成，即体内烟酸和色氨酸的缺乏直接导致糙皮病的发生，而体内烟酸和色氨酸的含量又受到饮食、气候及经济状况等多因素的影响。因此这一病因网的构建为探索糙皮病的病因以及预防糙皮病提供了重要依据。

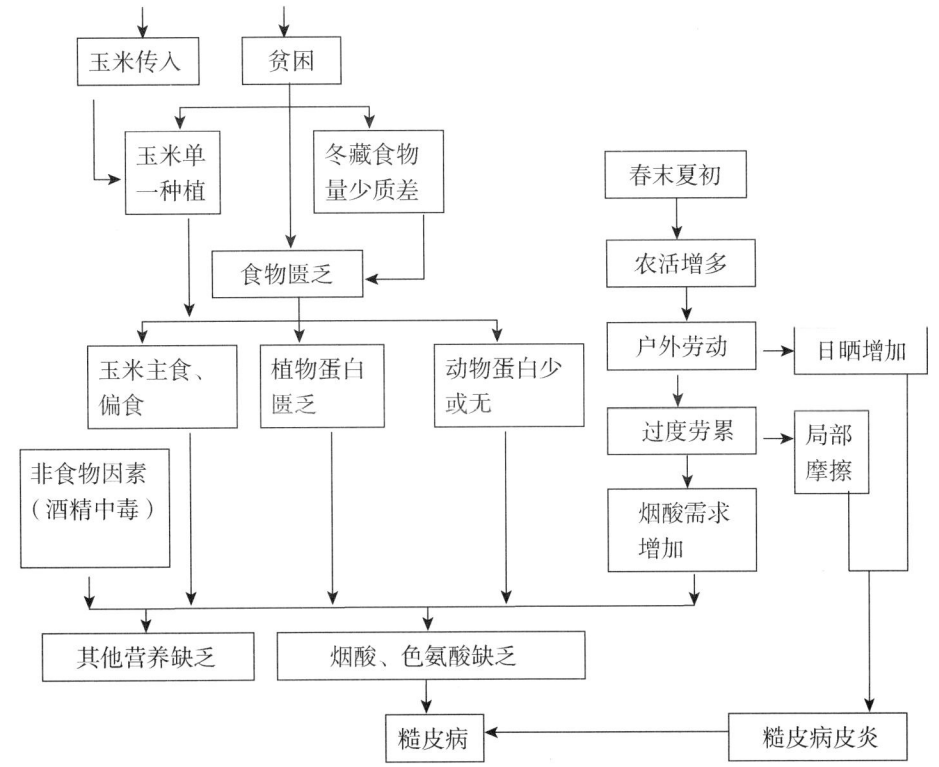

图 3-3　糙皮病病因网模型（范宗华和栾荣生，1991）

三、因果关联的形式

因果关联形式（causal association）即原因与结果之间相互依存关系的形式。研究因果关联的形式对于研究病因作用方式以及指导疾病预防都有重要意义。因果关联的形式包括单因单果、单因多果、多因单果、多因多果等。

1. 单因单果　即一种病因只引起一种疾病，这是传统意义上所指的特异性因果关系，即一种疾病的发生只能由该因素引起。但是，事实上这种情况是不存在的。即便是一些显性遗传病的发生也会受到一些环境因素的影响。而有特异性病原体的传染病的发生除了要有该病原体存在外，还要受到个体抵抗力、免疫力以及环境等因素的影响。所以，在实际工作中应避免用单因单果的模式去研究病因，以免得出片面的结论。

2. 多因单果　是指多个病因引起一种疾病，例如高钠低钾、超重和肥胖、过量饮酒、遗传因素、精神紧张等可以引起高血压。从疾病的多因性来看，这无疑是正确的。但是，这并不意味着这些多个病因仅仅导致单一的疾病。

3. 单因多果　是指单一病因引起多种疾病，例如过量饮酒可引起肝硬化、冠心病和脑卒中等。从病因的多效应来看，这无疑是正确的。但是，这也并不意味着这些疾病仅仅由过量饮酒引起，还可能有其他病因。因此，多因单果和单因多果都只反映了事物的某个侧面，具有一定的片面性。

4. 多因多果　指多种病因引起多种疾病，例如高脂膳食、缺乏体力活动、吸烟及饮酒引起冠心病、脑卒中和乳腺癌等。这些疾病的多个病因可能是完全相同的，也可能是一部分相同的。多因多果实际上是将单因多果与多因单果结合在一起，从而全面地反映了事物的本来面目。

第二节　病因推断

一、病因推断的研究方法

病因研究是医学领域各学科研究的热点，不同的学科都有各自不同的研究方法。流行病学几种常用的研究方法如描述性研究、分析性研究和实验性研究，都可以用于病因的研究，并且在病因研究中发挥着各自不同的作用。流行病学病因研究的基本过程可简单地归结为这样一个基本程序：提出病因假设→检验和验证病因假设→进行病因推断。它可以具体分为以下几个主要方法和步骤。

（一）通过描述性研究发现线索，建立病因假设

描述性研究是发现病因线索，提出病因假设的主要方法。常用的描述性研究有现况调查、生态学研究及历史常规资料分析等。通过描述性研究可以了解目标群体中疾病在地区、时间、人群的分布情况，并通过三间分布的比较分析，结合可能利用的临床资料和一些背景资料，发现疾病分布的规律性，再由此应用 Mill 准则等逻辑推理方法，提出一些新的病因线索或假设。

Mill 准则（Mill cannon）包括以下几种逻辑推理方法：

1. 求同法（method of agreement）　也叫"异中求同法"，指在发生相同事件的人群中寻找共性，这个共性很有可能是该病的病因。例如在 1988 年上海甲型病毒性肝炎流行中，许多年龄、性别、职业、饮用水水源不完全相同的病人都有一个共同特点，即生食毛蚶，提示生食毛蚶可能是甲型肝炎病毒感染的危险因素。

2. 求异法（method of difference）　指在某事件发生情况不同的人群中寻找他们的不同

点。如果某病的发病率在 A 人群显著高于 B 人群，A 人群中有某因素，而 B 人群没有该因素，则该因素很可能是该病的病因。如乙型肝炎病毒感染者的肝癌发病率显著高于非乙型肝炎病毒感染者，提示乙型肝炎病毒感染可能是肝癌的病因。

3. 共变法（method of concomitant variation） 当某个因素出现的频度或强度发生变化时，该病发生的频率与强度也发生相应变化，形成量变关系，则该因素很可能是该病的病因。如 Doll 和 Hill 在吸烟和肺癌的队列研究中发现，随着吸烟剂量的增加，肺癌的死亡率升高，提示吸烟可能为肺癌的病因。这个方法可以看成是求同法的特例。

4. 类推法（method of analogy） 当一种疾病的分布与另外一种已知病因的疾病的分布相似时，则提示这两种疾病可能有共同的病因。如河北省 1963 年流行的"不明热"被推断为钩端螺旋体病，就是根据两者有共同分布特点而作出的病因假设。

5. 排除法（method of exclusion） 又称为"剩余法"。如果一种疾病有多种可疑的病因，而其中多种因素已被排除，仅余一种可能因素时，则此因素是该病病因的可能性就大大增加。这种方法适用于危险因素已知且较少的疾病，即除了已知的危险因素外很少有特例。例如，在 1988 年甲型病毒性肝炎暴发的例子中，已知甲型肝炎是经饮水和食物传播为主的肠道传染病，所以在排除了饮水污染和其他共同的饮食因素后，只有生食毛蚶没有被排除，因此它就很有可能是导致甲型肝炎暴发的病因。

（二）通过分析性研究和实验性研究收集证据，验证病因假设

在描述性研究的基础上，可以用分析性研究进一步探索和检验病因假设。分析性研究常用的研究方法有两种：病例对照研究和队列研究。用病例对照研究的方法可以回顾性地对可疑危险因素进行筛选，初步检验病因假设。而队列研究可以前瞻性地观察暴露于可疑危险因素的人群与非暴露者发病或死亡概率的差异，从而进一步检验该危险因素与疾病的关系。

在分析性研究的基础上，可以采用实验性研究进一步验证病因假设。实验性研究因为可以设立严格意义上的对照组、进行随机化分组、人为地施加干预措施、前瞻性地观察结果，其控制干扰因素的能力更强，因此验证病因假设的论证强度更高。常用的流行病学实验性研究方法有临床试验、现场试验和社区试验。

不同研究方法的因果关系论证强度有差异，实验性研究中的随机对照试验对因果关系的论证强度最强（表 3-1）。

表 3-1 不同研究方法的因果关系论证强度

研究类型	论证强度
随机对照试验	强
队列研究	次强
非随机对照试验	中
病例对照研究	中
现况研究	弱
生态学研究	弱
病例报告	弱

（三）对比因果关联判定标准，进行病因推断

根据上述各种研究结果，对比因果关联的判定标准，对病因是否成立进行综合性的逻辑判断，即完成了病因推断的整个过程。图 3-4 为流行病学病因研究的基本方法和步骤。

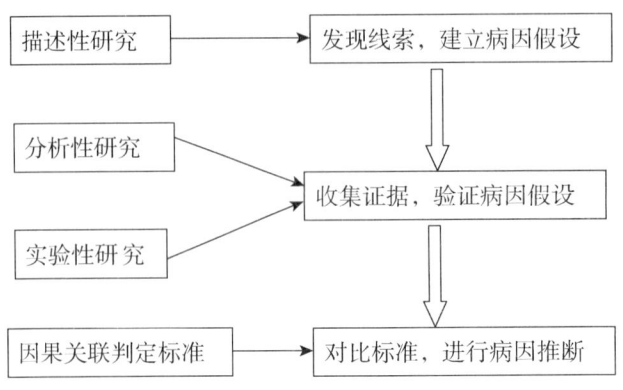

图 3-4 流行病学病因研究的基本方法与步骤

二、统计学关联与因果关联

要探讨某因素与疾病是否为因果关系,首先应确定两者有关联(association)或联系。一般来说,经过病例对照研究或队列研究,发现某因素与某疾病有关联时,只是说明两者存在着统计学关联,并不意味着两者一定有因果关联。要确定因果关联,还需要排除虚假的联系及间接的联系。这两种联系可由各种偏倚(bias)(有关偏倚详见第八章)引起。因此,在推导是否是因果联系时,必须仔细审查得到有关联结果的研究是否存在偏倚(如选择偏倚、信息偏倚、混杂偏倚等),再根据病因推断标准进行综合性的判断。因果关联的推论步骤见图 3-5。

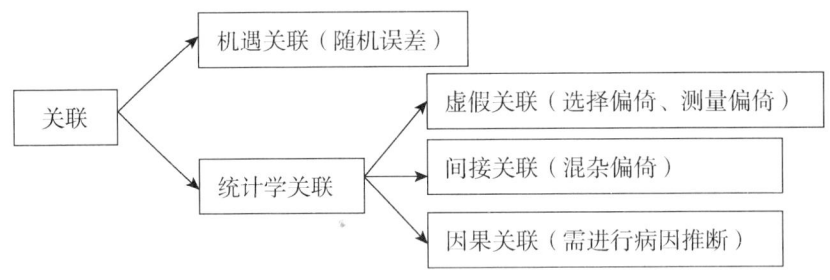

图 3-5 因果关联的推论步骤

(一)统计学关联

统计学关联是判定因果关联的基础和前提。病例对照研究中,当某疾病(D)病人中有某暴露因素(E)的比例显著高于对照中有 E 的比例,并达到统计学显著水平时,则该暴露与该疾病之间有统计学关联。队列研究中,当暴露组某病的发病率或死亡率显著高于非暴露组时,则提示该暴露与该疾病之间有统计学关联。

因为绝大多数的病因研究都是抽样研究,需要做统计学的假设检验,以排除由随机抽样误差导致的偶然关联。当经过统计学假设检验达到显著性水平后,可认为 E 与 D 有统计学关联。但是有统计学关联时还有三种可能,即虚假关联、间接关联及因果关联。在判断是否为因果关联前必须排除虚假关联及间接关联的可能,然后进行病因推导(causal inference)。

(二)虚假关联

虚假关联(spurious association)是由于研究过程中产生的偏倚导致本来没有联系的某个因素和疾病之间表现出统计学上的关联。研究对象选择不当、测量方法有错误、研究的设计存在问题都可导致虚假关联。

例如在病例对照研究中,调查者对病例和对照的态度不同,对于病例有意无意地诱导性提问,以期得到想要的阳性结果。这种调查偏倚可能导致本来没有联系的某个因素和疾病之间表现出统计学上的联系，而这种联系是虚假的联系，即这两个事物实际上不存在联系，所得结果是在研究过程中有意或无意（如研究设计缺陷、调查方法错误等偏倚）造成的假象。因此在分析结果时，一定要确定研究设计、实施及资料分析合理，各种偏倚都得到了有效的控制，这样才能排除虚假关联的可能性。

（三）间接关联

间接关联（indirect association）也叫继发关联（secondary association）。当两种疾病（或事件）本身不存在联系，但是它们都与某因素（混杂因素）有联系时，导致这两种疾病（或事件）存在统计学上的联系。如白发与年龄有关，肿瘤的患病率也随年龄而增加，于是就出现白发的人比非白发的人肿瘤患病率高，并且有统计学意义，但是事实上白发并不是肿瘤的病因。这种间接关联是由混杂偏倚导致的关联，即年龄与白发和肿瘤都有关，是混杂因素。

（四）因果关联

排除了虚假关联和继发关联之后，两事件间的关联才有可能是因果关联。但是还不能直接下因果关联的结论，因为因果关联还要满足一些其他条件，例如原因一定要发生在结果之前，两者要在空间上相伴随等。总之，还需要根据因果关联的判定标准进行因果关系的推断。

三、判断因果关联的标准

在排除虚假关联及间接关联后，判断两个因素之间是因果关联还必须符合下列几项标准。这几项标准是1964年美国卫生署在判断吸烟与肺癌联系的性质时应用的系统研究方法。1965年Hill进一步研究而发展了此步骤，人们称之为Hill标准（Hill criteria）。目前流行病学家一般均遵循他们制定的步骤与标准判断因果关联。

（一）关联的时间顺序

关联的时间顺序（temporality of association）是指"因"一定要在"果"之前，即接触危险因素在前，疾病发生在后，此条件在判定病因中是必需的。而且对于慢性病，"因"与"果"之间还要有一定的时间间隔。如某可疑病因确实作用于某病发生之后，则可以否定其为该病的病因。这一点在前瞻性研究如队列研究和实验性研究中比较容易判定，而在病例对照研究或横断面研究中则常常难于判断。因为是在同时调查可能的病因与结果，特别是慢性病发病时间不明确，常难于判定"因"与"果"两者谁先谁后。

（二）关联的强度

流行病学中评价关联强度（strength of association）的指标主要有相对危险度（relative risk，RR）和比值比（odds ratio，OR）。某因素与发生某疾病的关联强度（RR或OR值）越大，说明该因素与该病存在因果关联的可能性越大，而存在虚假关联和间接关联的可能性越小。已知吸烟与多种疾病有联系，吸烟与肺癌关联的RR值远高于与急性心肌梗死关联的RR值，提示吸烟与肺癌存在因果关联的可能性大于与急性心肌梗死存在因果关联的可能性。弱的关联也可以作为一种因果关联，但要注意弱的关联可能受混杂及偏倚的影响。

（三）关联的一致性

多次研究得到同样结果为一致性（consistency）或可重复性。例如同一暴露因素与疾病的关联，在不同时间、不同地区以及不同的人群中由不同的研究者获得同样或类似的结果，则说明该关联的可重复性好，更支持其为因果关联的可能性。因为许多研究者犯同样错误、出现同样偏倚的可能性不大。历史上对吸烟与肺癌关系的研究，用病例对照研究、队列研究方法，在多种人群中观察，都得到吸烟与肺癌有联系的结果。这种高度的关联一致性非常支持这种联系是因果关联。但是，没有取得一致的结果也不能完全排除因果关联的推论，因为有时暴露水平不足或其他情况可能在某些研究中减弱了此种联系。

（四）关联的特异性

关联的特异性（specificity of association）指病因与疾病有严格的对应关系，某个因素只引起某种特定的疾病，某种疾病只能由某个因素引起。特异性在传染病中比较常见，但是对于多病因的非传染性疾病，则是非必需的条件之一。一般来说，当关联具有特异性时，可加强病因推断的说服力；但是当不存在特异性时，也不能因此排除因果关联的可能性。

（五）剂量-反应关系

随着某因素暴露剂量增加（或减少）或时间延长（或缩短），该因素与疾病（或事件）的联系强度（或者人群某病发病率、患病率）也升高（或降低），叫做两者有剂量-反应关系（dose-response relationship）。在无偏倚的研究中发现明显的剂量-反应关系，则强有力地支持因果关联。吸烟与肺癌则有明显的剂量-反应关系，即以不吸烟组或最低水平暴露组为参照组，随着吸烟量增加 OR 值递增。但是，没有发现剂量-反应关系并不能否定因果关联，因为可能剂量没有达到发生反应的"阈值"，或者已达到饱和。一般仅在一定的剂量范围内才发生剂量-反应关系。

（六）关联的合理性

关联的合理性（biologic plausibility of association）指疾病与暴露因素的关联能够用现有的科学知识进行合理的解释。如果某种暴露与疾病的联系与现有知识相符合，则其为因果关联的可能性就大些。但是，因为科学发展的阶段性，当研究发现有关联性时，也不能因为没有现有知识支持而贸然加以否定。Snow 提出霍乱是由存在于病人粪便中活的致病微生物引起的，但直到 30 年后分离到霍乱弧菌才有了合理的证据支持。

（七）实验证据

指用实验方法证实去除可能的暴露因素后，疾病发生即减少或消灭，则表明二者可能存在因果关联。如戒烟人群的肺癌死亡率下降，减少食盐摄入的高血压人群血压下降。有些疾病的病因很快引起不能逆转的变化（如 HIV 感染），即使去除暴露，也不能出现逆转。此种情况下，不能以没有逆转而否定其因果关联。

病因判定时必须根据已有的证据。上述标准中，在判定因果关联时，正确的时间顺序是必须满足的。其次关联的强度、一致性、剂量-反应关系及实验证据具有非常重要的意义。其他标准可作为参考，不一定要求全部满足。一般来说，满足的条件越多，存在因果关联的可能性就越大。

（高玉敏）

第四章 描述性研究

描述性研究是流行病学研究方法中最基本的类型,它是利用已有的资料或专门调查的资料,描述人群疾病或健康相关事件及暴露因素的分布特征。描述性研究可用于了解人群疾病的现患情况、确定高危人群,还可用于评价疾病预防与控制措施的效果。此外,描述性研究起到提供病因线索的作用,是分析性流行病学研究的基础。

第一节 概 述

一、概念

描述性研究(descriptive study)又称描述流行病学(descriptive epidemiology),是指利用常规数据或通过调查获得的数据资料,描述人群疾病、健康状态或健康相关事件以及暴露因素的分布,获得疾病或有关事件的三间分布特征,建立病因假设。

二、特点

1. 属于观察性研究方法,对研究对象不施加任何干预措施。
2. 设计时不专门设立对照组。
3. 在时间上可以是横断面研究,也可以是回顾性或前瞻性研究。

三、用途

1. 描述疾病或健康状态的分布特点 描述疾病或健康状态在不同人群、不同时间和不同地区的分布特点是流行病学的基本任务。可揭示疾病在人群中的发生、发展现象和规律,为制定合理的疾病防制策略及措施提供科学依据。
2. 提供病因线索 通过对疾病和有关暴露因素分布特点的描述,可发现病因线索,初步建立病因假说,为分析流行病学研究提供依据。
3. 发现早期病人或具有某类型特征者 通过对特定人群开展普查或筛检等,可实现"早发现、早诊断、早治疗"的目的。对于一些具有某些生理特点的人,也可以采用本方法调查发现,例如发现具有特殊血型或代谢型者。

四、主要类型

描述性研究主要包括个例调查(case survey)、病例报告(case report)、病例组分析(case series study)、横断面研究(cross-sectional study)、疾病监测(surveillance of disease)和生态学研究(ecological study)等。实际工作中,根据要解决的具体问题,选择最适合的研究设计类型。如了解某疾病或健康状况分布特点、危险因素的暴露情况,或探讨某危险因素与疾病发生频率之间的关系时,可以选择横断面研究;在群体水平上分析某种暴露因素与疾病或健康状态之间关系时，可以选择生态学研究；描述临床上遇到的新发或罕见疾病、常见疾病时，可以选择病例报告研究。

1. 个例调查　个例调查是在新发病例发生时，到发病现场调查病例的发病经过、暴露史、接触者以及病例家庭及周围环境。对于传染病，又可称为疫源地调查。当发生新发疾病、重要传染病、重要监测疾病、医院感染及疾病暴发时，需要对病例进行个例调查。

个例调查的内容包括核实疾病诊断、追溯病例的传染来源、探讨病例的传播途径、查明接触者、确定疫源地范围、进行疫源地处理等几个方面。新发病例可以是传染病病人，也可以是非传染病或病因未明的病人。如发现传染性新发病例，往往先向病人本人、家属、邻居或知情者了解相关情况，深入现场仔细查看病人家庭或疫源地的情况，搜集必要的化验检验材料，核实疾病诊断，确定疫源地范围，采取相应的应急措施。其目的在于确定传染源、切断传播途径、防止类似疾病的再次发生，控制病情扩散。个例调查因调查涉及领域比较多，对调查员的素质要求较高。

2. 病例报告　病例报告是临床上针对单个或少数几个病例，如新发疾病，罕见疾病，或某些常见疾病的特殊临床表现、危险因素、诊断或治疗方法等进行描述。

病例报告是对罕见病和少见病进行临床研究的一种重要方法。通过病例报告可以获得贴近临床实际、具有临床价值和研究意义的资料，可引起同行的关注，引发研究热点，开辟新的研究方向。病例报告属于描述性研究方法，仅能对临床事件进行观察和描述，提供病因假说，不能验证病因假设。

3. 病例组分析　病例组分析是对一组（十几例到几千例）相同疾病或一组曾经暴露于某种相同干预措施的一批病人的发病过程、临床特点或临床结局进行描述、归纳总结的研究设计类型。

病例组分析分为回顾性和前瞻性两种设计方法。回顾性的病例组分析是指整理分析现有的病例资料，描述疾病发生发展的规律、诊治方法和存在问题，通常不设立对照。前瞻性病例组分析是针对某病患者观察、比较某种干预措施前后疗效的差异，针对临床上关注的治疗方法，连续募集病例，进行疗效观察的一种方法。病例组分析因不设立对照组，所以不同于病例对照研究、队列研究和临床试验，属于描述性研究，证据级别较低，不能为因果关系的论证提供可靠性证据。但病例组分析可以帮助临床工作者发现临床问题，建立病因假设，提示研究重点和研究方向。

4. 横断面研究　横断面研究是在某一时点（或期间）内，对特定人群中疾病（或健康）及其影响因素（暴露）的分布状况进行调查分析。这种调查是在短时间内完成的，得到的频率指标一般是调查群体的患病频率，所以又称为现况研究或患病率研究（prevalence study）（详见本章第二节）。

5. 疾病监测　又称流行病学监测（epidemiological surveillance），是指长期、连续和系统地收集人群疾病的动态分布及其影响因素的资料，经过分析将信息及时上报和反馈，以便及时采取干预措施并评价其效果（详见第十四章）。

6. 生态学研究　生态学研究是以群体为观察和分析的单位，在群体水平上研究某种因素与疾病之间的关系，通过描述不同人群中某因素的暴露状况与疾病频率的分布特点，分析该暴露因素与疾病之间关系的一种描述性研究方法（详见本章第三节）。

第二节　横断面研究

一、概念

横断面研究（cross-sectional study）是在某一时点（或期间）内，对特定人群中某种疾病或健康状况及其影响因素的分布特征进行调查分析。这种调查是在短时间内完成的，得到的频率指标一般是调查群体的患病频率，所以又称现况研究或患病率研究。

二、研究目的

1. 掌握目标群体中疾病或健康状况的分布　通过对某目标人群疾病或健康状况的时间、地区和人群三间分布的描述，获得某地区特定时间特定人群患病频率及其相关因素的情况，为公共卫生管理人员评价人群健康状况和卫生保健的需求提供重要信息。

2. 提供疾病病因研究的线索　描述某些因素或特征与疾病的关联，可以提供某病的病因线索，进一步开展分析流行病学研究。特别是对研究对象在疾病发生之前固有的暴露因素如种族、性别、血型、基因型等因素，在很好地控制偏倚的情况下，现况调查可以提供相对真实的暴露与疾病的时间先后顺序的联系，进行因果推断。

3. 早期发现病人　利用普查、筛检等手段，可以早期发现病人，利于早期治疗，如全国高血压病的普查。

4. 评价疾病的防治效果　如果定期地在某一人群中进行横断面研究，收集有关暴露与疾病的资料，其研究结果类似于前瞻性研究结果。将某地区多个时间段的同类横断面研究结果进行比较，可以评价某些疾病的防治效果。

三、研究类型

根据是否对目标人群中研究对象的总体进行调查分为普查（census）和抽样调查（sampling survey）。

1. 普查　在特定时间、特定范围内对特定人群的每位成员均进行调查的研究称为普查。特定时间应该相对较短，可以是某一时点，也可以是几天或几周。调查时间过长，人群中的疾病或健康状况可能发生改变而影响普查的结果。特定范围是指某地区或具有某种特征的人群。

普查最关键的特点是调查对象为全体目标人群，不存在抽样误差。普查能够发现目标人群中多种疾病的全部病例，可早期发现和早期治疗病人（如各地开展的宫颈癌普查），还可以了解疾病和健康状况的分布情况（如高血压、脑卒中等疾病分布调查，全国营养与膳食调查），全面描述疾病的分布特征。

普查属于横断面调查，因此只能获得现患率或阳性率而得不到发病率资料；不适用于发病率很低或无简便易行诊断手段的疾病；目标人群样本量一般较大，耗费人力、物力和财力，不适用于成本高、收益少的调查；实施过程中因工作量大、调查人员涉及面较广，很难避免漏查和因技术方法不统一导致的偏倚。

2. 抽样调查　抽样调查是通过随机抽样的方法抽取一个能够代表总体的随机样本，通过对样本中研究对象的调查研究来推断其所在总体的情况。例如要研究某地区某疾病现患率的情况，该目标地区的总体人群即为目标人群（target population）或称抽样框架（sampling frame），按统计学原则从中随机抽取部分人作为调查对象，即样本人群或研究人群。然后，根据样本人群的结果推断目标人群的现患率。

抽样调查的优点是比普查花费的人力、物力和财力少，调查范围较小，易于实施。抽样调查的缺点是抽样设计、实施和资料的分析均较复杂，不适用于个体间变异较大的资料，不适用于患病率较低的疾病。如果抽样比率大于 75%，则不如做普查。抽样必须随机化，样本必须足够大，这是抽样调查的两个基本原则。

四、研究设计与实施

(一) 明确调查目的

根据研究目的选择普查或抽样调查。例如，如果研究目的是探讨病因，可采用抽样调查的方法。

(二) 确定研究对象

根据确定的研究设计类型，明确选择研究对象的范围，对纳入研究对象的地域、人群分布特点和时间范围给出明确的规定。可以是某个（些）行政区域的全部人群，可以是抽样获得的代表总体特征的样本人群，可以是某特殊场所、特殊职业的人群。明确收集研究对象的具体时间（如某年、月、日某医院全部门诊病人）。

(三) 确定抽样方法和估算样本含量

1. 抽样方法　目前流行病学调查常用的抽样方法包括随机抽样和非随机抽样。随机抽样包括单纯随机抽样、系统抽样、分层抽样、整群抽样和多阶段抽样。几种抽样方法各有优缺点，当样本含量一定时，其抽样误差从小到大依次是：分层抽样＜系统抽样＜单纯随机抽样＜整群抽样。在现况调查中，常将几种方法合并使用，称为多阶段抽样。

(1) 单纯随机抽样（simple random sampling）：是最简单、最基本的抽样方法。从 N 个总体对象中，使用随机数字表、抽签、抓阄等随机方法抽取 n 个，构成一个随机样本。其基本原则是总体中每一个对象被抽中选为样本的机会是相等的。

单纯随机抽样的优点是简便易行。具体抽样方法是：将所有研究对象排列成序进行编号，然后采用随机的方法选出进入样本的号码，已经入选的号码一般不能再次列入，直至获得预定样本含量的样本为止。因其简单、实用，在小范围内进行抽样使用较方便。其缺点是如果抽样范围较大，编号、抽样等工作量太大，在实际工作中难以采用；当抽样比例较小、样本含量较少，且研究对象个体差异较大时，所得样本代表性较差。

(2) 系统抽样（systematic sampling）：又称为等距抽样。假设从容量为 N 的总体中抽取容量为 n 的样本，可按照下列步骤进行系统抽样：①编号：先将总体的 N 个个体编号；②确定分段间隔 K，对编号进行分段：抽样比为 n/N，抽样间隔为 $K=N/n$；③每 K 个单位为一组，然后采用单纯随机抽样的方法在第一组中确定一个起始点，每隔 K 个单位抽取一个作为研究对象。例如，拟抽选一个 2% 的样本（即抽样比为 1/50），先在 1～50 间随机选一个数，如以 14 作为起始点，然后每隔 50 个单位抽取一个作为研究对象，14 加上 50 得 64，64 加 50 得 114，以此类推，14、64、114、164、214……就是入选的研究对象。

系统抽样的优点是简单易行，比较经济。样本的观察单位在总体中分布均匀，抽样的代表性较好。

(3) 分层抽样（stratified sampling）：是指按照某些人口学特征或某些标志（如性别、年龄、民族、住址、职业、受教育程度等）将总体分为若干层，再在每层内进行单纯随机抽样，整合每层抽样单位组成一个随机样本。分层抽样是从分布不均匀的研究人群中抽取有代表性样本的方法。

分层抽样分两种类型：按比例分配（proportional allocation）分层随机抽样，即各层内抽样比例相同；最优分配（optimum allocation）分层随机抽样，即各层抽样比例不同，内部变异小的层抽样比例小，内部变异大的层抽样比例大，此时获得的样本均数或样本率的方差最小。

分层抽样可以把一个变异较大的总体分成几个内部变异较小的层，每层内变异越小越好，层间变异越大越好。分层抽样能够保证每个层的个体都能被抽到，样本代表性较好，结果精确度优于单纯随机抽样。不仅可以用于估计总体参数，还可以分别估计每个层的情况，进行层间比较。分层抽样易于管理，是较常用的一种抽样方法。

（4）整群抽样（cluster sampling）：是将总体分为若干个群组，抽取其中部分群组组成样本的抽样方法。抽取到的群组中全部个体均作为调查对象，群内个体数可以相等，也可以不等。

整群抽样的优点是在实际工作中易于实施、易被群众所接受，可节约人力、物力和时间，适用于大规模流行病学调查。群间差异性越小，抽取的群越多，样本的代表性越高。当群间差异性较大时，抽样误差较大，不能可靠地提供总体信息。

（5）多阶段抽样（multi-stage sampling）：是目前大规模流行病学调查比较常用的抽样方法。从总体中先抽取范围较大的单元，称为一级抽样单元（例如省、自治区、直辖市），再从抽中的一级单元中抽取范围较小的二级单元（如县、乡、镇、街道），这就是两阶段抽样。还可依次再抽取范围更小的单元（如村、居委会）作为调查单位，即为多阶段抽样。每个阶段的抽样方法可以不同，可将上述几种抽样方法结合使用，充分利用各种抽样方法的优点，弥补各自不足，获得有代表性的样本。

2. 估算样本含量　描述性研究常使用抽样调查设计，样本量过少不能代表总体的特征，过多会浪费不必要的人力、物力和财力，估算合适的样本含量是抽样调查的关键步骤，意义在于保证在一定可靠性和精确度的前提下所需要的最小观察单位数。

影响样本含量估算的因素主要包括：①预期的现患率（p），患病率越高，样本含量越小。②调查结果精度的要求，即允许误差（d）越大，所需样本量越小，一般由研究者自己决定。③第一类错误的概率 α，检验水准 α 越小，所需样本含量越大。对于相同检验水准，双侧检验比单侧检验所需的样本含量更大。α 通常取 0.05 或 0.01。

患病率调查可采用式（4-1）估算样本量：

$$N = \frac{Z_\alpha^2 P(1-P)}{d^2} \quad \text{式（4-1）}$$

N：样本数。

P：估计的总体阳性率。

d：容许误差。

Z_α：某水平置信区间的 Z 统计量。当 α 为 0.05 时（95% CI），Z_α=1.96；当 α 为 0.01 时（99% CI），Z_α=2.58。

在实际工作中，常常把 α 定为 0.05，d 定为 10%。此时：

$$N = 400 \times \frac{1-P}{P} \quad \text{式（4-2）}$$

当患病率或阳性率大于 1% 时，可以参照表 4-1 中计算出来的数据估算样本含量。

表 4-1　不同预期患病率和容许误差时现况调查样本含量

预期患病率	容许误差		
	0.1p	0.15p	0.2p
0.050	7600	3382	1900
0.075	4933	2193	1328
0.100	3600	1602	900
0.150	2264	1000	566
0.200	1600	712	400
0.250	1200	533	300
0.300	930	415	233
0.350	743	330	186

(四) 资料的收集

资料的收集应结合具体的研究目的，确定适宜的调查指标。收集资料之前要做好充分的准备工作，做好调查的组织计划，包括确定调查现场并进行协调与沟通，召开启动会，宣传动员群众，对调查员进行统一和标准化的培训，制订调查手册，确定人员分工与联系方式，准备收集生化标本的耗材并进行编号，准备宣传资料、调查问卷和表格。在大规模的横断面调查前可以开展预调查，发现问题及时修改。

1. 确定研究变量　描述性研究主要关注研究对象的疾病和健康状况及其分布特点、危险因素的暴露情况，还需要收集社会、心理、经济和环境等其他资料的信息，即掌握有关的背景资料、疾病测量、暴露测量等信息。常见资料收集的内容包括：

(1) 个人基本情况：年龄（出生日期）、性别、民族、职业、文化程度、婚姻状况、家庭人数及组成、医疗保险种类及家庭经济状况等。

(2) 生活方式：吸烟、饮酒、运动、饮食、睡眠等情况。

(3) 患病及药物使用情况：常见慢性疾病既往史、家族史及用药情况。

(4) 妇女生育情况：调查某些疾病常需收集月经史、绝经期、生育史、妊娠情况、使用避孕药及激素情况。

(5) 环境信息：可能与疾病发生相关的生活环境和职业环境特点。

2. 选择适宜的资料收集方法

(1) 常规登记、报告资料：通过收集统计报表、统计年鉴、日常性工作记录和数据库等收集资料，如传染病报表和网站、慢性病检测系统、体检记录、医院年度统计报表、医疗记录、病案资料、出生与死亡登记或其他现成的有关记录。

(2) 问卷调查：是使用调查表（questionnaire）通过面对面的询问、电话、网络或信访的方法，向被调查者询问情况以获取相关信息的一种书面调查方法。可以选择现有问卷或根据研究目的自行制订问卷进行调查。采用问卷调查获取资料比较经济、便捷，是医学研究中收集资料最常用的重要方法。

(3) 访谈访问者：通过电话或面对面口头谈话的方式，从被研究者那里收集第一手资料的一种研究方法。访谈包括个别访谈和集体访谈，Delphi法和头脑风暴法等是定性研究中常用的研究方法。

(4) 临床检查和实验室检测：通过体格检查可以获得身高、体重、腰围等指标，通过生化检查获得血脂、血糖等指标，通过分子生物学实验室检测可以获得核酸、蛋白质水平生物标志物等相关指标。

(五) 资料的整理和分析

横断面研究一般样本量较大，多中心抽样调查时现场比较分散，调查员较多，因此在进行资料回收和整理时，应先仔细检查原始资料的完整性和准确性，查缺补漏，去伪存真。可以使用 Epidata 等软件进行数据双录入并核查，逻辑检错，保证原始资料的正确性，以提高研究的真实性。描述性研究在收集资料之前不需要设立对照组，但在资料分析时可根据是否患病或是否暴露分组，通过单因素或多因素分析研究疾病或健康状况的分布特点及其与相关危险因素的关联。

1. 常用的分析指标　对疾病分布频率进行描述时可以选择频率或均数，如描述某种疾病某时点患病率、死亡率等。为了比较不同地区的差异，常采用率的标准化方法，如标化患病率、标化死亡率等。此外，现况调查中还常使用感染率、病原携带率、抗体阳性率等指标。

2. 分析方法

(1) 描述三间分布：将疾病的现况调查资料按不同的人口学特征、时间、地区、某种生活习惯等因素分别进行整理，计算疾病的患病率等分析指标，描述某疾病在不同人群、时间、地区上的分布特征,即疾病的三间分布。

(2) 相关分析:相关分析是描述一个变量随另一个变量的变化而发生线性变化的关系,适用于双变量正态分布资料或等级资料。如生态学研究中分析 $PM_{2.5}$ 浓度与心血管疾病之间的关联。

(3) 单因素分析:对于二分类变量(如是否患肝癌、是否饮酒)的资料,可以分析比较患病与未患病组之间某因素阳性率的差异(例如肝癌组与非肝癌组的饮酒率差异),分析两者是否存在关联。也可以反过来比较有无某因素组的患病率差异(例如饮酒组与非饮酒组肝癌患病率的差异)。

(4) 多因素分析:在单因素分析的基础上,进一步采用多因素分析方法(如多元线性回归、Logistic 回归等)进行统计分析。

3. 结果的解释　通过描述三间分布和统计分析,归纳疾病分布特点并提供病因线索,为进一步进行分析流行病学研究提供病因假设。应说明研究样本代表性、应答率,分析可能存在的偏倚及控制方法,客观推广和应用研究结果。横断面研究由于无法判定因和果的时间先后顺序,所以无法确定因果关联,只能为进一步的流行病学研究提供病因线索,不能进行因果推断。

(六) 质量控制

横断面研究在设计、实施、数据处理和分析各个环节中均可能产生误差,可能导致研究结果偏离真实值。因此,要做好质量控制工作。主要措施有:

1. 采用随机抽样方法,保证样本的代表性。
2. 正确选择测量工具和检测方法,包括科学编制调查表。
3. 统一培训调查人员,统一标准和方法。
4. 提高研究对象的依从性和受检率,保证应答率达到 80% 以上。
5. 做好资料的复查、复核等工作。
6. 选择正确的统计分析方法,注意调整混杂因素及其影响。

五、研究的优点与局限性

(一) 优点

1. 普查和抽样调查的样本来自于人群,通过三间分布描述疾病分布情况,可以获得某地区、某期间内疾病的患病情况,具有较好的代表性和较强的推广意义。
2. 横断面研究在开始时不设立对照,在资料收集完成后,可按照是否患病或是否暴露于某种因素进行分组比较,其对照是来自于同一群体自然形成的同期对照,结果具有可比性。
3. 可以进行多因多果的研究,特别是针对多病因疾病的病因学研究时,可以获得充足的病因线索,是提出病因假设最基本的流行病学调查方法。
4. 可以在较短时间内完成调查,与其他设计类型相比费用相对较低。

(二) 局限性

1. 横断面研究是在短时间内完成的,其调查资料信息反映的是一段时间内暴露与疾病或健康之间的关系,而不能反映既往暴露因素对疾病或健康的影响。这种调查因和果同时存在,无法判定因果时间先后顺序,只能提供病因线索,不能进行因果推断。
2. 横断面调查只能获得某一时点疾病患病情况,是"现存"病人而不是新发病例,即只能得到患病率而无法获得发病率。
3. 主要用于慢性病的研究,对于病程短、急性非致死性或迅速致死的疾病难以提供正确的分布情况。不适用于患病率较低的疾病及其影响因素的研究。
4. 横断面调查中一些研究对象可能处于潜伏期或临床前期,或者经过治疗处于缓解期,而被误判为正常人,从而低估研究群体的患病情况,产生偏倚,影响研究结果的真实性。应根据研究目的对经过治疗或正在治疗的人进行分类、标记,以便在进行资料分析时正确对待。

第三节 生态学研究

一、概念

生态学研究(ecological study)又称为相关性研究(correlational study),是在群体水平上探讨某种暴露因素与疾病或健康状态之间关系的描述性研究。研究对象不是个体,而是以群体为调查和分析单位,通过描述群体中某种暴露因素的暴露水平与疾病发生频率之间的关系,分析该暴露因素与疾病之间的关联,从而探求病因线索。如通过气象局获得某地区空气中$PM_{2.5}$的浓度,研究该地区人群长期暴露于该空气浓度水平下心肺疾病发生风险的研究,即为生态学研究。

二、研究类型

(一)生态比较研究

生态比较研究(ecological comparison study)是比较不同人群中疾病的发病率或死亡率差别,了解人群中某些因素的出现率,并同疾病的发病率或死亡率对比,看二者是否一致,从而为探索病因找到线索。

最为简单的方法是观察比较不同人群或地区某种疾病的分布特点,根据疾病频率分布的差异,提出病因假设。这种研究不需要获得每个个体暴露情况的资料,也不需要复杂的资料分析方法,如描述高血压在全国各地区的分布,发现北方地区高血压患病率高于南方地区,从而提出北方高盐饮食、寒冷气候等可能是高血压发生的危险因素。

生态比较研究还可以比较不同人群中某因素的平均暴露水平和某疾病频率之间的关系,即比较不同暴露水平的人群中疾病的发病率或死亡率是否有差异,从而研究人群中暴露因素的频率或水平与疾病发病率或死亡率之间是否存在关联,为病因研究提供线索。例如,通过生态比较研究发现:①高血压在北方高盐地区比在南方低盐地区发病率更高,提示高盐饮食和寒冷气候可能与高血压发病有关。②心血管疾病的患病率城市高于农村,提示某些危险因素在城市比在农村更为普遍,因为经济发达地区生活水平较高,三高饮食及城市环境污染可能与心血管疾病的发生有关。

环境流行病学中经常使用生态比较研究。生态比较研究可以提供病因线索,还可以应用于评价人群干预效果,以及评价某些政策和法规的实施效果。

(二)生态趋势研究

生态趋势研究(ecological trend study)是指长期连续观察不同人群中某种暴露因素平均暴露水平的变化和某种疾病频率(发病率或死亡率)变化之间的关系,了解动态变化趋势。通过比较暴露水平变化前后疾病频率的变化情况,来探讨某暴露因素与某疾病之间的关联。例如,美国一项跟踪观察不同浓度水平的大气颗粒物长期暴露对居民心血管疾病死亡率的影响研究发现,颗粒物重污染区比轻污染区心血管疾病死亡增加了26%。$PM_{2.5}$浓度每升高10 $\mu g/m^3$,人群总死亡率和心肺疾病死亡率分别增加4%和8%。由世界卫生组织资助的心血管病趋势检测方案,即著名的MONICA方案,通过三级心血管病监测网进行监测,测量心血管病发生和死亡的趋势,并将其与危险因素、卫生保健和社会经济条件等的变化进行关联性分析。研究发现心血管病的发病率和死亡率与人群吸烟率、血压平均水平、血清胆固醇水平等的变化有显著的相关关系。

三、研究的优点与局限性

（一）优点

1. 可以利用现有资料，如人口学、气象学、疾病登记、卫生监测数据等资料，快速、经济地完成调查。
2. 对于无法测量个体暴露水平的情况，生态学研究是不可多得的研究方法。如探讨空气中 $PM_{2.5}$ 水平与心血管疾病之间的关联、汽车尾气污染与肺癌之间的关联时，很难准确估计每个个体吸入污染空气的量，可以选择生态学多组比较研究。
3. 对于病因不明的疾病，可以利用生态学研究提供初步病因线索。
4. 适于群体水平干预措施的评价。如通过生态学研究发现环境中碘缺乏将导致地方性甲状腺肿发病率增加，市场上增加碘盐的销售，在群体水平上增加碘摄入后，地方性甲状腺肿的发病率显著下降。

（二）局限性

1. 生态学研究最主要的缺陷是无法估计每个个体的暴露水平，只能通过估计群体水平的暴露程度，研究暴露与疾病发生频率之间的关联，存在"生态学谬误"（ecological fallacy）。生态学研究以群体（组）为观察和分析单位，观测到的某种暴露与疾病之间分布的一致性可能是真正存在的关联，也可能是由于混杂因素的影响而得到的虚假关联，这种现象叫做"生态学谬误"或者"生态偏倚"（ecological bias）。生态学研究中暴露和疾病资料是分别独立获得的，即可以获得群体的暴露数和非暴露数，疾病结局的患病数和非患病数，但由于以群体为测量单位，无法获得暴露者和非暴露者中有多少人发病，因此不能在特定的个体中将暴露与疾病联系起来。
2. 生态学研究观测的是群体单位的暴露与疾病之间的关联，很难控制潜在的混杂因素的影响，某些因素之间常存在多重共线性问题，从而影响研究结果的真实性。
3. 生态学研究属于描述性研究，收集到的资料因和果同时存在，很难判定时间先后顺序，无法确定因果关联。

（张　玲）

第五章 病例对照研究

病例对照研究（case-control study）是一种广泛用于疾病病因探索、临床疗效评价、疾病预后研究以及干预措施效果评价等方面的观察性研究。病例对照研究在设计上设立了对照组，通过比较分析病例组与对照组中暴露因素的分布差异来判断其与疾病的关联，属于分析流行病学的范畴。

第一节 概 述

一、概念和基本原理

病例对照研究是根据研究目的，以确诊患某特定疾病的病人作为病例，以未患该病且与病例组具有可比性的"非病人"作为对照，然后调查两组对象过去某种（或某些）可疑因素的暴露情况，比较两组可疑因素暴露情况的差异，从而判断可疑的暴露因素与疾病之间是否存在关联（图5-1）。

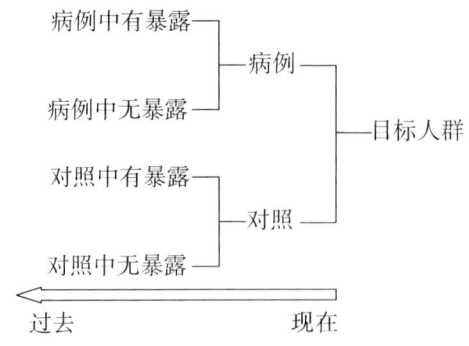

图 5-1 病例对照研究的原理

二、特点

病例对照研究具有如下特点：
1. 属于观察性研究　客观地收集研究对象的暴露情况，对研究对象不施加人为干预措施。
2. 设立对照组　以未患所研究疾病的人群作对照。
3. 在时间上属于回顾性研究　对已发病（或者有结局）者追溯可能与发病有关的因素，研究是在病后进行的，因此是由果推因的研究。

三、用途

病例对照研究是根据结局（如死亡或痊愈、并发症、药物不良反应等）发生与否，回顾性调查可疑因素的有无，进而分析结局与可疑因素之间的关联性，来探索疾病与可疑因素之间的

关系。属于由果推因的研究方法,用途较为广泛,主要有:
1. 用于疾病致病因素或危险因素的研究,特别适用于罕见疾病的病因研究。
2. 药物不良反应的研究。
3. 疾病预后因素的探讨。
4. 防治措施效果的评价。

第二节 研究类型

一、非匹配病例对照研究

非匹配病例对照研究(unmatched case - control study)是指按照研究要求分别在患病和未患病的人群中随机抽取一定数量的人群组成病例组和对照组,再进行调查分析(图 5 - 2)。由于其不对病例个体进行匹配,故称为非匹配病例对照研究。

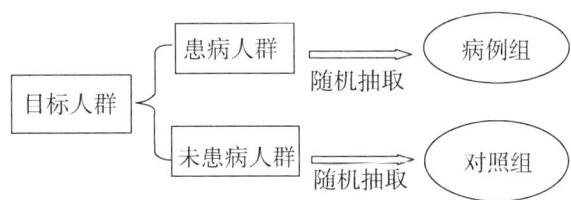

图 5 - 2 非匹配病例对照研究示意图

二、匹配病例对照研究

为了排除非研究因素的干扰,常常使用匹配(matching)的方法。匹配是在选择对照时,采用限制的方法,使对照组的一些重要特征与病例组相似,使病例组与对照组的非研究因素均衡一致。例如以年龄作为匹配因素时,可使两组的年龄相同或接近,这样可以排除因为年龄不同对研究结果的干扰,并提高研究效率。

常见的匹配方法分为频数匹配和个体匹配。

1. 频数匹配(frequency matching) 是指只需要匹配因素在病例组及对照组之间的构成比一致或接近,而不需要具体到对每个病例个体进行匹配。如以性别作为匹配因素,则对照组的男女比例与病例组一致或相近;以年龄作为匹配因素,那么对照组各个年龄阶段的比例要与病例组接近。

2. 个体匹配(individual matching) 是以病例组的个体为单位,按照匹配因素为每一病例个体配上一个或者几个对照。匹配对照的个体数可以为 1,2……c,分别称为 1∶1 匹配(又称配对)、1∶2 匹配……1∶c 匹配。以 1∶2 匹配为例,以性别、年龄作为匹配因素进行匹配时,针对病例组中的每个病人都需要在对照组中选取性别一样、年龄相近的 2 个非病例作为对照。一般而言,匹配数为 4 时效率最高。

在匹配过程中应注意,选择的匹配因素应该是混杂因素或潜在的混杂因素,若把不必要的因素(如非混杂因素甚至是研究因素)当作匹配因素进行匹配,不仅增加了选择对照组的难度,也可能由于重要信息丢失导致疾病与暴露因素的关联程度被扩大或者被掩盖。这种情况称为匹配过度(over - matching),应当注意避免。

第三节 研究设计与实施

一、研究的一般步骤

（一）提出病因假设

明确研究目的，在一定科学的基础上，对可疑与疾病有关的因素提出假设。所谓科学的基础，就是指熟悉疾病的各方面，包括临床观察、现有研究结果、公共卫生实践、监测资料和文献资料等。

（二）制订研究方案

1. 围绕研究目的，确定病例对照研究的具体类型和方法。
2. 根据设计要求和研究条件，确定病例与对照的来源和选择方法，明确病例的诊断标准、纳入标准和排除标准，选择合适的研究对象，估计样本量的大小。
3. 根据病因假设以及已有条件确定研究因素，并充分考虑各种可能的混杂因素。
4. 设计调查问卷或表格，应尽量涉及所有可能的危险因素，并注意控制混杂因素的影响。
5. 确定研究信息的收集方法。
6. 确定资料整理和分析的方法，包括建立数据库和实施统计分析的方法。
7. 做好项目经费的预算，应尽量保证较高的成本效益。
8. 制订有效、可行的质量控制措施，以保证结果的准确性。

（三）收集资料

根据研究方案，对调查对象开展调查，收集有关资料。

（四）整理与分析资料

对收集到的资料进行整理，发现错误并及时更正，同时建好相应的数据库，建立数据库常用的软件有 SAS、SPSS、Excel、Epidata 等。然后根据分析目的以及分析指标（变量）的类型，选用正确的统计方法。

（五）总结并撰写研究报告

上述各步骤可用图 5-3 表示。

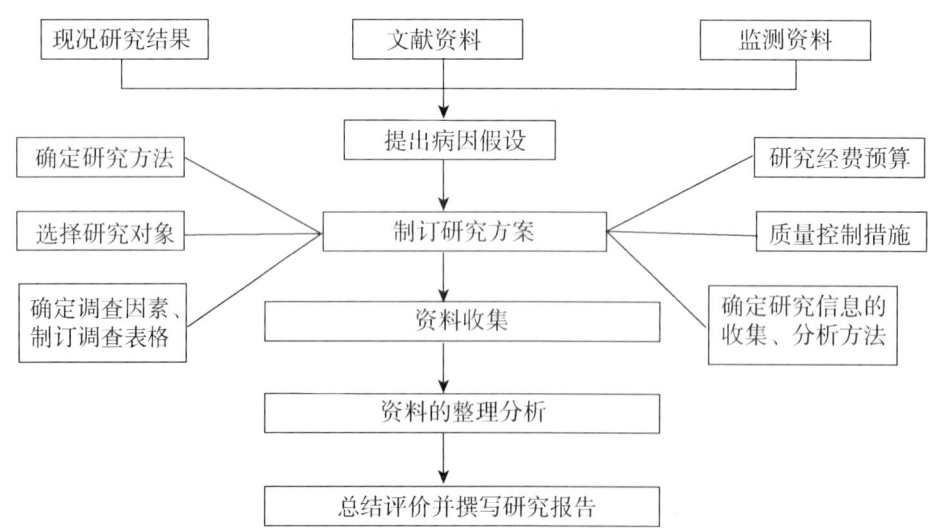

图 5-3 病例对照研究的一般步骤

二、设计要点

(一) 研究因素

研究因素的线索可以来源于临床观察、公共卫生实践、描述性研究或文献资料等。设计时，可以提出多个研究因素（研究变量）。每项研究变量都要有明确的定义，且尽可能采取国际或国内统一的标准。可根据研究目的把变量分为不同等级（如暴露剂量、暴露时间等）。对变量的测量尽量选择简单易行、容易被接受并且能客观测量的方法。

(二) 研究对象的选择

1. 病例组的选择

(1) 病例的种类：①新发病例（incident case）：新近出现的病例，提供的信息较为可靠。②现患病例（prevalent case）：过去出现的病例，常受到疾病迁延及存活因素的影响。③死亡病例（death case）：已经死亡的病例，主要由代理者（家属）提供信息，准确性差。

(2) 基本要求：①对于确诊的病人，尽量采用国际通用或国内统一的诊断标准，如需自定标准，应要求标准的灵敏度、特异度均较高。②在新发病例、现患病例和死亡病例这三种病例中，最好选择新发病例，以减少回忆偏倚的影响。③所选病例需要具有暴露于危险因素的可能性。④病例的外部因素即非研究因素（如性别、年龄、民族等）与对照应尽量一致，以增强两组的可比性。

(3) 来源：主要有医院来源和社区来源两类。

医院来源：研究对象主要是医院的现患病人或医院门诊的病案及出院记录记载的既往病人。这种研究设计称为以医院为基础的（hospital‐based）病例对照研究，其研究对象的可及性好且更易合作，可以平衡病例和对照的外部因素。此外，比较容易从医疗记录和生物标本收集暴露信息。

社区来源：对象的选择主要依据社区的监测资料或普查、抽样调查的人群资料，这种研究设计称为以社区为基础的（community‐based）病例对照研究或以人群为基础的（population‐based）病例对照研究。相对于以医院为基础的病例对照研究而言，能较好地确定源人群，并保证病例及对照来自同一源人群，而且更能反映源人群的暴露情况。

2. 对照组的选择　较为理想的对照是全人群或者健康人群的随机样本，但是考虑到人力、物力、财力等因素的影响，通常对照为病例源人群的随机样本。

(1) 基本要求：①应该具有可比性和代表性。设立对照组的目的在于通过比较病例组与对照组的暴露率差异来估计疾病与暴露的联系，因此要求病例组与对照组之间具有可比性，即在比较的各组人群中除了研究的暴露因素有区别外，其他因素相同或相似。在具有可比性的基础上，对照最好是产生病例的人群中所有未患病者的一个随机样本，即具有代表性。②对照组的病人除了不患所研究的疾病外，还要求不患有与研究因素有关的其他疾病。③如条件允许，选择多组对照，设立多组对照可增强研究结果的可信度。

(2) 来源：①医院患其他疾病的病人，未患所研究疾病且未患与研究疾病有相同病因的疾病；②病例的亲属、朋友、同事、同学；③社区中的非该病病例或健康人群；④社会团体人群中的非该病病例或健康人；⑤被研究的总体人群中非该病人群的全部或随机样本；⑥自然人群中的非病例随机样本。

(三) 样本含量的估计

样本含量是指能够真实地反映疾病与暴露因素关系所需要的最小样本数量。因此，估计样本含量不仅可以确保研究结果的信度及效度，而且可以减少因样本含量过大而造成的人力、物力、财力的浪费。

1. 影响样本含量的因素

第五章 病例对照研究

（1）人群中研究因素暴露率估计值：一般用对照组中的暴露率 p_0 代替。同时研究多个因素时，考虑暴露率最低的因素，此外也应考虑混杂因素的暴露率。

（2）预期研究因素的效应强度：即相对危险度 RR 或比值比 OR。

（3）显著性水平（α）：即检验假设时的第Ⅰ类错误（假阳性错误）。α 值越小，要求样本量越大。通常取 $\alpha=0.05$ 或 0.01。

（4）把握度（$1-\beta$）：β 为检验假设时的第Ⅱ类错误（假阴性错误），$1-\beta$ 为发现差异的能力，也称为检验效力。把握度越大，要求样本量也越大。通常取 $1-\beta$ 为 0.90，有时取 0.80。

2. 估计方法　常用的样本含量估计方法有：查表法、累计法和公式法。

（1）查表法：是根据已知的 p_0、OR 值，按需要确定一个显著性水平 α 和把握度（$1-\beta$），在相应的表中查出适合的样本含量。

（2）累计法：是当 p_0 和 OR 值无法估计、也无法开展预调查时，则可以先调查病例、对照各 100 例，并进行统计分析，如果不能达到统计学要求，再增加样本含量。

（3）公式法：包括非匹配设计、1:1 匹配设计、1:c 匹配设计几种情况。

1）非匹配设计

第一步，计算 $\overline{N}$ 值：

$$\overline{N}=\frac{\left[Z_\alpha\sqrt{\left(1+\frac{1}{c}\right)\overline{p}\,\overline{q}}+Z_\beta\sqrt{p_1(1-p_1)+\frac{p_0(1-p_0)}{c}}\right]^2}{(p_1-p_0)^2} \qquad 式（5-1）$$

其中：

$$p_1=\frac{p_0 OR}{1+p_0(OR-1)} \qquad 式（5-2）$$

$$\overline{p}=\frac{(p_1+cp_0)}{1+c} \qquad 式（5-3）$$

$$\overline{q}=1-\overline{p} \qquad 式（5-4）$$

式中 p_1 为病例组的暴露率，p_0 为对照组的暴露率，c 为对照组与病例组人数之比值，Z_α 和 Z_β 分别表示 α 和 β 值对应的正态分布分位数，可从标准正态分布的分位数表中查得。

第二步，计算病例组的样本含量 N：

$$N=\frac{\overline{N}\left(1+\sqrt{1+\frac{4}{\delta\overline{N}}}\right)^2}{4} \qquad 式（5-5）$$

其中：

$$\delta=|p_1-p_0| \qquad 式（5-6）$$

2）1:1 匹配设计：此时，病例与对照暴露情况不一致的对子才具有意义，Schlesselman 推荐的公式如下：

$$\overline{N}=\frac{\left[0.5Z_\alpha+Z_\beta\sqrt{\overline{p}(1-\overline{p})}\right]^2}{(\overline{p}-0.5)^2} \qquad 式（5-7）$$

其中：

$$\overline{p}=\frac{OR}{1+OR} \qquad 式（5-8）$$

$\overline{N}$ 为暴露状况不一致的对子数。因此，需要的总对子数 N 为：

$$N=\frac{\overline{N}}{p_0(1-p_1)+p_1(1-p_0)} \qquad 式（5-9）$$

p_0 和 p_1 分别代表目标人群中对照组与病例组的估计暴露率：

$$p_1=\frac{p_0 OR}{1+p_0(OR-1)} \qquad 式（5-10）$$

3）1∶c 匹配设计：当病例来源有限时，为了提高把握度，可以增加病例与对照的比例。用式（5-11）计算研究所需的病例数（N），进而按照病例数与对照数之比为 1∶c 求得对照数为 c×N。

$$N=\frac{\left[Z_\alpha\sqrt{\left(1+\frac{1}{c}\right)\overline{p}(1-\overline{p})}+Z_\beta\sqrt{\frac{p_1(1-p_1)}{c}+p_0(1-p_0)}\right]^2}{(p_1-p_0)^2} \quad \text{式（5-11）}$$

其中：

$$p_1=\frac{p_0 OR}{1+p_0(OR-1)} \quad \text{式（5-12）}$$

$$\overline{p}=\frac{p_1+cp_0}{1+c} \quad \text{式（5-13）}$$

（四）资料的收集

1. 调查表　病例对照研究资料收集的方法一般是先设计调查表，然后根据调查表对研究对象进行调查，收集有关资料。

调查表主要包括一般项目（姓名、年龄、性别、籍贯、文化程度、职业等）及可疑致病因素的暴露情况。可疑的因素可以包括多项，每一项中还可以分级，例如对吸烟，可以按吸烟量（支/日）进行分级。

设计调查表时要注意：①每个项目应有明确定义；②应有填写说明；③调查表项目的排列要有逻辑性，要利于调查；④调查表内容不宜过多，调查时间一般在半小时以内；⑤调查表设计好后，应进行小规模的预调查，评价调查表的可行性，再作必要的修改。

2. 资料收集　可以采用多种方式收集暴露资料。收集暴露信息的方法包括：

（1）询问：如面询、函询、电话询问、网络询问、自填问卷等。可询问本人或了解情况的亲朋好友等。

（2）查阅资料：各种登记、记录（出生、疾病、健康体检、死亡以及测量记录）。

（3）测量各种指标：如对研究对象进行体检、采集生物标本，或对环境因素进行测量。也可利用血清和组织库的标本。

（4）现场观察：有时现场观察是了解暴露情况必不可少的手段，如食物中毒或传染病暴发时的现场环境调查。

（五）调查的质量控制

1. 科学编制调查表，并在正式调查开始前开展预调查，对调查表中可能存在的问题进行修订、完善。

2. 在调查前培训调查员，使调查员明确调查目的、调查内容以及各调查指标的内涵。此外，要求其掌握统一的调查标准和调查方法。

3. 对病例组和对照组的调查应平行进行。

4. 必要时可采用盲法测量，以保证暴露测量的准确性。

第四节　资料的整理与分析

病例对照研究资料的整理与分析过程可参照图 5-4。

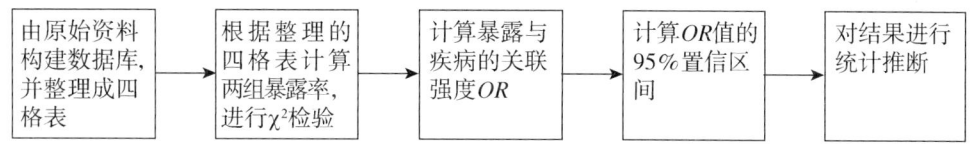

图 5-4　病例对照研究资料整理与分析的流程图

一、资料的整理

对于收集到的原始资料,要经过核查、校正、验收、归档后,对资料进行编码,用专业软件(常用的软件有 Excel、Epidata 等)录入并建立数据库,以确保所收集到的资料信息完整、质量高、无差错。

二、资料的分析

病例对照研究结果的分析,主要是利用统计学方法比较病例组和对照组中暴露的比例,并估计暴露与疾病之间的联系程度。其分析过程如下:

1. 描述研究对象的一般特征 如性别、年龄、种族、职业、籍贯及疾病类型的分布等。

2. 对病例组及对照组的特征进行均衡性检验 比较病例组和对照组某些基本特征是否相似或齐同,以检验两组的可比性。对于差异有统计学意义的因素,在分析时也应考虑可能存在其他因素的干扰。若存在因素之间互相干扰的情况,可以通过分层分析或多因素分析的方法消除其对结果的影响。

3. 分析暴露与疾病发生的统计学联系强度 联系强度常用相对危险度(relative risk,RR)表示,但是病例对照研究中缺乏暴露组、非暴露组的观察人数的数据,因此不能计算相对危险度,只能计算比值比(odds ratio,OR),用 OR 值近似估计 RR 值。比值比是指病例组暴露比值与对照组暴露比值的比,表示暴露者的患病危险性是非暴露者的倍数。OR 值>1,即患病的危险度因暴露而增加,则暴露与疾病呈正相关;OR 值<1,即患病的危险度因暴露而减少,则暴露与疾病呈负相关。

不同设计类型和资料类型的病例对照研究的分析方法不同,分析时要根据其设计类型及资料类型选择对应的分析方法。

(一)非匹配不分层病例对照研究

1. 资料整理的基本模式(表 5-1)

表 5-1 非匹配病例对照研究资料整理表

组别	暴露		合计
	有	无	
病例组	a	b	$n_1=a+b$
对照组	c	d	$n_2=c+d$
合计	$m_1=a+c$	$m_2=b+d$	$T=a+b+c+d$

2. 联系的假设检验 在分析比较暴露与疾病的联系强度时,其前提条件是暴露与疾病有联系,此时病例组的暴露率应明显不同(高或低)于对照组,用 χ^2 检验的方法检验其差异是否具有统计学意义。

$$\chi^2 = \frac{(ad-bc)^2 T}{m_1 m_2 n_1 n_2} \qquad 式(5-14)$$

校正公式:

$$\chi^2 = \frac{(|ad-bc|-T/2)^2 T}{m_1 m_2 n_1 n_2} \qquad 式(5-15)$$

计算联系强度(OR):

$$病例组的暴露比值为 \frac{a/(a+b)}{b/(a+b)} = a/b$$

对照组的暴露比值为 $=\dfrac{c/(c+d)}{d/(c+d)}=c/d$

$$OR=\dfrac{(a/b)}{(c/d)}=\dfrac{ad}{bc} \quad 式（5-16）$$

计算 OR 值的置信区间。抽样时，由于存在抽样误差，需要计算 OR 值的 95% 置信区间，有如下方法：

(1) Woolf 自然对数转换法

OR 值的自然对数方差为：

$$\mathrm{Var}(\ln OR)=\dfrac{1}{a}+\dfrac{1}{b}+\dfrac{1}{c}+\dfrac{1}{d} \quad 式（5-17）$$

$\ln OR$ 的 95% 置信区间（CI）的计算公式为：

$$\ln OR\ 95\%\ CI=\ln OR\pm1.96\sqrt{\mathrm{Var}(\ln OR)} \quad 式（5-18）$$

再取其反自然对数即得 OR 值的 95% 置信区间（CI）。

(2) Miettinen χ^2 值法

OR 值的 95% 置信区间的计算公式为：

$$OR\ 95\%\ CI=OR^{(1\pm1.96/\sqrt{\chi^2})} \quad 式（5-19）$$

（二）非匹配分层分析病例对照研究

分层分析就是根据某特征或因素把研究人群分成不同层，例如按性别分为男女两层，然后分别分析各层中暴露因素与疾病的联系。分层所依据的因素一般是可能会引起偏倚的混杂因素，通过分层可以控制由该因素引起的混杂偏倚。

1. 资料整理的基本模式（表 5-2）

表 5-2　非匹配病例对照研究 i 层资料

i 层的分组情况	暴露		合计
	有暴露	无暴露	
病例组	a_i	b_i	n_{1i}
对照组	c_i	d_i	n_{2i}
合计	m_{1i}	m_{2i}	T_i

2. 计算各层 OR 值，并进行统计学检验。

$$OR_i=\dfrac{a_id_i}{b_ic_i} \quad 式（5-20）$$

若各层 OR 值相等或相近且方向一致，则各层资料之间具有方差齐性，可以计算总的 OR 值。

3. 计算总的 OR 值　总 OR 值是概括各层 OR 值的一个指标，常记作 OR_{MH}。

采用 Mantel-Haenszel 的计算公式：

$$OR_{MH}=\dfrac{\sum(a_id_i/T_i)}{\sum(b_ic_i/T_i)} \quad 式（5-21）$$

4. 计算总的卡方值

采用 Mantel-Haenszel 的计算公式：

$$\chi^2_{MH}=\dfrac{\left[\sum a_i-\sum E(a_i)\right]^2}{\sum \mathrm{Var}(a_i)} \quad 式（5-22）$$

校正公式：

$$\chi^2_{MH} = \frac{\left[\left|\sum a_i - \sum E(a_i)\right| - 0.5\right]^2}{\sum Var(a_i)} \quad \text{式}(5-23)$$

其中，$\sum E(a_i)$ 为 $\sum a_i$ 的理论值，$\sum Var(a_i)$ 为 $\sum a_i$ 的方差：

$$\sum E(a_i) = \sum \frac{m_{1i} n_{1i}}{T_i} \quad \text{式}(5-24)$$

$$\sum Var(a_i) = \sum \frac{m_{1i} m_{0i} n_{1i} n_{0i}}{T_i^2(T_i - 1)} \quad \text{式}(5-25)$$

5. 估计总 OR 值的置信区间

采用 Miettinen 法计算：

$$OR 95\% \ CI = OR_{MH}^{(1 \pm 1.96/\sqrt{\chi^2_{MH}})} \quad \text{式}(5-26)$$

6. 标准化处理　如果各层间的 OR 值相差较大，则总比值需要进行标准化处理，可以用标准化死亡率（standardized mortality ratio，SMR）或标准化率比（standardized rate ratio，SRR）。

$$SMR = \frac{\sum a_i}{\sum (b_i c_i / d_i)} \quad \text{式}(5-27)$$

$$SRR = \frac{\sum (a_i d_i / b_i)}{\sum c_i} \quad \text{式}(5-28)$$

（三）病例对照研究中分级暴露资料的分析

若所获得资料包含某暴露因素不同暴露水平的信息，则可用病例对照研究分级资料分析方法来分析暴露和疾病的剂量-反应关系，以增强推断疾病与暴露关系证据的可靠性。

1. 将资料整理归纳成列联表（表5-3）整理表中的 a_0 与 b_0 分别对应着前面四格表中的 c 与 d。

表5-3　病例对照研究分级资料整理表

组别	暴露分级						合计
	0	1	2	3	4	……	
病例	$a_0 \ (=c)$	a_1	a_2	a_3	a_4	……	n_1
对照	$b_0 \ (=d)$	b_1	b_2	b_3	b_4	……	n_0
合计	m_0	m_1	m_2	m_3	m_4	……	n

2. 进行 χ^2 检验

3. 计算各组 OR 值

以上两个步骤的计算方法同非匹配不分层病例对照研究。通常以不暴露或最低水平的暴露组为参照组。

4. 进行 χ^2 趋势检验

自由度为1的 χ^2 趋势检验公式为：

$$\chi^2 = \frac{\left[T_1 - \left(\frac{n_1 T_2}{n}\right)\right]^2}{Var} \quad \text{式}(5-29)$$

其中：

$$Var = \frac{n_1 n_2 (n T_3 - T_2^2)}{n^2 (n-1)} \quad \text{式}(5-30)$$

$$T_1 = \sum_{i=0}^{t} a_i X_i \qquad 式（5-31）$$

$$T_2 = \sum_{i=0}^{t} m_i X_i \qquad 式（5-32）$$

$$T_3 = \sum_{i=0}^{t} a_i X_i^2 \qquad 式（5-33）$$

X_i 的取值有两种方法：一种方法是取每个暴露水平的中点值，另一种方法是第 i 暴露水平的 $X_i = i$（参照组为 0）。

（四）1∶1 个体匹配病例对照研究资料分析

频数匹配资料的分析同非匹配资料，本节主要介绍个体匹配资料的分析。

1. 将资料整理成四格表（表 5-4）

表 5-4 1∶1 配对病例对照研究资料整理表

对照	病例		合计
	有暴露史	无暴露史	
有暴露史	a	b	$n_1 = a+b$
无暴露史	c	d	$n_2 = c+d$
合计	$m_1 = a+c$	$m_2 = b+d$	T

2. χ^2 检验　在 1∶1 配对病例对照研究中，需要比较的是两组的差异部分，即比较 b 和 c。若 c 大于 b 或 c 小于 b，则所研究因素与疾病可能有联系。其假设检验用 McNemar 公式计算：

$$\chi^2 = \frac{(b-c)^2}{b+c} \qquad 式（5-34）$$

此公式适用于较大样本，对子数较少（$b+c<40$）时可用 McNemar 校正公式：

$$\chi^2 = \frac{(|b-c|-1)^2}{b+c} \qquad 式（5-35）$$

3. 计算 OR 值

$$OR = \frac{c}{b} \, (b \neq 0) \qquad 式（5-36）$$

4. 计算 OR 值的 95% 置信区间　一般采用 Miettinen 公式（5-26）：

$$OR\,95\%\,CI = OR_{MH}^{(1 \pm 1.96/\sqrt{\chi^2_{MH}})}$$

（五）1∶c 匹配设计资料的整理分析

1. 资料整理分析模式（表 5-5）

表 5-5 1∶c 匹配设计资料的整理表

病例	c 个对照中有暴露史的例数				
	0	1~	2~	……	c
有暴露史	$n_{1,0}$	$n_{1,1}$	$n_{1,2}$	……	$n_{1,c}$
无暴露史	$n_{0,0}$	$n_{0,1}$	$n_{0,2}$	……	$n_{0,c}$
合计	$n_{1,0}+n_{0,0}$	$n_{1,1}+n_{0,1}$	$n_{1,2}+n_{0,2}$	……	$n_{1,c}+n_{0,c}$

2. 计算 χ^2 检验值

采用 Mantel-Haenszel 公式计算：

$$\chi^2_{MH} = \frac{\left[\sum (c-i+1) n_{1,i-1} - \sum i n_{0,i}\right]^2}{\sum i (n_{1,i-1} + n_{0,i})(c-i+1)} \qquad 式（5-37）$$

式中 i 指分层资料中的层。

3. OR 值计算

采用 Mantel-Haenszel 公式计算：

$$OR_{MH} = \frac{\sum (c-i+1)n_{1,i-1}}{\sum in_{0,i}} \quad \text{式}(5-38)$$

OR 值的置信区间计算同式（5-26），此处略。

第五节　衍生型病例对照研究

为弥补传统意义上的病例对照研究的不足（如容易产生回忆偏倚、不能计算发病率等），近年来在病例对照研究的基础上衍生出多种研究类型，主要有以下几种。

一、单纯病例研究

单纯病例研究（case only study）又称病例-病例研究（case-case study），仅以患者作为研究对象，按照某基因的有无分为病例组和对照组，再结合两组的暴露情况评价基因与环境的交互作用。该研究的基本过程是：首先确定某一患病人群作为研究对象，收集病人既往环境暴露资料、一般情况、混杂变量等，采集病人生物标本，用分子生物学技术检测基因型；然后以具有某基因型的患者作为病例组，不具该基因型的患者作为对照组，控制混杂因素，再根据基因型与环境暴露情况对两组进行分析，估计两种因素在疾病发生过程中的交互作用。其应用的前提是正常人群中有关的基因型与环境暴露的发生相互独立，且疾病应为罕见病。如果疾病发病率较高，而基因型频率较低，则有可能低估了基因与环境交互作用的大小。

单纯病例研究与传统的病例对照研究的区别是：病例组和对照组都来源于患病人群，且不是按照是否患病划分，而是根据某基因型的有无分为病例组和对照组。与病例对照研究比较其优点是：所需的样本量少，节省人力、物力、财力；研究对象都来源于患者，可以减少选择对照时产生的偏倚。缺点是：只能估计基因与环境的交互效应，但是无法估计它们各自的主效应；不能用于研究患病率较高（超过5%）的疾病；不适用于基因外显率较高的疾病研究。

二、巢式病例对照研究

巢式病例对照研究（nested case-control study）又称队列内病例对照研究（case-control study nested in a cohort），顾名思义就是在已有的队列研究的基础上进行病例对照研究（主要是匹配病例对照研究），其病例组及对照组均来自于研究队列。具体过程是：研究开始时确定某人群作为研究队列，收集基线资料并对研究对象进行随访，当收集到的病例数满足研究需要时即可开始运用病例对照研究设计思路进行分析。以收集到的病例作为病例组，根据性别、年龄、进入队列时间等因素匹配，在队列中选择合适的未患病研究对象作为对照组，然后结合研究开始时收集到的基线资料进行分析。

巢式病例对照研究是将传统的病例对照研究与队列研究结合形成的一种研究方法，充分发挥了两种研究方法的优点，互补不足。与传统病例对照研究相比，巢式病例对照研究的优点是：在发病前已收集暴露信息，减少或控制了回忆偏倚；研究的过程是由暴露到发病，可以做因果关系推断；可以计算发病率；病例组和对照组可比性更强。与单纯的队列研究相比，巢式病例对照研究省时、省力，成本效益较高，能较早出结果。缺点是：不适用于发病率特别低的疾病研究，否则需要队列的样本含量较大。

三、病例队列研究

病例队列研究（case-cohort study）又称病例参比式研究（case-base reference study）。该研究的特点是队列研究开始时，在队列人群中随机抽取一个有代表性的样本作为对照组；观察结束时，队列中出现的全部病例作为病例组，并与对照组进行比较分析。病例队列研究也是将病例对照研究与队列研究结合形成的一种研究方法，与巢式病例对照研究大体相似，区别在于病例队列研究中，对照组是研究开始时在基线队列中随机抽取的，是在病例发病前已经确定的，没有与病例组进行匹配。因此，可以同时研究几种疾病，此时不同疾病病例组不同，但对照组相同。

四、病例交叉研究

病例交叉研究（case-crossover design）是调查急性病发病前、发病时的暴露情况，比较分析得出暴露因素与疾病之间的关系，常用于急性病的病因研究。病例交叉研究的特点是：病例、对照的研究对象是同一个体，信息来自于同一个体的不同时期。病例组信息为危险期的信息，即疾病或事件发生前一段时间的信息；对照组信息为对照期的信息，即危险期以外特定一段时间的信息。病例交叉研究就是对个体危险期（病例组）和对照期（对照组）内的暴露信息进行分析比较。其原理是如果暴露与某疾病或事件有关，则在该疾病或事件发生的一段很短的时间内（病例期），暴露发生的频率应比离其发生较远的一段时间（对照期）更为频繁。

病例交叉研究与病例对照研究相比其优点是：适用于罕见急性疾病病因的探索（如车祸、心血管疾病等）；自身对照有效地减少了选择偏倚及因个体差异带来的混杂偏倚；需要样本含量少，节省了人力、物力、财力。缺点是：要求暴露发生的时间较短，短期就引起疾病，且暴露遗留效应较少；不能应用于慢性疾病的研究；只能研究暴露发生后的短期危险，不能用于研究长时间的累积危险。

第六节 研究的优点与局限性

一、优点

1. 病例对照研究为回顾性研究，不影响住院病例的治疗，一般不会对研究对象造成不良影响，符合伦理要求。
2. 病例对照研究相对于队列研究而言需要样本量较小，特别适用于罕见病及潜伏期特别长的疾病的病因学研究。对罕见病来说，如果用前瞻性研究方案，往往需要较大的样本量，在实际工作中有时难以做到。对于潜伏期特别长的疾病，如果用前瞻性设计方案，则需等待很长时间去观察致病效应是否发生，而采用病例对照研究方案，则可避免上述缺点。
3. 病例对照研究通过询问研究对象的既往暴露史开展研究，通常只需要进行一次调查，研究时间较短，节省人力、物力，容易得出结论。
4. 在一次调查中，可同时调查多个因素的作用。
5. 可使用病历记录，很少发生病例流失。

二、局限性

1. 一般而言，病例对照研究的论证强度较队列研究差，只能为病因研究提供线索或初步检验病因假设，它所得出的结论不能作为病因学研究的最终结论。要确定某因素是否为疾病的病因，还需进一步做前瞻性队列研究或随机对照试验。

2. 选择对照时，较难选择与病例性别相同、年龄和其他已知对发病有影响的危险因素相似的对照。

4. 可能存在研究人员事先未能估计到的对致病效应有一定影响的其他未知因素，因未能对这些因素进行调查分析，所以同样会影响结果的准确性。

5. 由于不知道研究的人群人数，因而不能计算发病率或死亡率，也不能计算 RR 值及 AR 值，只能近似计算比值比（OR 值），也就不能确定研究因素与致病效应间的因果关系。

6. 病例对照研究属于回顾性研究，且病例与对照的选择是否合理对结果影响很大，因此在研究中容易产生各种偏倚。例如，容易产生入院率偏倚、现患病例-新发病例偏倚、检出征候偏倚、时间效应偏倚、回忆偏倚、报告偏倚、暴露怀疑偏倚及混杂偏倚等。有关偏倚以及偏倚的控制详见第八章。

（陈青山）

第六章 队列研究

队列研究（cohort study）是重要的流行病学方法，与病例对照研究同属于分析性研究，它通过比较具有暴露因素的人群与不具有暴露因素的人群某种（或某些）结局的发生情况，探讨暴露因素与结局之间的联系。

第一节 概 述

一、概念和基本原理

队列（cohort）原意是指古罗马军团中的一个分队。流行病学中的队列表示一个特定的研究人群组，通常需要具备两个特征：一是指具有同一暴露或特征的一群人，二是该人群必须被随访一定的时间。根据研究人群的稳定程度，队列又可分为两种：一种叫固定队列（fixed cohort），指全部观察对象在某一固定时间或短时期之内进入队列，之后对他们进行随访观察，直至观察期终止，没有观察对象因为除结局事件以外的其他原因退出队列，并且也没有新的观察对象再加入队列，即在整个观察期内队列保持相对的固定。另一种叫动态队列（dynamic cohort），是指在某队列确定之后，原有的观察对象可以不断退出，新的观察对象可以随时加入，即队列中的人群是可以变动的。

队列研究是在某一特定人群中，根据目前或曾经一段时期是否暴露于某个待研究的因素（危险因素或保护因素），将研究对象分为暴露组和非暴露组，或按不同的暴露水平将研究对象分成不同的亚组，如低暴露组和高暴露组，通过一段时间的随访，观察并记录各组人群待研究结局的发生情况，比较各组结局的发生率，并检验和评价暴露因素与研究结局的关系。如果暴露组中研究结局的发生率显著高于非暴露组，则推测暴露与结局之间可能存在联系，在满足一些条件时可推测为因果关系，即该暴露可能是导致结局发生的危险因素。其结构模式见图6-1。

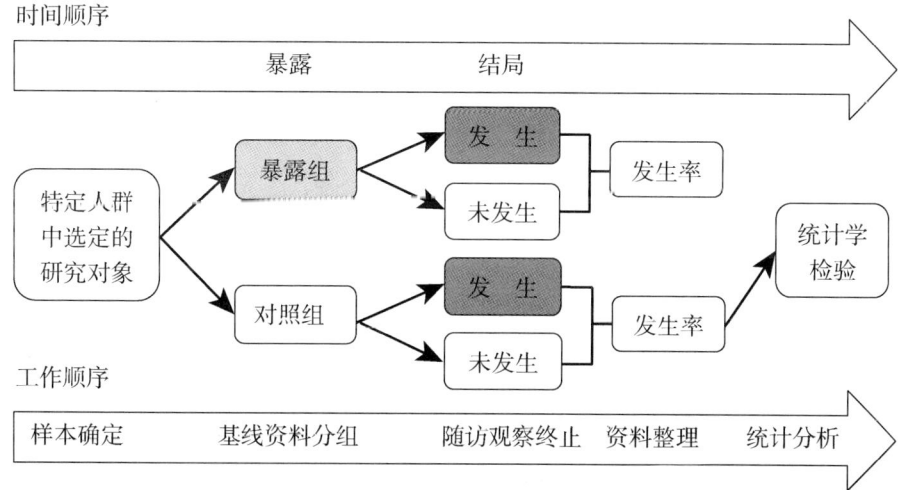

图6-1 前瞻性队列研究结构模式

暴露组与非暴露组间或不同亚组之间，除暴露因素不同之外，其他可能影响结局发生的重要因素应尽量具有可比性。但并不是要求除暴露状况外一切方面都可比，因为这在实际工作中一般也不可能满足，有些因素可在数据处理与分析时进行控制。

二、特点

1. 属于观察法　队列研究中的暴露因素在研究开始前就已经客观存在或自然形成于被研究人群中，既不是人为给予或分配的，也不受研究者意志决定，仅能够进行客观的观察，这也是队列研究与实验性研究的根本区别。

2. 需设立对照组　队列研究在研究设计阶段即设立对照组，研究对象的分组是按照暴露与否或不同暴露水平进行的，而不是根据发病情况分组（区别于病例对照研究）或随机分组（区别于实验性研究）。

3. 是由"因"及"果"的研究　在队列研究开始前，研究对象未发生研究结局，经过随访观察，最终探究不同暴露状况与研究结局之间的关系，从病因研究链的角度来看，属于由"因"及"果"的研究，即先知其因，后得其果，因此因果的时间顺序较为明确。

4. 能明确暴露与结局的关系　由于研究者可以掌握研究对象的暴露状况，经过一段时间随访，也可以获得确切数目人群中结局的发生情况，因此，队列研究可准确地计算结局的发生率，并估计暴露人群发生结局的危险程度，从而为暴露与结局的因果关系提供有力证据。

三、用途

（一）检验病因假设

队列研究是由因及果的研究，具有时序性特征，能确证暴露与疾病的关系，因此检验病因假设是队列研究的主要目的和用途。一次队列研究可以只检验一种暴露与一种疾病之间的因果关联（如苯暴露与白血病），也可检验一种暴露与多种结局之间的关联（如可同时检验吸烟与高血压、冠心病、肺癌等的关联）。

（二）评价预防效果

有些暴露有预防某结局发生的作用，也称为保护因素，如控制体重可降低糖尿病发生的风险，多食蔬菜可预防肠癌发生等。这种现象也被称为人群的"自然实验"（natural experiment）。而针对这类人群的队列研究，主要是为了评价某种暴露的预防效果。但需要注意的是，这里的暴露（如控制体重和多食蔬菜）不是由研究者规定的，而是原本存在于研究对象的自发行为，需与实验研究中的干预措施相区别。

（三）新药上市后监测

新药虽然在经过严格的三期临床试验后才可以上市，但面对更大的样本及更长时间的观察，可能还会发生一些在三期试验中未发现的药物不良反应，因此，仍有必要对新药进行上市后的队列研究加以监测。此时，暴露因素为新药的应用，研究结局为各种药物不良反应。需注意，这里的新药应用是研究对象在研究开始前自己选择使用的，研究者只是根据研究对象的用药情况进行了分组和随访观察，而对其用药行为并无干预或控制。

（四）研究疾病自然史

临床研究只能通过观察单个病人从发病到痊愈或死亡的过程来了解疾病的自然史，而队列研究不但可以了解个体疾病的自然史，还可了解疾病在全部人群中的发生、发展过程。由于在队列研究开始时，研究对象并不患有相应的疾病，因此可以观察人群中不同个体暴露于某因素后，疾病逐渐发生、发展直至结局的全过程，包括亚临床阶段的变化与表现，同时还可以观察到各种遗传、自然和社会因素对疾病进程的影响。

四、类型

根据研究对象进入队列及终止观察的时间不同,可将队列研究分为三种:前瞻性队列研究、历史性队列研究和双向性队列研究。各种队列研究方法的原理见图 6-2。

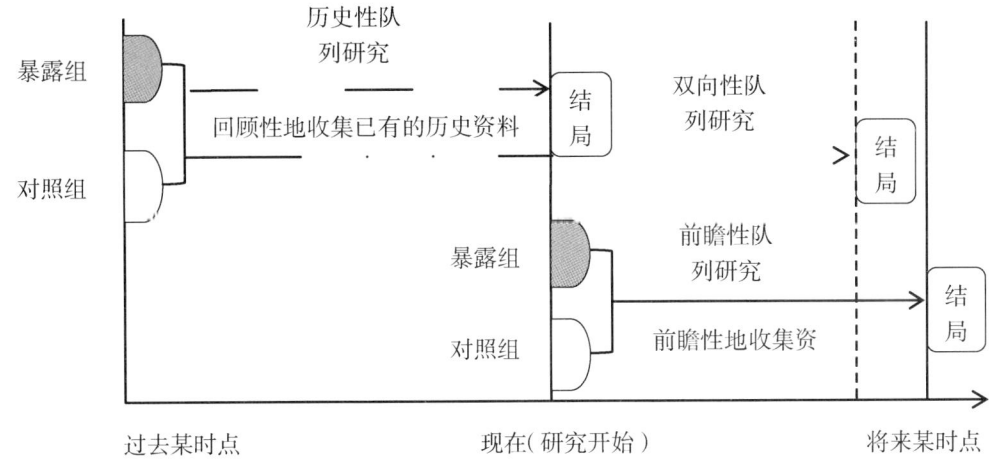

图 6-2 队列研究类型示意图

(一)前瞻性队列研究

前瞻性队列研究(prospective cohort study)也叫即时性队列研究(current cohort study)或纵向研究(longitudinal study),是队列研究的基本形式。研究开始时,研究结局尚未出现,研究者根据调查对象加入研究时的暴露情况对其进行分组,随后进行一段时间的随访观察,直至获得研究结局的发生情况。

优点:研究者可以直接获取关于暴露与结局的第一手资料,资料的偏倚小。

缺点:由于其通常需要长时间的随访,并且需要较大样本的观察对象,因此往往花费较高。此外,在长期随访的过程中,会不可避免地存在着调查对象失访的风险,进而影响研究可行性及资料的完整性。

(二)历史性队列研究

历史性队列研究(historical cohort study)也称非即时性队列研究(noncurrent cohort study)或回顾性队列研究(retrospective cohort study)。在研究开始时,研究结局已经出现,研究者根据研究对象在过去某个时间的暴露状况的历史资料对其进行分组,但不再进行前瞻性的随访观察。研究工作是从现在开始的,但研究对象是在过去某个时间进入队列的,分组的依据是过去进入队列时的暴露状况。

历史性队列研究与前瞻性队列研究最主要的区别为:前者在研究开始时研究结局已知,暴露情况是从过去已掌握的某时段的历史资料中获得的;而后者在研究开始时暴露情况已知,经过随访观察后再获得结局事件的发生情况。值得注意的是,尽管历史性队列研究的资料收集方法是回顾性的,但其实质上仍属于前瞻性观察。它仍然是根据研究对象的暴露状况对其进行分组,比较不同组研究结局的发生情况,研究的时序仍是由因到果。

优点:暴露与结局的情况都来源于研究开始时已掌握的有关历史资料,对于一些从暴露到结局出现需要很长时间的疾病研究,可以在较短时期内完成,具有省时、省力、出结果快的特点,尤其适用于潜伏期长或具有特殊暴露的职业人群研究。

缺点:观察及收集暴露的信息受到历史资料的限制,且常常缺乏影响暴露与疾病关系的混杂因素资料,研究的有效性及组间的可比性受到历史资料完整性、全面性和准确性的制约。

（三）双向性队列研究

双向性队列研究（ambispective cohort study），即在历史性队列研究的基础上获得调查对象过去时点暴露情况的历史资料，再继续进行随访追踪观察至未来的某个时点结束，获得结局的发生情况。这种研究将历史性队列研究和前瞻性队列研究有机结合，在一定程度上弥补了二者的不足。这种方法适用于评价对人体健康同时具有短期效应和长期作用的暴露因素，即在研究开始时暴露和暴露引起的快速效应已经发生（如肝损害、出生畸形、流产等），而与暴露有关的长期影响（如肿瘤）尚未出现，因此需要进一步的观察。

第二节 研究设计与实施

一、队列研究设计的选择条件

由于队列研究的样本量需求较大，研究周期较长，所需经费也较高，因此选择队列研究前需经过周密的思考。通常在满足以下条件时可考虑选择队列研究：

1. 有明确的检验假设和研究目的　根据队列研究的基本原理，在选择队列研究方法时，通常需要了解待研究的暴露因素与结局的关系，以判断研究价值。如果有较好的研究证据提示研究结局或疾病与某确定的暴露因素有关联，可考虑选择队列研究。

2. 样本量足够的稳定人群　由于队列研究需要在大样本人群中进行长时间的随访，失访现象难以避免，通常需要适当增加样本量。因此，一方面需要获得足够数量的观察对象，另一方面需要尽量选择稳定、易随访的人群。

3. 暴露与结局发生的间隔期短　在队列研究中，一般需要进行随访，且随访时间越长调查对象失访的风险也越大。因此，如果暴露与结局变量出现的间隔较短（如研究孕期风疹病毒感染与子代先天畸形的关系），其随访时间也相应较短，则失访风险相对小，研究也较易实施。

4. 结局事件有一定的发生率　如果结局事件发生率较低，为保证能够出现足够的病例数，通常需要更大的样本量或是延长随访时间，对研究的经费、人力、物力及研究人群的要求也随之增高。

5. 保证暴露资料的获取　暴露情况是研究对象的分组依据，因此获得其暴露资料在队列研究中是必不可少的内容。尤其在历史性队列研究中，拥有足够数量的完整可靠的历史资料是保证实施的前提。

6. 有确切判断发病或其他结局变量的可靠手段。

7. 有足够的人力、物力和财力。

二、确定研究目的

队列研究首先要根据一些病因线索提出假设，确定本次研究的目的，然后验证其科学性和正确性。研究目的直接关系到研究成败，因此一定要有足够的科学依据，可以通过现况研究或病例对照研究结果初步验证假设，然后在此基础上提出队列研究的检验假设。

三、确定研究因素

队列研究通常一次只着重研究一个研究因素（暴露因素），因此，研究因素的确定至关重要。研究开始前，应考虑如何选择、定义和测量本次研究的暴露因素。研究因素一般是以大量的文献查阅、描述性研究或病例对照研究为基础而最终选择并确定的。待研究的因素需要有明确的定义（如研究吸烟与肺癌的关系，首先必须明确吸烟的概念），且研究一旦实施，暴露因素的定义不可更改。定义暴露因素，可以通过查阅文献或请教有关专家，同时结合研究目的、对结果精确度的要求、研究经费等因素进行综合考虑，一般包括定性和定量两个角度。

除了暴露水平的定性和定量测量以外，还应考虑暴露时间，以估计累积暴露剂量。同时还要考虑暴露方式，是连续暴露还是间歇暴露，是直接暴露还是间接暴露，是长期暴露还是一次暴露等。暴露的测量应采用敏感、精确、简单和可靠的方法。

除了主要暴露因素外，队列研究还应确定需要同时收集的其他相关资料，如可疑的混杂因素及研究对象的人口学特征等，以利于对研究结果作深入分析。

四、确定研究结局

研究结局也称结局变量（outcome variable），是指随访观察中预期出现的结果，也是研究者所希望追踪观察到的事件（如发病或死亡等）。结局不仅限于发病或死亡，也可以是健康状况或生命质量的变化；既可以是终极结果（如发病或死亡），也可以是中间结局（如血清学变化）；既可以是定性的（如发病和未发病），也可以是定量的（如血脂水平、抗体滴度等）。结局是对队列中个体研究对象而言的自然终点，应与整个队列研究观察期的终止相区别。要说明的是，在研究中因其他疾病而导致的死亡不能算作结局。如观察的预期结果是白血病，但研究对象在随访期内死于脑卒中，则应在资料分析时不能作为出现结局（白血病）处理。

结局变量的测量应有明确、统一的标准，并在研究的全过程中严格遵守。一般采用国际上或国内通用的诊断标准，以便对不同地区的研究结果进行比较。但考虑到一种疾病往往有多种表现，如急性和慢性、轻型和重型等，可以结合通用标准并参照自定标准进行判断，同时准确记录其他可疑症状或特征以供分析时参考。

在队列研究中，可以一次同时收集多种结局资料，因此，除确定主要研究结局外，可考虑同时收集多种可能与暴露有关的结局，分析一因多果的关系。如始于1948年的Framingham心脏病研究，研究结局包括冠心病、高血压、脑卒中、骨质疏松等多种疾病。

五、确定研究现场和人群

（一）研究现场

队列研究的现场可以是医院或者人群现场。研究现场的选择首先要考虑现场的代表性，以及是否有足够数量符合条件的研究对象。此外，由于队列研究的随访时间长，所以现场选择还要求当地政府重视，群众理解和配合，有较好的组织管理体系。最好是当地的文化教育水平较高，医疗卫生条件较好，交通较便利。选择符合这些条件的现场将使随访调查更加顺利，所获资料将更加可靠。

（二）研究人群

研究人群包括暴露人群和非暴露人群，暴露人群中有时还分为不同暴露水平的亚组。一般来说，人群的选择可参照以下条件：

1. 人口相对稳定，便于随访。
2. 医疗卫生记录较完整，容易查询。
3. 被研究的疾病在该人群中发病率较高。
4. 被选择人群的合作程度好。

根据研究目的和研究条件不同，研究人群的选择有不同方法。

1. **暴露人群（exposure population）的选择** 暴露人群即暴露于待研究因素的人群，通常有下列四种选择方法：

(1) 职业人群：即选择因某种职业原因暴露于某种特殊危险因素的人群作为暴露人群，用于研究某种可疑的职业暴露因素与疾病或健康的关系。职业人群的暴露史一般比较明确，有关暴露与疾病的历史记录较为全面、真实和可靠，发病率也比较高，故常作为历史性队列研究的首选，如选择采矿工人研究石英对硅肺病的作用，选择鞋厂工人研究苯暴露与白血病的关系。

(2) 特殊暴露人群：特殊暴露人群一般是指对某因素有较高暴露水平的人群，有时甚至是研究某些罕见暴露的唯一选择，如选择原子弹爆炸的受害者、接受过放射线治疗的患者，以研究放射线暴露与白血病的关系。由于对某些职业暴露或某些特殊暴露的危险作用通常不是一开始就能认识到，且出于伦理学考虑，一旦认识到危险，即应采取防护措施以减少暴露，因此一般不宜或不允许进行前瞻性队列研究，而通常采用历史性队列研究。

(3) 一般人群：即选择一般行政区域或地理区域范围内的人群，选择其中暴露于研究因素的人做暴露人群，通常用于人群中常见疾病的危险因素研究。一般人群的选择通常基于两点考虑：①着眼于一般人群的发病情况及防治策略，使研究结果具有普遍意义；②所研究的因素和疾病都是一般人群中常见的，不必选择特殊人群，特别是在研究一般人群的生活习惯或环境因素时，例如高血脂、高血压与心血管疾病的关系。

(4) 有组织的人群团体：可看作一般人群的特殊形式，如工会会员、社会团体、学校或部队成员等某些群众组织或专业团体成员。选择该类人群的优点是其组织系统使管理方便，有利于收集随访资料，且团体成员往往具有相同或相似的职业和经历，可比性较好，如 Doll 和 Hill 选择英国医师协会会员研究吸烟与肺癌的关系。

2. 对照人群（control population）的选择　设立对照是队列研究的基本特征之一，其目的是为了比较，以便更好地分析暴露的作用。因此，对照人群应尽可能保证与暴露人群具有可比性，即对照人群除未暴露于所研究因素外，其他各种相关的影响因素或人口学特征（年龄、性别、文化程度等）都应尽可能地与暴露人群相同。在队列研究中，能否选择恰当的对照人群直接影响结果的真实性。对照人群的选择常为以下四种：

(1) 内对照（internal control）：是指在同一研究人群中，根据所研究的暴露因素的分布不同，将研究对象分为暴露组和非暴露组，此处的非暴露组即为内对照。此时暴露组和非暴露组来自同一个总体，可以无误地从总体上了解研究对象的发病率情况。当暴露因素为定量变量时，可按暴露水平不同分为若干等级，并以其中最低暴露剂量的人群作为对照组，如水中重金属含量、人的血脂水平等。

(2) 外对照（external control）：当暴露组为职业人群或特殊暴露人群时，往往不能从这些人群中选出对照，则需要在该人群之外寻找对照组，称为外对照。如以皮革厂工人为暴露组，研究苯暴露与白血病的关系时，可以选择不接触苯或接触极少的采矿工人为外对照。选用外对照的优点是随访观察时对照组不受暴露组的影响，缺点是需另外组织一项人群工作。

(3) 总人口对照（total population control）：也称一般人群对照，是根据现有的发病或死亡统计资料，以某个地区的总人口的率作为对照，如利用全国的或某省（区）、市、县的统计资料作比较。这种方式实际上并非严格意义上的对照，因为总人口中可能包含暴露人群。因此，这种对照方式的资料比较粗糙，精确度较差或不够详细，人群可比性差。其优点是对比资料容易得到，可以节省研究经费和时间。

(4) 多重对照（multiple controls）：即同时采用上述两种或以上的形式选择对照组，分别与暴露组进行比较，旨在减少或去除由于一种对照带来的偏倚，以增强结果的可靠性。

六、样本含量的估计

队列研究的样本量由以下因素共同决定：

1. 对照人群中所研究疾病的估计发病率（p_0）。

2. 暴露人群的发病率（p_1）。根据 p_1 和 p_0 求得暴露组与非暴露组的发病率之差，其差值越小，则要求的样本量越大。如果暴露组人群发病率 p_1 不能获得，可设法取得其相对危险度（RR）的值，由式 $p_1 = RR \times p_0$ 可求得 p_1。

3. 期望达到的显著性水平 α。

4. 期望的把握度（$1-\beta$）。

获得这些参数后，可按照下列公式或有关样本含量的软件进行计算，也可以通过查表法直接获得。

在暴露组与对照组样本等量的情况下，可用下式计算出各组所需的样本量：

$$n = \frac{(Z_\alpha \sqrt{2\bar{p}\bar{q}} + Z_\beta \sqrt{p_0 q_0 + p_1 q_1})^2}{(p_1 - p_0)^2} \qquad 式（6-1）$$

式中 p_1 与 p_0 分别代表暴露组与对照组的预期发病率；$\bar{p}$ 为两个发病率的平均值，$\bar{q} = 1 - \bar{p}$；Z_α 和 Z_β 为标准正态分布曲线下一定尾部面积所对应的界值，可查表求得。

此外，由于队列研究需要长时间随访，失访现象难以避免，因此通常需在计算结果的基础上增加 10% 的样本量。

七、资料收集与随访

（一）基线资料的收集

基线资料一般指每个研究对象在研究开始时的基本情况，包括待研究因素的暴露状况，疾病与健康状况、年龄、性别、职业、文化、婚姻等个人状况，家庭环境、个人生活习惯及家族疾病史等。这些信息一方面可作为判定暴露组与非暴露组的依据，也为今后深入分析影响研究结局的因素提供保证。

通常可通过以下方式来获取基线资料：①查阅医院、工厂、单位及个人健康记录或档案；②访问研究对象或其他能够提供信息者；③通过体格检查和实验室检查获得医学或生物标志物的信息；④环境调查与检测。

（二）随访

随访（follow up）是指当队列研究开始并完成基线资料收集后，采用统一的方法定期或不定期地收集各组成员的资料，确定研究对象是否仍处于观察之中（确定分母），收集研究人群中结局事件的发生情况（确定分子），同时收集有关暴露和混杂因素的资料。

1. 随访的方法　随访一般采用常规的现况调查方法，包括直接的方法，如面对面访问、电话访问、自填问卷、定期体检等，也有间接的方法，如利用记录、档案、病历、疾病报告等。有时还要对环境进行调查与检测，以确证暴露因素，如对水质进行化验、测定环境污染等。随访的方法应根据随访内容、随访对象，以及投入研究的人力、物力等条件来综合考虑。但需要注意，在整个随访过程中，不论是暴露组或对照组，都应采用相同的方法进行随访，并坚持追踪到观察终止期。

2. 随访内容　一般与基线资料内容一致，但随访收集资料的重点是结局变量，其具体项目根据研究目的与研究设计决定。通常将随访内容制成调查表，在随访中使用并贯彻始终。此外，仍需收集有关暴露状况的资料，以便及时了解其变化。

3. 随访期及随访间隔　队列研究的随访期是以暴露因素作用于人体至产生疾病结局的时间，即诱导期和潜伏期为依据的。诱导期指病因开始作用至疾病发生的一段时间。潜伏期指从疾病发生到出现临床症状的时间间隔。随访期的长短取决于疾病的诱导期和潜伏期长短，这两期时间越长，随访期也越长。此外，还需考虑整个研究所需的观察人年数。需注意，如果随访期过短，可能得不出预期的结果；但随访期越长，失访率则可能越高，消耗会越大，结果也可能受到影响。因此，需在综合考虑的基础上尽可能缩短随访期，以节约人力、物力，并减少失访。

在确定了随访期后,应明确随访的时间间隔,即多长时间对研究对象随访一次。对于随访期比较短的队列研究,在观察终止时搜集一次资料即可。但大部分队列研究的随访期都较长,需要进行多次随访,其随访间隔与次数根据研究结局的发展速度、研究的人力和物力等条件而定。一般慢性病的随访间隔为 1~2 年。

4. 观察终点和观察终止时间　观察终点(end-point)是指研究对象出现了预期的结果,达到了这个观察终点,无须对该研究对象继续随访。观察终点可以是疾病或死亡,也可是某些指标的变化,如血清抗体出现、血糖升高等,根据研究的要求不同而不同。对观察终点结果的判断要有明确的标准和统一的判断方法,且在整个研究过程中不可改变,以避免造成结果判断标准不一致。此外,发现终点的方法要敏感、可靠、简单、易被接受。

需要注意的是,这里的观察终点强调的是出现预期结果,即本次研究关注的结局变量,如观察的预期结果是冠心病,但某对象患了高血压,则不应视为到达观察终点,应继续随访追踪。如果某对象猝死于脑卒中,则应在资料分析时作失访处理,同样不能认为到达观察终点。

而观察终止时间是指整个研究工作已经按照计划完成,可以得到预期结果,做出结论的时间。观察终止时间与随访期的长短是一致的。

5. 随访调查员　调查员可以是问卷调查者、实验室技术人员、临床医生等,根据随访内容和性质的不同而决定。对所有随访调查员必须认真进行专业且统一的培训。由于研究者了解研究目的,因此其参与随访容易产生主观的偏倚,而不知情的局外人士获取的信息则可能更加客观可信,所以研究者最好不要参与具体的随访。

6. 失访及其处理　失访(loss to follow up)是指在长期的随访期间,暴露组和对照组成员中总会有些人或对参加该研究失去兴趣,或因身体不适不便继续参加研究,或移居外地,或因与结局无关的原因死亡等因素而退出研究。

队列研究的随访对象多、随访时间长,因此,失访现象几乎不可避免。由于失访产生的问题通常难以得到妥善解决,所以一方面要尽可能减少失访,另一方面要认识到由此产生的偏倚并设法估计其影响。随访率可作为衡量研究质量的一个标准,如无把握保持较高的随访率,则应慎重选择队列研究方法。

如果暴露组与对照组的失访率相似,失访者与未失访者的结局发生率也相似,则失访将不会产生偏倚。所以对于失访者应尽可能地进行补访,尽可能取得失访者结局的信息,或从失访者中抽取一定的样本调查其结局。可以利用多种便利的信息来源以了解失访者的结局发生情况,如在有健全的生命统计制度和完善的社会福利制度的情况下,就可以利用相关信息登记检索队列中某一成员的死亡日期和死因。而对于未能追访到的失访者,应尽量了解其原因,以便进行失访原因分析。此外,可把失访者与未失访者基线资料中的一些特征加以比较,如差别不大,则可假定结局发生率的差别可能也不大。否则,对选择偏倚可能产生的影响应有充分估计。

八、质量控制

队列研究费时、费力、消耗大,因此加强实施过程,特别是资料收集过程中的质量控制尤为重要。质量控制的措施主要包括调查员的选择与培训、制订调查员手册、对调查过程和结果进行监督等,具体如下:

1. 调查员的选择　一般要求调查员具有较高文化程度,诚实可靠,有严谨的工作作风和科学态度,并具有调查所需的相应专业知识。

2. 调查员的培训　在资料收集前,应对所有参加调查者进行严格的培训,要求其掌握统一的调查方法和技巧,并培养其科学态度和工作作风,最终进行考核,合格者方可参与正式调查。

3. 制订调查指南 由于队列研究所涉及的调查员多，跨时长，因此可编写专门的手册，内列详细的操作程序、注意事项及调查问卷的完整说明等以作为调查指南。

4. 工作监督 一般包括：①定期观察每个调查员的工作；②抽样选取一定样本做重复调查；③及时进行数值检查或逻辑检错；④比较不同调查员收集资料的变量分布；⑤对变量的时间趋势进行分析；⑥在访谈时进行录音作为备份等。

第三节 资料的整理与分析

资料收集完毕后，应首先对原始资料逐项进行检查与核对，以了解并提高资料的准确性与完整性。对不完整的资料要设法补齐，对重复的资料进行删除，对有明显错误的资料应进行重新调查、修正或剔除。在对队列研究的资料进行统计分析时，一般先对资料做描述性分析，即描述研究对象的组成、人口学特征、随访时间、结局情况及失访情况等，分析组间可比性及资料的可靠性；然后进行统计推断，分析两组率的差异，推断暴露和结局的关联及其强度大小。

一、资料基本整理模式

根据统计分析的需要，队列研究的资料一般整理成表 6-1（累积发病率的资料）或表 6-2 的模式（发病密度的资料）。

表 6-1 队列研究资料整理表（累积发病率资料）

	病例	非病例	合计	发病率
暴露组	a	b	$a+b=n_1$	a/n_1
非暴露组	c	d	$c+d=n_0$	c/n_0
合计	$a+c=m_1$	$b+d=m_0$	$a+b+c+d=t$	

表 6-2 队列研究资料整理表（发病密度资料）

	病例数	人年数	发病密度
暴露组	A_1	T_1	A_1/T_1
非暴露组	A_0	T_0	A_0/T_0

二、率的计算

结局事件发生率的计算是队列研究资料分析的重点，根据观察资料的特点，可选择计算不同的指标。

（一）常用指标

1. 累积发病率（cumulative incidence，CI） 当研究人群的数量比较多且人口比较稳定的时候，无论其发病强度大小和观察时间长短，均可用观察开始时的人口数作分母，以整个观察期内的发病（或死亡）人数为分子，计算某病的累积发病率（见表 6-1）。累积发病率的变化范围为 0~1，且报告累积发病率时必须说明累积时间的长短，以明确其流行病学意义。

$$累积发病率 = \frac{某观察期内发病人数}{同期的暴露人口数} \quad 式（6-2）$$

2. 发病密度（incidence density，ID） 如果观察的人口不稳定，因各种原因造成失访，或是观察对象进入研究的时间先后不一，出现终点结局的时间不同等，均可造成每个对象被观察的时间不一样。如果观察期为5年，但不是所有研究对象都可以坚持到随访终点，部分对象可能只被观察了2年、3年或几个月不等，则资料会变得不整齐。此时仍以总人数为单位计算发病（死亡）率是不合理的，因为提早退出的研究对象若能坚持到随访期结束，则仍有发病可能，因此可以加入时间因素以进行调整。此时可采用观察人时（person time）为分母计算发病率，此时计算出来的率带有瞬时频率性质，即表示在一定时间内发生某病新病例的速率，称为发病密度（见表6-2）。发病密度的量值变化范围是从0到$+\infty$。

$$发病密度 = \frac{某人群在观察期内的发病人数}{观察期内的观察对象人年数} \qquad 式（6-3）$$

人时是观察人数与观察时间的乘积，是将观察人数和观察时间结合起来考虑的一种度量单位，它是观察人群中全部个体暴露于研究因素的时间总和。常用的人时单位是人年（person year）。常用的人年计算方法有：①精确法：即以个人为单位计算人年，需计算出每个研究对象被观察的具体时间并相加。适用于观察对象较少，并可以确切知道每个观察对象进入及退出的具体时间。②近似法：即用平均人数乘以观察年数得到总人年数，平均人数一般取相邻两年的年初人口的平均数或年中人口数。适用于观察对象较多，不知道每个观察对象进入及退出的具体时间。③寿命表法：常用的计算方法是规定观察当年内进入队列的个人均作1/2人年计算，失访或出现终点结局的个人也作1/2人年计算。具体的人时计算可参见相关书籍。

（二）显著性检验

队列研究中暴露组和对照组之间与结局相关的率有差别时，为排除抽样误差的原因，需要作统计学显著性检验。

当研究样本量较大，p和$1-p$都不太小，如np和$n(1-p)$均大于5时，样本率的频数分布近似正态分布，此时可应用正态分布的原理来检验率的差异是否有统计学意义，即用U检验法来检验暴露组与对照组之间率的差异。求出U值后，查U界值表得P值，按所取的检验水准即可作出统计推断。

如果率比较低，样本量较小时，可改用直接概率法、二项分布检验或泊松（Poisson）分布检验；当率和样本稍大时，也可以利用四格表资料的χ^2检验。详细方法可参阅有关统计学书籍。

三、效应的估计

如经显著性检验确定暴露组与对照组之间结局的发生率存在统计学差异，则可认为暴露与结局的发生存在关联，需进一步对暴露的效应进行估计。

（一）相对危险度

相对危险度（relative risk，RR）也称为危险度比（risk ratio，RR）或率比（rate ratio，RR），是暴露组发病率（发病密度）与非暴露组发病率（发病密度）的比值，或不同暴露程度组发病率（发病密度）的比值。RR是反映暴露与结局关联强度的最常用的指标，其计算公式为：

$$RR = \frac{I_e}{I_0} = \frac{a/n_1}{c/n_0} \qquad 式（6-4）$$

式中I_e和I_0分别代表暴露组和对照组的率。RR说明暴露于某可疑危险因素后，暴露组发生结局的危险性是对照组的多少倍。$RR=1$表示两组结局的发生率没有差别；$RR>1$表示暴露组的结局发生率高于对照组，该暴露因素为危险因素；$RR<1$表示暴露组的结局发生率低于对照组，该暴露因素为保护因素。因此RR值离1越远，表明暴露的效应越大，暴露与结局关联的强度越大。

由式（6-4）计算出的相对危险度是 RR 的一个点估计值，若要估计数值的总体参数水平，考虑到抽样误差的存在，应计算其置信区间，通常用 95％置信区间。可采用 Woolf 法进行计算，该方法是建立在 RR 方差基础上的简单易行的方法。

$$Var(\ln RR) = \frac{1}{a} + \frac{1}{b} + \frac{1}{c} + \frac{1}{d} \qquad 式（6-5）$$

$\ln RR$ 的 95％置信区间 $= \ln RR \pm 1.96 \sqrt{Var(\ln RR)}$，其反自然对数即为 RR 的 95％置信区间，即 $\exp[\ln RR \pm 1.96 \sqrt{Var(\ln RR)}]$。

（二）归因危险度

归因危险度（attributable risk，AR）又称为特异危险度、率差（rate difference，RD）和超额危险度（excess risk），是暴露组发病率与对照组发病率的差值。它表示由于暴露因素的存在使暴露组人群发病率增加或减少的部分，即危险特异地归因于暴露因素的程度。

$$AR = I_e - I_0 = \frac{a}{n_1} - \frac{c}{n_0} \qquad 式（6-6）$$

由于 $\quad RR = \frac{I_e}{I_0}, \quad I_e = RR \times I_0$

所以 $\quad AR = RR \times I_0 - I_0 = I_0(RR-1) \qquad 式（6-7）$

同样，归因危险度也是一个样本值，可以计算其 95％置信区间。

RR 与 AR 都是队列研究中反映关联强度的重要指标，彼此密切相关，但其公共卫生意义不同。RR 是针对个体而言，说明暴露者与非暴露者比较患相应疾病危险的倍数，其结果是一个相对数，没有单位；AR 则主要是针对人群而言，说明暴露人群与非暴露人群比较，由暴露使疾病发生的比例增加的绝对值大小，也为该暴露因素消除可使疾病发生率减少的数量。RR 具有病因学的意义，AR 更具有疾病预防和公共卫生学上的意义。以表 6-3 为例，可以发现，若比较 RR 值，则吸烟对肺癌的作用较大，病因联系较强；若比较 AR 值，则吸烟对心血管疾病的作用较大，预防所取得的社会效益将更大。

表 6-3 吸烟与肺癌和心血管疾病死亡关系的 RR 与 AR 值比较

疾病	吸烟者 (1/10 万人年)	非吸烟者 (1/10 万人年)	RR	AR (1/10 万人年)
肺癌	48.33	4.49	10.80	43.84
心血管疾病	294.67	169.54	1.70	125.13

（引自：Lee，1982）

（三）归因危险度百分比

归因危险度百分比（attributable risk percent，AR％）也称为病因分值（etiologic fraction，EF）或归因分值（attributable fraction，AF），是反映暴露人群中由于暴露所引起的发病或死亡占全部发病或死亡的百分比。其计算公式如下：

$$AR\% = \frac{I_e - I_0}{I_e} \times 100\% \qquad 式（6-8）$$

或 $\quad AR\% = \frac{RR-1}{RR} \times 100\% \qquad 式（6-9）$

（四）人群归因危险度与人群归因危险度百分比

人群归因危险度（population attributable risk，PAR）也称人群病因分值（population etiologic fraction，PEF）或人群归因分值，是指由于暴露而使该人群发病（或死亡）率增加的数值，反映总人群发病（或死亡）中归因于暴露的部分；而人群归因危险度百分比（PAR％）

是反映人群中由暴露引起的发病（或死亡）占总人群全部发病（或死亡）的百分比。PAR 和 $PAR\%$ 的计算公式如下：

$$PAR = I_t - I_0 \quad \text{式（6-10）}$$

其中，I_t 代表全人群的率，I_0 为非暴露组的率。

$$PAR\% = \frac{I_t - I_0}{I_t} \times 100\% \quad \text{式（6-11）}$$

此外，RR 与 AR 是通过比较暴露组与对照组，反映暴露的生物学效应，即暴露的致病作用大小；而 PAR 和 $PAR\%$ 则是通过比较暴露组与全人群，说明暴露对一个具体人群的危害程度，以及消除这个因素后该人群中的发病率或死亡率可能降低的程度，它们既与 RR 和 AR 有关，又与人群中暴露者的比例有关。研究对象两组的暴露比例与人群不一致，则计算所得的 AR、$AR\%$ 与 PAR、$PAR\%$ 不相同。因此，$PAR\%$ 还可以由以下公式计算：

$$PAR\% = \frac{p_e(RR-1)}{p_e(RR-1)+1} \times 100\% \quad \text{式（6-12）}$$

式中 P_e 表示人群中有某种暴露者的比例。从表 6-4 可看出 $PAR\%$ 与相对危险度 RR 及人群中暴露者比例 P_e 的关系。

表 6-4 人群归因危险度百分比（$PAR\%$）与 RR 和 P_e 的关系

P_e	RR			
	1.5	2	5	10
0.01	0.5	1	4	8
0.05	2	5	17	31
0.10	5	9	29	47
0.25	11	20	50	69

以表 6-3 为例，对各效应值分别进行计算。由表中数据得知吸烟者肺癌年死亡率为 0.4833‰（I_e），非吸烟人群肺癌年死亡率为 0.0449‰（I_0），全人群的肺癌年死亡率为 0.2836‰（I_t），则：

$RR = I_e/I_0 = 0.4833‰ / 0.0449‰ = 10.76$，说明吸烟组的肺癌死亡危险是非吸烟组的 10.76 倍。

$AR = I_e - I_0 = 0.4833‰ - 0.0449‰ = 0.4384‰$，说明如果去除吸烟因素，则可使吸烟组人群肺癌死亡率减少 0.4384‰。

$AR\% = (I_e - I_0) / I_e = (0.4833‰ - 0.0449‰) / 0.4833‰ = 90.7\%$，说明吸烟人群中由吸烟引起的肺癌死亡占所有肺癌死亡的比例为 90.7%。

$PAR = I_t - I_0 = 0.2836‰ - 0.0449‰ = 0.2387‰$，说明全人群中归因于吸烟的肺癌死亡率为 0.2387‰。

$PAR\% = (I_t - I_0) / I_t = (0.2836‰ - 0.0449‰) / 0.2836‰ = 84.17\%$，说明全人群中因吸烟引起的肺癌死亡占所有肺癌死亡的比例为 84.17%。

（五）标化比

当研究对象数目较少，结局事件的发生率较低时，无论观察的时间长短，都不宜直接计算率。此时可以全人口的发病（死亡）率作为标准，计算出该观察人群的理论发病（死亡）人数，即预期发病（死亡）人数，再求观察人群中实际发病（死亡）人数与此预期发病（死亡）人数之比，即为标化比。最常用的指标为标化死亡比（standardized mortality ratio，SMR）。标化比实际上不是率，而是以全人口的发病（死亡）率计算出来的比。其计算公式为：

$$SMR = \frac{研究人群中的观察死亡数（O）}{以标准人口死亡率计算出的预期死亡数（E）} \quad 式（6-13）$$

举例说明：某社区有 3000 人，观察期内有 25 人死于脑卒中，而已知该观察期内全人口的脑卒中死亡率为 5‰，求其 SMR。

此时，已知 $O=25$，$E=3000×5‰=15$，则 $SMR=25/15=1.67$，表明该社区人群死于脑卒中的危险达到一般人群的 1.67 倍。

SMR 一般要求有较为准确的人口资料，而在实际工作中，有时历年人口资料不能得到，而仅有死亡人数、原因、日期和年龄，则可计算标化比例死亡比（standardized proportional mortality ratio，SPMR）。其计算方法与 SMR 类似，区别在于 SPMR 是以全人口中某病因死亡占全部死亡之比乘以某人群实际全部死亡数，得出某病因的预期死亡数，然后计算实际死亡数与预期死亡数之比。

例如，某工厂某年 20~40 岁年龄组工人死亡总数为 320 人，其中因为结核病死亡 90 人，全人口中当年 20~40 岁年龄组结核病死亡占全死因死亡的比例为 5.25%，求 SPMR。

$$SPMR = 90/(320×5.25\%) = 5.36$$

即该工厂某年 20~40 岁年龄组结核病死亡的危险为一般人群的 5.36 倍。

（六）剂量-反应关系的分析

实际工作中，会遇到某种暴露与结局存在剂量-反应关系的情况，即暴露的剂量越大，其效应越大，则该种暴露作为病因的可能性就越大。分析方法是先列出不同暴露水平下的发病率，然后以最低暴露水平组为对照，计算各暴露水平的相对危险度和归因危险度。有时还需要对危险度（或率）的变化作趋势性检验。如 1985 年 Feinleib 和 Detels 等对血清胆固醇水平与冠心病关系的研究，由表 6-5 可看出，随着血清胆固醇水平的升高，个体患冠心病的 RR 增大，如果趋势性检验有统计学意义，则说明存在剂量-反应关系。

表 6-5　40~59 岁男性按基线血清胆固醇水平分组的冠心病 6 年发生情况

血清胆固醇（mg/dl）	人数	病例数	危险度	平均年发病率	RR	AR
<210	454	16	0.0352	0.0059	1.00	0.0000
210~	455	29	0.0637	0.0106	1.81	0.0285
>245	424	51	0.1203	0.0200	3.39	0.0851
合计	1333	96	0.0720	0.0120		

（引自：Feinleib 和 Detels，1985）

第四节　研究的优点与局限性

一、优点

1. 可以直接获得暴露组和非暴露组人群的发病率或死亡率，直接计算出 RR 和 AR 等反映暴露与结局关联强度的指标，可以充分而直接地分析暴露的病因作用。

2. 由于研究对象暴露资料的收集在结局发生之前，并且都是由研究者亲自观察得到的，所以资料可靠，回忆偏倚相对较小。

3. 由于病因发生在前，疾病发生在后，因果现象时间顺序明确，加之偏倚较少，又可直接计算各项测量疾病危险强度的指标，故其检验病因假说的能力较强，一般可证实病因联系。

4. 有时可获得多种预期以外的暴露或结局的资料，分析一种原因与多种疾病的关系，其至多种原因与一种或多种疾病之间的关系。

5. 有助于了解人群的疾病自然史。

二、局限性

1. 不适用于发病率很低的疾病的病因研究，因为在这种情况下需要的研究对象数量太大，一般难以达到。

2. 队列研究通常需要进行多次资料收集，增加了其实施难度。此外，资料分析也更复杂，尤其是暴露人年的计算较为繁杂。

3. 需要耗费较多的人力、物力、财力和时间，其组织与后勤工作相对艰巨。

4. 在随访过程中，如有未知变量引入人群，或人群中已知变量发生变化等，都可使结局受到影响，使分析复杂化。

5. 队列研究与其他流行病学研究方法一样，在设计、实施和资料分析等各个环节均可能产生偏倚。队列研究常见的偏倚有失访偏倚、转组偏倚、时间效应偏倚、诊断怀疑偏倚等，其中最重要的偏倚是失访偏倚。有关偏倚以及偏倚的控制详见第八章。

（卢次勇）

第七章 流行病学实验研究

流行病学实验是流行病学研究的重要研究方法之一，常用于评价预防或治疗措施对疾病或健康的影响，也可用于验证病因假设。与观察性研究相比，流行病学实验研究检验假设的能力更强，往往可作为一系列假设检验的最终手段加以确证，从而做出肯定性的结论。

第一节 概 述

一、概念和基本原理

流行病学实验（epidemiological experiment）又称实验流行病学（experimental epidemiology）或干预试验（interventional trial），是将研究人群随机分为实验组和对照组，将研究者所控制的措施给予实验组人群后，随访观察并比较两组人群结局发生率（如发病率、死亡率、治愈率等）的差异，从而判断干预措施的效果，如图7-1所示。

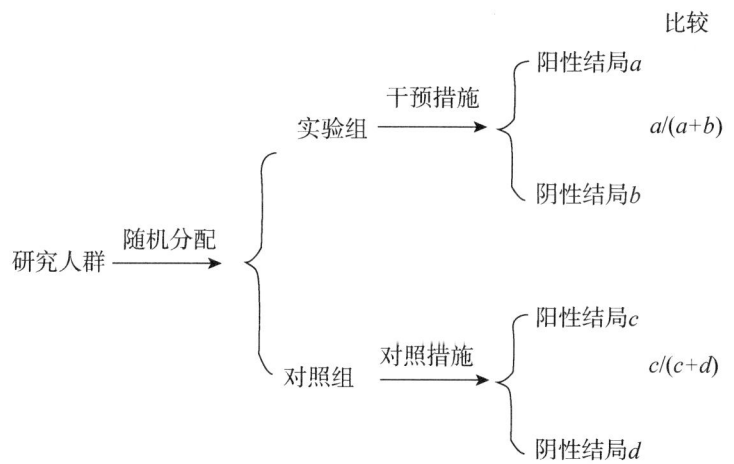

图7-1 流行病学实验研究原理示意图

二、特点

流行病学实验研究具有以下几个基本特点：
1. 属于前瞻性研究　即干预在前，效应在后，是从"因"到"果"的研究。
2. 有人为施加的干预措施　这是与观察性研究的根本区别。干预措施是人为施加的，可以是治疗某病的药物或预防某种传染病的疫苗等。
3. 随机分组　研究对象是目标人群的随机样本，并随机分配到实验组和对照组。
4. 具有均衡可比的对照组　实验性研究中实验组和对照组成员均来自同一总体人群，由于随机分组，两组的基本特征、自然暴露因素和预后因素是相似的。

三、用途

1. 用于验证病因假设　在分析性流行病学研究的基础上，在人群中以实验的手段针对病因进行干预，并观察相应的效果，以验证病因假设。

2. 用于评价疾病预防措施、保健措施或卫生服务措施等的效果　例如评价接种乙型肝炎疫苗对乙型肝炎的预防效果，又如评价应用降血脂药物预防冠状动脉粥样硬化、急性心肌梗死的发生等。

3. 用于评价某种新药、新疗法的效果　如新药临床试验以及不同药物或治疗方案的效果评价。

四、类型

根据研究目的和研究对象等特点，通常将流行病学实验分为临床试验、现场试验和社区试验三种类型。

1. 临床试验（clinical trial）　是以患有某病的病人作为研究对象，随机分为实验组和对照组，以临床治疗措施（某种新的药物或治疗方法）为干预措施，通过观察、比较实验组和对照组的临床疗效及安全性，对临床治疗措施的效果进行科学评价。其接受干预措施的单位为病人个体，干预措施为治疗措施。

2. 现场试验（field trial）　是在人群现场（社区、学校、家庭等）以未患所研究疾病的人群或高危人群作为研究对象，随机分为实验组和对照组，给实验组施加某种预防措施（如接种疫苗等），随访并比较两组人群效应上的差异，从而判断或评价该措施的效果。其接受干预措施的单位为健康个体，干预措施为预防措施。

3. 社区试验（community trial）　又称社区干预试验（community intervention trial）或社区干预项目（community intervention program，CIP），是以一个完整的社区或行政区域为基本观察单位，对某种预防措施的效果进行评价的实验研究。常用于对那些不方便落实到个体的预防措施进行效果评价，如饮水加氟预防龋齿、食盐加碘预防地方性甲状腺肿等的实验研究。

第二节　研究设计与实施

开展实验研究之前要制订周密的研究计划，并在研究实施过程中严格执行。研究设计不仅是指导研究实施和分析的手册，也是提交医学伦理委员会说明实验合理性的文书。研究设计的基本内容如下。

一、研究目的

首先应在大量查阅文献的基础上阐明研究背景，明确具体的研究目的，例如评价某项预防或治疗措施的效果，或者验证病因。目标应具体，如考核治疗效果时，应明确是降低某病的病死率，还是提高有效率。最好对效应指标进行量化。阐明研究的背景是为了指出研究的科学意义，而明确研究目的是决定采用何种具体研究方法解决问题的重要前提。

根据研究目的和研究的实际条件等，选择合适的研究类型和设计类型。例如，为了评价某药物治疗疾病的效果，可采用临床试验；为了评价某疫苗预防疾病的效果，可采用现场试验；为了评价饮水加氟预防龋齿的效果，可采用社区试验。临床试验和现场试验通常采用随机对照试验（randomized controlled trial，RCT）设计，即受试者进入实验组或对照组是随机分配的；

而社区试验由于研究对象数量大、范围广，实际情况不允许对研究对象作随机分组，可以采用以群组（如家庭）为单位随机分组的群组随机对照试验（cluster randomized controlled trial）设计或者类实验（quasi-experiment），后者通常设非随机对照组，也可不另设对照组，而以实验组自身为对照，即干预前与干预后相比较。

二、研究对象

首先根据研究目的选择实验现场。例如，拟评价临床药物的疗效，可以选择医院作为研究现场；评价疫苗接种效果，可以选择学校作为研究现场；评价心血管病预防策略的效果，可选择一定数量的社区人群作为研究现场。选择实验现场通常还应考虑以下几个方面的因素：①人口相对稳定、流动性小，人口的数量和特征能满足研究的要求；②预期结局事件（如疾病）的发生率较高且稳定；③评价疫苗效果时，应选择近期内未发生该疾病流行的地区；④医疗、预防、保健机构健全，服务功能齐全，具有完善的疾病登记报告制度和信息系统；⑤政府支持，领导重视，社会关注，群众乐于接受，有较好的协作条件等。

选择研究对象时应制订严格的纳入标准（inclusion criteria）和排除标准（exclusion criteria），以避免某些因素影响研究的真实效应或存在医学伦理问题。凡对干预措施有禁忌者、无法追踪者、可能失访者、拒绝参加实验者以及不符合纳入标准者均应排除，不能作为研究对象。但要注意，排除这些研究对象是否会影响实验结果的外推性。

选择研究对象主要依据以下原则：

1. 选择对干预措施有效的人群　应该从干预可能有效的人群中选择研究对象，如研究麻疹疫苗的效果，应选择麻疹易感儿童作为研究对象。

2. 要注意研究对象对总体的代表性　即样本应该具备总体的基本特征，如性别、年龄、种族等特征要与总体一致。

3. 选择预期结局事件发生率较高的人群　如评价疫苗预防传染病的效果，应选择在相应传染病高发区人群中进行，这样所需要的研究样本较小。

4. 选择容易随访的人群　例如可选择有组织的人群、离实验中心不太远的人群等。

5. 选择干预措施对其有益或至少无害的人群　已知干预措施对其有害的人群不能作为研究对象，如评价对肝有损伤的药物效果时，不能选择肝功能不全者作为研究对象。

6. 选择依从性好、乐于接受并能坚持实验的人群　即所选择的研究对象应能够服从实验设计的安排并密切配合到底。如果研究中途退出的人数过多，或研究对象的依从性不好，就有可能出现偏倚，影响结果的真实性。

三、研究因素

流行病学实验研究的主要研究因素就是研究对象采取的干预措施。应明确实验研究所采取干预措施的具体情况，如药物或疫苗的名称、来源、剂型、剂量、用法等。同时，要明确指出对照组是否采取措施，采取何种具体措施（如已知的有效药物或安慰剂）。

除干预措施外，以下因素也会影响实验研究的效应。如果不能做到随机分组，则不能均衡这些因素在实验组与对照组的分布，将会使实验研究结果产生偏倚。

1. 不能预知的结局（unpredicable outcome）　由于个体生物学因素（如年龄、性别、遗传因素、免疫状态、精神心理状态等）差异的客观存在，往往导致同一种疾病在不同个体表现出来的疾病特征不同，即疾病发生、发展和结局的自然史不一致；不同的研究对象，对干预措施的反应也可能不同；有些疾病有自愈倾向，有些有季节性或周期性波动等，某药物的"疗效"也许是疾病发展的自然过程。因此，不考虑这些因素，则很难下结论。

2. 向均数回归（regression to the mean） 这是临床上经常见到的一种现象，即一些临床症状和体征极端严重的病人，不论治疗措施是否有效，其症状、体征（如高热、高血压等）都有向均数靠近的倾向，疗效与自然病程相偶合。这种现象可能会被错误地归于干预的结果。

3. 霍桑效应（Hawthorne effect） 是指研究对象因为成为研究中特别受关注的目标而改变其行为的一种倾向，与他们接受的干预措施的特异性作用无关，是一种心理、生理效应，通常会对干预措施的效应产生正向影响，但有时也会产生负面效应。

4. 安慰剂效应（placebo effect） 使用干预药物或制剂后机体会产生药物的特异性效应，也会产生非特异性效应（即安慰剂效应）。当以主观症状的改善情况作为干预效应评价指标时，应排除安慰剂效应对研究结果的影响。

5. 潜在的未知因素的影响 很可能还有一些其他影响干预效应的因素目前尚未被我们所认识，如果这些因素在实验组与对照组的分布不同，会造成结果的偏倚。

四、研究结局

根据研究目的和实验观察期限确定研究结局和结局变量。选择的结局变量应具有较高的特异性或相关性，即所选结局变量应能最大限度地反映研究目的和干预措施的效应。应该尽可能选择具有较强客观性的结局指标。定量指标优于定性指标。

一项干预措施的实施可能产生的结局是多样的，包括主要结局和中间结局。主要结局变量可以是发病或死亡、治愈等。中间结局变量是干预过程中与主要结局变量有关的变化，例如抗体的阳转或滴度变化、人群知识和态度的改变，行为危险因素的变化以及生存质量指标的变化等。在选择中间结局变量时，应该特别注意选择与主要结局直接相关的变量。如评价乙型肝炎疫苗效果的主要结局变量是乙型肝炎的发病率，中间结局变量可以是血清抗-HBs阳转率。为了提高检验效能，所选的结局变量一般不宜太多。

选择结局变量时还要规定测量的方法和判断的标准。结局变量要能用客观方法进行测量，测量方法有较高的灵敏度、特异度和可接受性。

需要特别强调的是，也要对干预措施可能的副作用的发生率及其严重性进行监测，这样才能全面评价干预措施的效果。

五、样本含量的估计

（一）影响样本量的因素

决定实验研究样本含量的因素包括：

1. 实验组和对照组结局事件的预期发生率 如果结局观察指标为计数资料，则实验组和对照组结局事件（如疾病）预期发生率差异越小，所需样本量越大；反之亦然。

2. 结局指标的变异程度 如果结局观察指标为计量资料，则指标在个体间的差异（即方差或标准差）越大，实验组和对照组之间数值差异越小，所需的样本量越大。

3. 检验的显著性水平（α） 通常取 0.05 或 0.01。

4. 把握度（$1-\beta$）通常取 0.8、0.9 或 0.95。一般认为，如果主要结局的把握度低于 70%，则进行该项研究不能令人满意。

5. 单侧检验或双侧检验 单侧检验比双侧检验所需样本量小。如果肯定实验组的效果好于对照组或只检验实验组效果是否优于对照组时，就用单侧检验；当不能肯定实验组和对照组哪一组效果好时，则用双侧检验。

（二）样本含量的估计方法

1. 计数资料样本量的估计 如果结局变量为计数资料，如发病率、感染率、死亡率、病死率、治愈率等，实验组和对照组之间比较时可按下列公式估算样本量：

$$N=\frac{[z_\alpha \sqrt{2\bar{p}(1-\bar{p})}+z_\beta \sqrt{p_1(1-p_1)+p_2(1-p_2)}]^2}{(p_1-p_2)^2}$$ 式（7-1）

式中 N 为一个组的样本量；p_1 为对照组结局事件发生率，p_2 为实验组结局事件发生率，$\bar{p}=(p_1+p_2)/2$；Z_α、Z_β 分别为 α 与 β 对应的标准正态分布临界值，可查表得出。

2. 计量资料样本量的估计　　如果结局变量为计量资料，如比较身高、体重、血压、血脂和胆固醇等，实验组和对照组之间进行样本均数比较时，可按下列公式估算样本量：

$$N=\frac{2(Z_\alpha+Z_\beta)^2 s^2}{d^2}$$ 式（7-2）

式中 s 为估计的标准差，d 为两组连续变量均值之差，Z_α、Z_β 和 N 的意义同式（7-1）计数资料样本量的计算公式。以上公式适用于 $N \geq 30$ 时。

上述方法适用于简单随机分组的、以个体为观察单位的实验研究设计。特殊研究设计类型或以群组为干预单位的研究的样本量估算方法有所不同，可参考相关的统计学专著。

在实际研究工作中，因为研究对象难免有一定数量的失访和不依从，对实验结局及统计学检验会产生影响，一般可在上述计算的样本量基础上适当增加 10%～15% 作为实际应用的样本量。

六、设立对照

实验研究设计的一个重要原则就是必须设立对照。设立对照组的意义在于：①通过对照组可取得研究指标的数据差异，即为研究的实验组提供一个可资比较的基础；②通过对照组可以排除非干预因素对研究结果真实性的影响，即除了实验组接受的干预措施外，对照组在其他方面都必须与实验组相似，以便控制偏倚。

对照的方式包括：

1. 标准对照（standard control）　　或称阳性对照（positive control），是临床上最常用的一种对照方法，即以常规或现行的最好方法（药物或手术）作对照。适用于已知有肯定疗效的治疗措施或预防措施的疾病。

2. 安慰剂对照（placebo control）　　或称阴性对照（negative control）。药物常具有特异和非特异效应，为了排除非特异效应的干扰，常用安慰剂作对照。安慰剂通常用乳糖、淀粉、生理盐水等成分制成，不加任何有效成分，但外形、颜色、大小、味道与试验药物或制剂极为相近。在所研究的疾病尚无有效的治疗药物或预防措施，使用安慰剂后对研究对象的病情或健康无影响时才使用。

3. 自身对照（self control）　　即实验前后以同一人群作对比。如评价某预防规划实施效果，在实验前需要规定一个足够的观察期限，然后对预防规划实施前后人群的疾病和健康状况进行对比。

4. 交叉对照（crossover control）　　用于药物配伍或应用顺序的疗效评价。即在实验过程中将研究人群随机分为两组，一组人群给予干预措施，另一组人群为对照组，干预结束后，经过一定的洗脱期，两组成员对换干预措施。这样，每个研究对象均兼作实验组和对照组成员，减少了组间差异的影响，但前提条件是第一阶段的干预不能对第二阶段的干预效应有影响，这在许多实验中难以保证。因此，这种对照在应用上受到一定限制。

5. 相互对照（mutual control）　　如果同时研究几种药物或治疗方法，可以不设专门的对照，分析结果时，各组之间互为对照，从中选出疗效最好的药物或疗法。

此外，尚有历史对照、空白对照等非均衡对照，由于这些对照缺乏可比性，除某种特殊情况外，一般不宜采用。

七、随机分组

在实验研究中，随机化是一项极为重要的原则。随机化的概念包括两方面的内容。一为随机抽样，即使总体中的每个个体都有同等的机会被抽取作为研究对象；二为随机分组，即所有的研究对象都有同等的概率被分配到实验组或对照组。其中，随机分组最为重要。因为随机分组可以消除来自研究对象或研究者的选择偏倚，平衡实验组和对照组中已知和未知的混杂因素，从而提高两组的可比性，使研究结论更加可靠。随机化也是进行有效统计推断的前提。如果不能做到随机抽样，将会影响研究结果的外推。

随机分组与随机抽样的方法和原理完全相同，应结合研究的具体情况来选定应用何种随机方法。可以以研究规模的大小作为考虑的出发点。研究规模较小的实验研究，可用单纯随机分配；如果研究规模较大（如几百人），最好把研究对象按一定条件（如性别、年龄、职业等）或按时间顺序分成若干区组后再单纯随机分配，即区组随机分配；如果研究对象来自多个单位，则最好按单位进行分层随机分配。

八、应用盲法

所谓的盲法（blinding 或 masking）是指使研究对象或研究者不知道研究的分组情况，也就是说不知道研究对象到底接受什么样的干预。观察研究结果时，采用盲法可以有效地减少或消除由于研究者和研究对象主观因素对结果造成的偏倚。通常，盲法有以下几种类型，应用时可根据具体情况加以选择。

1. 单盲（single blind）　即研究对象不知道自己的分组和所接受处理的情况，但观察者和资料收集分析者知道。它的优点是研究者可以更好地观察研究对象，在必要时可以及时恰当地处理研究对象可能发生的意外情况，对受试者的健康和安全有利。主要根据研究对象的主诉来确定干预措施效应的实验可用单盲法，可消除受试者的心理偏性，但不能避免观察者主观因素引起的偏倚。

2. 双盲（double blind）　即研究对象和研究者均不知道研究对象的分组和所接受处理的情况。这样的研究需要由研究设计者来安排和控制全部实验。这种方法多用于临床疗效研究。优点是可以避免由研究者和研究对象双方主观因素所造成的偏倚。缺点是方法复杂、较难实施，在执行中要有严格的管理制度和方法，由设计者预先制定出停止盲法的指标和条件，以便于观察者执行。主要由医生主观判断来确定药效的实验需用双盲法。

在实验过程中，双盲状态可因种种原因遭到破坏，因此应注意以下问题：① 试验制剂应防止破密，试验制剂和安慰剂的颜色、气味、大小、外形要相同，甚至容器和外包装也要一样，一般常用胶囊制剂。② 当医生发现病人出现了严重的不良反应、治疗无效或病情加重时，不应单纯为追求完整的资料而继续实验，必须立即停止盲法治疗，并公开该病人所用的真实药物，避免给病人带来不良影响或严重后果，保证研究对象的安全。③ 双盲法的缺点是在管理上缺乏灵活性，因而不适用于危重病人。

3. 三盲（triple blind）　是双盲试验的扩展，是指研究对象、研究者及资料分析人员均不了解研究分组和处理情况，只有研究的组织者知道。其优缺点与双盲法相似，但实施起来很困难，往往减弱了对整个研究工作的监督作用，科研的安全性得不到保证，应用并不普遍。

与上述盲法相对应的是非盲法，又称开放试验（open trial），即研究者和研究对象均知道分组和接受处理的情况，实验公开进行。多用于有客观指标的实验研究。开放试验的优点是易于设计和实施，易发现实验过程中出现的问题，并能及时处理。其主要缺点是易受主观因素干扰，产生偏倚。

九、资料的收集

如果研究的观察期限较短，在随访终止时一次收集资料即可，否则，往往需要在整个观察期内分几次随访，随访间隔周期的长短和次数主要视干预时间、结局变量出现时间和变异情况而定。随访观察期主要收集以下三方面的资料：①干预措施的执行状况；②结局变量；③影响结局的其他因素信息。

十、质量控制

实验研究质量控制的重要原则是：尽可能地遵循随机对照试验设计的一般性原则，即随机、对照、盲法原则。在实验研究实施过程中，对所有研究对象，不论是实验组或对照组，都要同等地进行随访，并要求对所有研究对象都坚持随访到研究终止期，不可中途放弃或遗漏，减少失访偏倚。在每次随访时，还应特别注意研究对象有无死亡、迁出或终止实验者，了解其具体原因，并及时做好登记，以便合理估计失访对研究结果的影响。

为了确保研究质量，要对参与随访的调查人员进行统一培训，要求按照统一标准和方法进行观察，经考核合格后方可参加随访工作。对于大型的实验研究，需要建立一个独立的质量监控委员会，负责统筹整个研究过程，特别是盲法的实施和必要时的揭盲，并定期进行工作质量抽查，包括措施执行、结果判定、仪器校正、试剂质控等，尽量减少各种信息偏倚的发生。

第三节 资料的整理与分析

有了正确的实验设计并切实按照设计要求进行了实施，只能保证得到完整的原始资料，还不能保证得出正确的结论。要想得出正确的结论，还必须用正确的方法对原始资料进行核对、整理，并使用适宜的方法进行统计学描述和分析。在资料的整理和分析过程中要注意防止偏倚的发生。

一、资料整理与分析思路

（一）资料整理

资料整理是资料分析的首要步骤。整理资料是依据研究目的和设计要求对研究资料的完整性、规范性和真实性进行核实，并进一步录入、归类，然后对资料的基本情况进行描述，便于进一步分析。需要指出的是，对所有研究对象的资料都应该进行整理、分析，不能人为地选择或舍弃任何研究资料。还要对退出或缺失情况进行详细说明和妥善处理。退出（withdrawal）指研究对象在随机分配后从实验组或对照组退出。退出的原因有：

1. 不合格（ineligibility） 研究开始以后发现研究对象不符合纳入标准者、一次也没有接受干预措施或没有任何数据者均视为不合格的研究对象。在实验研究中，研究者一般对实验组仔细观察，因此实验组中的不合格者更容易被发现而被剔除。有时，研究者对某些研究对象效应的观察与判断可能有倾向性，对效果差者可能特别注意，因此，更易于从中发现其不符合标准并将其剔除，而留在组内的往往是效果较好的研究对象，由此而得出的结论往往比实际效果好。因此，有学者主张在随机分配后发现不符合标准者时，可根据纳入标准将研究对象分为"合格者"和"不合格者"两个亚组分别比较分析实验组与对照组的结局发生情况，如果两者结果不一致，则在下结论时应充分考虑其影响。

2. 不依从（noncompliance） 是指研究对象在随机分组后，由于实验或对照措施有副作用、对实验不感兴趣或自身情况发生改变如病情加重等原因而不遵守实验规程。实验组成员不遵守实验干预规程相当于退出实验组，对照组成员不遵守对照规程而私下接受实验干预规程相当于加入实验组。如果按原设计的分组进行资料分析，将会造成结果的偏倚。

3. 失访　是指研究对象因迁移或因与本病无关的其他疾病死亡等原因而退出研究的情况。在随访过程中失访往往是难免的，但在资料分析时，应充分考虑失访对结果的影响。若实验组与对照组失访率不同，或者即使两组失访率相同，但失访原因或失访者的特征不同，则两组预后也可能不同。因此，需对两组失访者以及失访者和未失访者的特征进行比较，以便对结果做出合理的解释。

（二）资料分析思路

上述原因所导致的退出均可造成原定的样本量不足，破坏原来的随机分组，使研究工作效力降低。如实验组和对照组中退出情况分布不均衡，更会对研究结果的真实性产生影响，造成偏倚。因此，需采用以下方法分别进行分析。

1. 意向性分析 [intention-to-treat (ITT) analysis]　即按原设计方案的分组情况比较实验组与对照组的效应，即不考虑研究对象是否合格和依从，它反映了原实验意向干预的效果。如果实验干预措施确实有效，这种分析往往会低估其效果。但因为它反映了原来经随机分组的人群对研究措施的事实效应，因此是分析中不可缺少的部分。

2. 遵循研究方案分析 [per-protocol (PP) analysis]　即剔除原设计方案实验组与对照组中的不依从者，只对依从者进行分析，能反映实验干预措施的生物学效应，但由于剔除了不依从者，可能高估了干预的效果。

3. 接受干预措施分析　即按实际接受干预措施或对照措施者进行分析。因为比较的研究对象非随机分组，可能存在选择偏倚。

在评价随机对照试验研究的效应时，单独采用上述任何一种方法进行分析均存在一定的局限性。同时使用上述三种分析方法，可以获得更全面的信息，使结果的解释更为合理。

二、评价干预措施效果的指标

研究目的不同，考核或评价干预措施效果的指标也不同。临床试验主要是评价某种药物或治疗方法的效果，常用指标包括有效率、治愈率、病死率、不良事件发生率、生存率等。而现场试验和社区试验常用于评价预防性干预措施对一般人群疾病预防和控制的效果，常用的指标有保护率、效果指数和抗体阳性率等。另外，评价指标还有相对危险度降低、绝对危险度降低和需治疗人数等。

1. 有效率（effective rate）

$$有效率 = \frac{治疗有效例数}{治疗总例数} \times 100\% \qquad 式（7-3）$$

2. 治愈率（cure rate）

$$治愈率 = \frac{治愈例数}{治疗总人数} \times 100\% \qquad 式（7-4）$$

3. 病死率（case fatality rate）

$$病死率 = \frac{一定期间因某病死亡人数}{同期患某病的人数} \times 100\% \qquad 式（7-5）$$

4. 不良事件发生率（adverse event rate）

$$不良事件发生率 = \frac{发生不良事件病例数}{可供评价不良事件的总病例数} \times 100\% \qquad 式（7-6）$$

5. 生存率（survival rate）

$$n \text{ 年生存率} = \frac{\text{随访满 } n \text{ 年尚存活的病例数}}{\text{随访满 } n \text{ 年的病例数}} \times 100\% \qquad \text{式}(7-7)$$

6. 保护率（protective rate，PR）

$$\text{保护率} = \frac{\text{对照组发病（死亡）率} - \text{实验组发病（死亡）率}}{\text{对照组发病（死亡）率}} \times 100\% \qquad \text{式}(7-8)$$

$$PR\ 95\%\text{可信区间} = PR \pm 1.96 \sqrt{\frac{1}{p_1^2} \times \frac{p_2 q_2}{n_2} + \frac{p_2^2}{p_1^4} \times \frac{p_1 q_1}{n_1}} \times 100\% \qquad \text{式}(7-9)$$

其中，n_1、n_2 分别为对照组、实验组人数，p_1、p_2 分别为对照组、实验组发病（死亡）率，$q_1 = 1 - p_1$，$q_2 = 1 - p_2$。

7. 效果指数（index of effectiveness，IE）

$$\text{效果指数} = \frac{\text{对照组发病（死亡）率}}{\text{实验组发病（死亡）率}} \times 100\% \qquad \text{式}(7-10)$$

8. 抗体阳性率

$$\text{抗体阳性率} = \frac{\text{抗体阳性人数}}{\text{检查总人数}} \times 100\% \qquad \text{式}(7-11)$$

9. 相对危险度降低（relative risk reduction，RRR）

$$RRR = \frac{\text{对照组事件发生率} - \text{实验组事件发生率}}{\text{对照组事件发生率}} \qquad \text{式}(7-12)$$

10. 绝对危险度降低（absolute risk reduction，ARR）

$$ARR = \text{对照组事件发生率} - \text{实验组事件发生率} \qquad \text{式}(7-13)$$

11. 需治疗人数（number needed to treat，NNT）

$$NNT = \frac{1}{ARR} \qquad \text{式}(7-14)$$

在评价治疗或预防疾病措施效果的实验研究中，NNT 表示在特定时间内，为防止 1 例某种不良结局或获得 1 例某种有利结局，需要用该种干预方法处理的人数。NNT 值越小越好。如 NNT 为负数，表示在特定时间内，用该种干预引起 1 例某种不良事件所需要的人数（number needed harm，NNH）。NNH 用于评价干预造成的有害效应，NNH 越大越好。

此外，可采用卫生经济学指标进行评价，如成本效果比、成本效益比、成果效用比等。

第四节 研究的优点与局限性

一、优点

1. 研究者可以按照研究设计，对所选择研究对象的条件、暴露、干预措施和结果分析等进行标准化。

2. 通过随机分组，将研究对象随机分配到实验组和对照组，平衡了实验组和对照组中已知和未知的混杂因素，从而提高了两组的可比性，减少了混杂偏倚。

3. 为前瞻性研究，在整个实验过程中，通过随访将每个研究对象的反应和结局自始至终观察到底，实验组和对照组研究时间同步，外来因素的干扰对两组同时起作用，故因果论证强度高，能最终作出肯定性的结论。

4. 有助于了解疾病的自然史。

5. 可以获得一种干预措施与多种结局的关系。

二、局限性

1. 设计和实施较为复杂。整个实验设计和实施条件要求高、控制严，难度较大。
2. 受干预措施适用范围的约束，所选择的研究对象代表性往往较差，影响实验结果的外推。
3. 研究人群数量较大，实验计划实施要求严格，随访时间长，因此依从性不易保证，影响实验效应的评价。
4. 一般较观察性研究费用高。
5. 因为干预因素是研究者为了实现研究目的而施加于研究对象的，因此容易涉及伦理问题。

第五节 应注意的问题

一、伦理问题

流行病学实验研究中，无论是预防性实验还是临床治疗实验，其实验对象都是人（健康人或病人），必须严格遵循伦理道德。

首先，在开始人群实验研究之前，必须有充分的科学依据，即要先进行动物实验，初步验证药物等措施效果良好、无毒无害后方可被人群采用和推广。使用未经毒性试验和"三致"（致畸、致癌、致突变）试验检验的药物或疗法是不人道的。其次，要有严格的实验研究设计和充分的准备，并将实验方案提交给伦理委员会审核、批准后方可实施。伦理委员会要审查实验方案是否符合人体试验的伦理标准，是否符合《赫尔辛基宣言》人体医学研究的伦理准则。在流行病学实验研究中应该严格遵循"不使用增加病人痛苦或对健康有损害的药物或措施"的原则，受试人群应该能够从研究的结果中受益。研究中，一旦发现危害性超过所得利益，应该立即终止研究。再次，应该做到知情同意，受试者必须是自愿参加，并且对研究项目（包括实验目的、方法、预期效果以及可能的危险性）有充分的了解，签署知情同意书。要尊重受试者自身保护的权利，尊重受试者的隐私权，尽可能采取措施对受试者的资料做好保密。另外，为了实验研究目的而不采用已经存在的有效干预措施是不符合伦理道德的。只有在不存在确实有效的预防或干预措施时，或者在不采取措施的情况下不存在"延误"的问题时，才可以考虑使用安慰剂或空白（自然状态）对照。在这种情况下，如果预防或干预措施被证实有效，则应当对安慰剂或空白对照组的参与者给予"善后"处理，即在实验结束后给予他们同样有效的预防或干预措施，这样也可以进一步验证措施的有效性。

二、预实验

为了保证实验特别是大规模人群实验的成功，在正式实验之前，应按照研究设计要求在小范围、少量人群中进行预实验（pilot study），以观察和评价设计构思和假设的可行性以及干预措施的可接受性等。通过预实验可初步获得一些资料和数据，判断该研究是否值得进行下去。如果该实验研究可行，则根据预实验结果进一步修订实验设计方案，以便使整个研究顺利进行。

三、干扰与沾染

临床试验常出现干扰与沾染问题，导致研究结果产生偏倚。所谓干扰（cointervention）是指实验组额外地接受了与实验效应一致的其他药物或措施，从而造成人为夸大实验效应的假象；沾染（contamination）则指对照组额外地接受了实验组的药物或措施，造成人为夸大对照组效应，从而低估干预措施效应的现象。

现场试验和社区试验不像临床试验那么容易掌握受试者的行为，现场的情况更复杂，受试者的行为受很多因素影响，因而更容易发生沾染的问题，即对照组也采用了与实验措施相同的措施。例如，在高血压的行为干预试验中，对照组个体知道自己的血压高时，可能主动寻求医疗保健知识和服务。另外，对照组还可以通过其他途径（大众传媒或社会网络等）得到有关信息，从而自发改变行为。

对于干扰和沾染的控制，主要是使用盲法，并严格按实验方案执行，不要随意增加或减少药物或措施的种类。另一种方法就是努力提高研究对象的依从性，这是保证实验研究获得科学结论的重要条件之一。研究对象不依从或依从性不好的原因一般包括以下几种：①试验或对照措施有副作用；②研究对象对试验不感兴趣；③研究对象的某些情况发生改变，如病情加重等。为了防止或减少不依从者的出现，最好选择医疗水平较高的医院开展临床试验，同时在试验开始前对研究对象进行宣传教育，讲清试验的目的、意义及研究对象遵守试验规程的重要性。另外，要注意研究设计的合理性，试验期限不要太长，干预措施简便易行并易于被研究对象接受，以便取得研究对象的支持与合作。

（齐秀英）

第八章 流行病学研究的质量控制

一项好的流行病学研究除了有意义,也应该具有科学性,即应该是高质量的。与基础医学研究相比,流行病学的研究对象是人群,研究地点是社区、学校、工厂或医院等现场,研究条件较难控制,更容易发生研究误差。因此,应充分了解流行病学研究中可能发生的误差,掌握控制误差的基本方法,保证研究质量。

第一节 研究的质量

一、误差、效度与信度

1. 误差(error)是指研究结果与客观真实情况之间存在差别。流行病学研究的误差包括随机误差和系统误差两大类,后者在流行病学中又称为偏倚。

流行病学研究在研究过程中由于受各种因素的影响,不可避免地存在不同程度的误差。认识和估计研究中可能存在的各种误差是减少误差的前提,严密的实验设计、严格的实施过程以及科学的分析是减少误差的具体途径。

2. 效度(validity)也称为真实性,指研究收集的数据、分析的结果和所得的结论与客观实际的符合程度。效度分为内部效度和外部效度。

内部效度(internal validity)即内部真实性,指研究结果与实际研究对象真实情况的符合程度,它回答研究本身是否真实或有效。外部效度(external validity)即外部真实性,指研究结果与推论对象真实情况的符合程度,又称为代表性或外推性(generalizability),它回答研究能否推广应用到研究对象以外的目标人群。

3. 信度(reliability)也称为可靠性,即研究结果的可重复性,是指采取同样的方法对同一对象重复进行测量时,其所得结果一致的程度。

二、随机误差与偏倚

1. 随机误差(random error) 也称机会变异(chance variation)。它是因机会的影响或抽样所导致的所得结果与真实值的差异。随机误差反映了研究的信度,可用统计学方法来估计,没有固定方向和固定大小,围绕着真实值分布。

在流行病学研究中,随机误差的来源有三个方面:①研究个体的生物学变异;②抽样误差;③测量本身的随机变异。一项流行病学研究往往用一个样本进行,而且样本中观察单位存在随机变异,因此样本的观察值与总体观察值会存在一定的差异。通过合理的设计、正确的抽样和采用大小适当的样本可以减少随机误差。

2. 偏倚 是一种系统误差,指研究结果偏离了真实值,不能反映实际情况。偏倚反映了研究的效度,常常在选择研究对象、收集资料和资料分析过程中人为地产生。

随机误差是样本的观察值随机落在总体的两侧,没有固定的方向,所以随机误差可随样本量的增加而减少。偏倚则是观察值系统地、向同一方向(正方向或反方向)发生偏差而不能反映真实情况,样本量的增加并不能使之减少。

3. 随机误差与偏倚的关系　随机误差的出现及发生的强度与偏倚关系不大,即一个精确度高的观察结果并不一定是一个真实度高(偏倚小的)的观察结果。反之,一个真实度高的观察结果也并不一定是一个精确度高的(随机误差小的)观察结果。

高质量的流行病学研究应该随机误差小且偏倚得到最大限度的控制。因为偏倚影响研究的真实性,因此,控制偏倚是保证流行病学研究质量的重要措施。

第二节　流行病学研究中常见的偏倚

偏倚可发生在流行病学研究的各阶段。偏倚的种类很多,大致可分为三大类:①选择偏倚 (selection bias),主要发生在研究设计阶段;②信息偏倚 (information bias),又称测量偏倚 (measurement bias),主要发生在研究实施阶段;③混杂偏倚 (confounding bias),是由于混杂因子的存在导致的偏倚。

一、选择偏倚

因研究对象的问题导致研究结果偏离了真实值称为选择偏倚。理想的研究样本人群应当是总体人群的一个无偏样本,如果研究人群在某些重要因素上与一般人群或待研究的目标人群存在差异,则可能引起选择偏倚。

常见的选择偏倚有:

1. 入院率偏倚　在医院中进行的研究,病例对医院的选择及就诊机会不等等因素都可导致研究结果与真实结果的偏差。

2. 检出征候偏倚　检出征候指在疾病和暴露之外存在一个征候因子,例如一种临床症状或体征,这种征候因子不是疾病的危险因子,但人们因具有这种因子去就诊,从而提高了早期病例的检出率,致使过高地估计了暴露程度。

3. 现患-新发病例偏倚 (奈曼偏倚) 指某病的现患病例与新发病例的某些特征存在不同时,如只选择现患病例进行研究,可能导致研究结果出现偏差。例如,病例对照研究中,所选择的病例往往是存活者,但如果存活病例与死亡病例之间的特征存在差异,有可能造成奈曼偏倚。

4. 无应答偏倚和失访偏倚　在流行病学研究中,对调查问题、干预效果或干预反应等不作回答者称为无应答者。例如,某研究的目的是了解青少年吸烟的影响因素,若调查对象中的吸烟者大部分不应答,研究结果有可能偏离真实情况。一般认为一项研究应答率至少应达到80%,且各比较组之间应无明显差别。

失访偏倚指对计划随访的人群未能完成预期的随访而产生的偏倚。失访事实上也是一种无应答,造成的影响是破坏了原有样本的代表性。

5. 志愿者偏倚　在流行病学研究中,有时可选择志愿者作为研究对象。但一般来说,志愿参加研究者的心理和行为方面与一般人群可能存在差别,因此有可能造成偏倚。例如,观察体育锻炼预防冠心病的效果,若运动组为志愿者,这些人可能本来身体素质较好,爱好运动,而将非志愿者作对照,这些人可能身体较弱,不爱好运动。在该项研究中以这些人作为研究对象,当然得不出正确的结论。

6. 转组偏倚　在进行职业性危害评估的队列研究时,我们把接触职业性毒物的工人纳入暴露组,不接触毒物的工人纳入非暴露组。但可能存在一种情况,即那些对该毒物敏感的工人可能早已转出暴露环境了,留在暴露环境中的工人可能对该毒物不敏感,由此导致的偏倚称为转组偏倚。

7. 非同期对照偏倚和异地对照偏倚　在对防治措施效果进行评价的研究中，实验组与对照组如果不是同时期平行设置，可因两组缺乏可比性而导致研究结果发生偏倚。类似地，异地对照也可能因为对照组缺乏可比性而导致偏倚。

8. 时间效应偏倚　慢性病病人从有效暴露之日起至出现临床症状，其间经过一段较长的潜隐过程，在此期间他们实际上是未能用现有检查手段发现症状的病人。但由于无明显症状，因此有可能被纳入健康对照组内。类似的情况也可见于遗传病，如未到外显年龄的观察对象常被分到健康对照组，因此会过低估计暴露与疾病的关联程度。

9. 领先时间偏倚　对有些能采用筛检方法在临床症状出现前早期诊断的慢性病病人，研究其存活率时要注意是否存在领先时间偏倚。早诊断的病人比非早诊断的病人有更长的生存期，这有可能与早诊断病人的发现时间领先有关，而不是真正的生存期延长。

二、信息偏倚

信息偏倚也称为测量偏倚。在研究的实施阶段，若在观察、测量或收集资料的过程中存在问题，会影响研究结果的真实性。信息偏倚既可以来自研究者，也可以来自研究对象。

常见的信息偏倚有：

1. 诊断怀疑偏倚　该偏倚来自研究者带有主观倾向性或主观偏见左右他的诊断判断，常发生在需要对观察对象的结局进行判断的前瞻性研究中。

2. 暴露怀疑偏倚　该偏倚来自研究者带有主观倾向性或主观偏见左右他对暴露的判断，这种偏倚常发生在探讨病因的回顾性研究中。例如，在病例对照研究中，当研究者怀疑某因素与疾病有关时，可能会使他更关注病例组该因素的暴露情况。

3. 回忆偏倚　是指研究对象在回忆以往所发生的事情或经历时，失于准确和完整。回忆偏倚在病例对照研究等回顾性研究中最常见。其产生的原因主要有：①调查的事件或因素发生的频率或强度很低，难以给研究对象留下深刻印象；②调查事件发生的时间太久；③研究对象对事件的关心程度不同，回忆的认真程度及回忆的真实程度不同。

4. 归类错误偏倚（或称错分偏倚）　一般而言，疾病诊断方法的灵敏度和特异度都难以达到100%，因此难免会产生假阳性（误诊）和假阴性（漏诊），这就发生了错分，即本应是病人，错将他分入了对照组，而本应是健康人，错将其分入了病例组。均衡性错分常使偏倚趋向无效值，而非均衡性错分则使结果发生正或负的偏倚。

5. 操作偏倚　指测量研究指标的过程中产生的偏差。测量所用的仪器校正不准确、试剂不符合要求、测量方法的标准或程序不统一、测量条件不一致、调查表设计不科学、研究人员的工作态度以及技术水平问题等，都有可能不同程度地影响测量结果的准确性，使测量结果偏离真值。

6. 报告偏倚　研究对象在报告某些信息时故意夸大或缩小所造成的偏倚。例如对于一些涉及隐私问题的调查，如收入水平、性行为、吸毒以及心理因素等，研究对象可能会因为各种原因隐瞒或编造有关信息，从而影响其所提供信息的真实性。

三、混杂偏倚

混杂偏倚是指由于一个或多个潜在的非研究因素的影响，掩盖或夸大了研究因素与疾病（或结局事件）之间的联系，从而使两者之间的真正联系被错误地估计。引起混杂偏倚的因素被称为混杂因素（confounder）或混杂因子。混杂因素的基本特点是：①必须是所研究疾病的独立影响因子；②必须与研究因素有关；③不是研究因素与疾病因果链上的中间变量。

混杂偏倚发生在研究的设计阶段，但常不易识别，因而难以控制，有时在资料分析阶段可以用统计学的方法加以消除或减弱。例如，有研究表明喝咖啡与冠心病有关，喝咖啡较多可增加冠心病发病的危险性。然而，研究人群中有部分为吸烟者，研究表明吸烟也与冠心病有关，且爱喝咖啡的人常常也吸烟。当把研究人群按吸烟与否分层比较时，发现喝咖啡与冠心病无关，说明吸烟在喝咖啡与冠心病关系的研究中是混杂因子，它的存在导致了混杂偏倚。

第三节 偏倚的控制

引起偏倚的具体原因很多，难以做到完全控制，但研究者应做到尽量减少偏倚的产生。首先应当在设计阶段和研究实施阶段设法加以控制，防止偏倚的形成；其次，在资料分析阶段对有些偏倚可用统计学方法加以处理，从而使其得到控制。然而，多数偏倚无法在分析阶段通过统计学方法加以控制，如果在研究设计阶段和实施阶段没有做好偏倚控制工作，研究质量往往也无法保证。识别偏倚、掌握控制偏倚的方法是流行病学研究者的基本功。

一、设计阶段

1. 制订研究对象的纳入和排除标准　根据研究目的选择合理的目标人群，并进一步制订合理的研究对象纳入和排除标准。标准既要考虑研究对象的代表性，也要考虑实际研究条件以及可能影响研究结果的各种情况。

2. 制订科学的抽样方案　有条件时尽量采用随机抽样方法，没有办法做到随机抽样时要尽量做到所抽取的样本具有较好的代表性。

3. 注意不同比较组的可比性　要注意研究的不同组别在非研究因素方面尽可能的一致。应根据专业知识以及混杂的判断标准来判断混杂存在的可能性，尽可能在研究设计阶段予以去除。

4. 对研究对象进行限制　从理论上说，不同组别进行比较时，研究因素外的其他因素（非研究因素）在各组应当相同。但人群中个体的情况千变万化，事实上难以做到所有非研究因素一致。如果在选择研究对象时，限制在具有一定特征的对象中进行，可以在一定程度上排除非处理因素的干扰。但要注意这种方法所获得的结果代表性有局限性，研究结果外推至一般人群时可能有误差。

5. 匹配比较　匹配就是为病例组的每一个研究对象匹配一个或几个具有同样特征的对照，然后进行比较。匹配的方法常能消除某些潜在的混杂偏倚，提高研究效率。许多研究常以年龄、性别和种族作为匹配条件，因为这些因素往往是最常见的混杂因素。

6. 实验研究尽量采用随机分组　随机分组是消除选择偏倚及混杂偏倚最好的方法，它不仅可以平衡实验组和对照组中各种可能影响结局的因素，而且也可以平衡各种潜在未知的可能影响结局的因素。

7. 注意对照的合理性　尽量采用多种对照和多中心研究，提高研究人群的代表性。

8. 减少无应答或失访　由于无应答或失访者的结局率多数是未知的，要发现无应答或失访是否导致了偏倚以及偏倚的方向是比较困难的，因此其控制措施主要是尽可能提高研究对象的依从性，在选择研究现场和研究对象时就要考虑此问题，并做好宣传解释工作，最大限度地获得研究对象的理解和配合。当失访现象发生时，则需要对失访者和已随访者的特征做比较分析，两者的基线特征越相似，出现不同疾病发病率的可能性越小。同时，要从各种途径了解失访者最后的结局，并与已随访者的最后观察结果做比较，以推测失访可能造成的影响。

9. 适当增大样本量　对于可能无法避免的失访，可适当增大样本量。

10. 合理设计调查表　调查问题要明确，容易理解，舍弃有可能无法获得应答或不能准确获得应答的问题。

11. 选择合理的测量指标和方法　设计时尽量选择客观、敏感性及特异性高的指标，选择稳定性好、可行性强的测量方法。

12. 制定严格的研究质量控制方法　统一调查表，统一诊断标准，统一调查方法，有详细的资料收集方法，培训调查员。

13. 开展预调查　通过预调查发现可能存在的问题，对研究方案进行调整和改进，以保证正式调查时获得真实的信息。

二、实施阶段

1. 由合格的调查员进行资料收集工作　调查人员必须经过培训，培训合格才能参加研究工作。他们必须具有科学的态度，应严格按照设计的要求收集资料，不能随意改变设计方案。

2. 避免仪器、设备和试剂导致的偏倚　研究过程中应用的仪器、设备要校正，试剂和试药要符合要求。

3. 采用盲法　为避免研究对象或研究人员主观因素对研究结果的影响，尽可能采用盲法收集和分析资料。

4. 提高调查的技巧　要获得研究对象的信任，要让研究对象理解问题，要调动研究对象的记忆但不能诱导式询问，对敏感的问题要注意询问技巧，防止发生报告偏倚。

5. 同等对待不同组别的研究对象　在研究实施过程中，对不同组别的研究对象应采用同样的方法收集资料。

6. 认真做好研究记录　必须做好研究的原始记录，记录必须真实、完整并符合要求。

7. 做好资料整理和分析工作　对研究数据要进行整理，包括核对、补缺和修正，并采用合理的统计学方法进行分析。

三、分析阶段

对于在资料分析阶段显现出来的混杂偏倚，可根据数据类型及研究需要采用分层分析、标准化法或多因素分析等方法来进行处理。

1. 分层分析　是指将研究资料按某些影响因素（特别是可能的混杂因素）分成若干层（亚组）进行分析。分层是最常用的识别和控制偏倚的方法之一。例如在分析吸烟与胃癌关系的病例对照研究中，饮酒可能是混杂因素，因此可按是否饮酒分组进行分层分析。若分层后，两组结果一致，说明饮酒不是影响吸烟与胃癌关系的混杂因素。

2. 标准化（调整）　当比较两个率时，如果两组对象特征的内部构成存在差别会影响结论，可采用率的标准化方法加以校正，亦即使可能影响结果的因素受到同等的加权，避免做出错误的结论。

3. 多因素分析　应用分层分析的 Mantel–Haenszel 方法来平衡混杂因素的作用时，能平衡个别少数的混杂因素，对连续变量只能用等级分层法，但要注意可能会引起不合理的分组。采用 Logistic 回归模型进行多因素分析，能在复杂关系中平衡多种混杂因素的作用，进一步筛选出主要的危险因素或预后因素，并计算其在决定发病以及预后中的相对比重。对与时间有关结局的分析可考虑用 Cox 模型。

第四节　流行病学研究质量的评价标准

对一项流行病学研究的质量可以从以下方面进行评价。

一、研究计划

一个好的流行病学研究计划必须包含以下内容:
1. 研究背景及研究目的。
2. 研究假设。
3. 研究的设计方案,如采用的流行病学方法及其设计。
4. 目标人群、研究样本的抽取方法以及样本含量的估算方法。
5. 资料收集方法,如调查问卷的设计、拟采用的调查或测量方法、测量指标与研究假设的关系等。
6. 拟采用的统计学方法。
7. 研究必须合法,应得到医学伦理委员会的批准。
8. 质量控制的方案。
9. 具备研究的条件。
10. 说明在何种情况下可能提前终止研究。

二、研究实施

1. 研究人员的职责和分工必须明确。
2. 研究人员必须经过统一的培训。
3. 有合适的数据管理方法。
4. 按照研究计划的要求和拟采用的统计学分析方法正确分析数据。
5. 客观地表达研究结果,研究报告符合规范。

(陈　清)

第九章　诊断试验评价

疾病的正确诊断是医疗工作的重要组成部分，是临床医生有针对性地选择治疗与预防措施的基础，而疾病的诊断主要依赖于可靠而有效的诊断试验。理想的诊断试验应该具有真实、可靠、简便、易行、经济、安全、能为多数人所接受等特点。因此，诊断试验的评价主要从真实性、可靠性和实用性三个方面予以考虑。

第一节　概　述

一、诊断试验

诊断试验（diagnostic test）是指应用实验、仪器设备等手段对疾病进行诊断，用于确定或排除疾病的一切试验方法。

广义的诊断试验包括各种实验室检查（如生物化学、免疫学、微生物学、病理学等）、影像诊断（超声波、CT、X线、磁共振等）、仪器检查（心电图、脑电图、核素扫描、内窥镜等），还包括病史询问、体格检查所获得的各种临床资料等。

诊断试验的用途非常广泛，除进行疾病诊断外，随访疾病、判断疾病的严重性、估计疾病的预后和病人对治疗的反应等临床过程都需要选择合理的诊断试验。

二、筛检试验

筛检试验（screening test）是在大量表面上无病的人群中通过快速简便的试验、检查或其他方法，发现那些未被识别的、可疑的病人或有缺陷的人。其目的和意义在于早期发现、早期诊断和早期治疗病人。

就筛检试验来说，所面临的对象有三种人：无该病的健康人、可疑有该病但实际无该病的人、确有该病的人。这三种人常常是混合存在的。筛检试验有别于诊断试验，它是将健康人与其他两类人区别开来，然后用更完善的诊断方法，将可疑患该病但实际无该病的人与实际患该病的人作进一步判别，使真正有该病的人得到治疗。因此，筛检是第一步，诊断是第二步，治疗是第三步。

三、筛检试验与诊断试验的异同

筛检试验与诊断试验的异同主要表现在以下几个方面：

1. 观察对象和目的不同　筛检试验是用以区别病人及可疑病人与健康无病者，是以健康或表面健康的人为观察对象。诊断试验是用来区别病人与可疑有病但实际无病的人，是以病人或可疑病人为观察对象。

2. 试验的要求不同　筛检试验仅作为初步筛查，是早期发现病人的一种方法，要求快速、简便、廉价，灵敏度高，最好能检出所有病人；筛检试验的结果要经过诊断试验加以确诊。诊断试验要求科学、准确，要有更高的灵敏度和特异度，常使用医疗器械或实验室方法，一般花费较高。

3. 应用范围不同　筛检试验主要用于社区人群的健康体检、普查普治或某些有特殊意义的公共卫生问题的研究，更重视成本效益的评估。诊断试验主要立足于临床，更重视临床诊断价值。

4. 评价方法相似　筛检试验与诊断试验在方法学和评价指标等方面具有相似性。本章重点介绍的诊断试验评价的原则和方法也适用于筛检试验的评价。

四、诊断试验评价

诊断试验的评价是指应用临床流行病学的方法对诊断试验进行客观的研究与评价，主要包括真实性、可靠性、临床实用性等方面，是正确认识各种诊断试验的特性和评估临床诊断价值以及制定诊断策略的基本方法。诊断试验的评价有助于临床医生正确选用各种诊断试验，科学地解释诊断试验的各种结果，从而提高诊断水平。

评价诊断试验的基本方法是首先确立一个科学可靠的对比标准——"金标准"（gold standard），系当前临床医学界公认的诊断该病的最真实可靠的方法；其次是合理地选择研究对象，依据金标准来区分有病人群和无病人群；然后用待评价的诊断试验对这两组人群进行同步盲法重复试验，之后对数据进行整理分析，计算各种评价指标，对诊断试验方法进行评价。

第二节　设计与实施

一、金标准的确定

金标准也称标准诊断方法，即当前医学界公认的最真实、最可靠的诊断方法，它能正确地区分病人与可疑有病但实际无病的人。需要注意的是，金标准是相对而言的，只是目前公认的最佳诊断方法，而非绝对最佳。

金标准的认定应根据临床具体情况而定，通常一种疾病有一个"金标准"。对大多数疾病而言，活体病理组织检查、手术探查、微生物培养、尸体解剖、特殊检查和影像诊断、长期随访得到的肯定诊断等是具有普遍意义的"金标准"方法，例如对于肿瘤应选择病理诊断，对于冠心病应选用冠状动脉造影（CAG）等。对于目前尚无特异性诊断标准的疾病，可以专家制定的、得到公认的临床诊断标准为金标准，多以全国性学术会议确定的标准或中华医学会等权威性学术团体确定的标准为准。

在实际工作中，还存在难以与金标准比较的情况，如有些金标准的实施存在费用高、耗时长、创伤大等问题，此时，可用一个曾经与金标准方法进行过严格的大量病例比较的诊断试验作为参照试验，与新的诊断试验进行比较评价。

二、研究对象的选择

诊断试验的研究对象应来自临床病人，需要选择两组研究对象：一组为"金标准"确诊为"有病"的病人，称为病例组；另一组为"金标准"确认为"无病"者，称为对照组，但"无病"的对照组是指没有患所研究疾病的人，并非完全无病的正常人。研究对象的选择应采用随机抽样的原则，以确保样本的代表性和试验结果对目标人群的可推论性，最好选择同期进入研究的连续病例或按比例抽样的样本。

1. 病例组的选择　病例组应包括各种临床类型病人，如症状典型和不典型者、病情严重程度不同者（轻、中、重）、处于不同病程阶段者（早、中、晚），以及有或无治疗史和有或无并发症的病例。

2. 对照组的选择　对照组最好选择患有需要与研究疾病鉴别的其他疾病者，即所选择的对照组与病例组具有许多相似的条件，应包括患有易与该病混淆的其他疾病者，而应慎用志愿者和健康人群。选择对照组时要重视其在年龄、性别及某些重要的生理状态等方面与病例组具有可比性。

三、样本含量的估计

对诊断试验进行评价需要选择适宜的、足够的样本量。样本量可按照对率作抽样调查时计算样本含量的公式计算，或查相应样本量表获得。

公式计算法如下：

$$n = \frac{Z_\alpha^2 \times p(1-p)}{\delta^2} \quad \text{式（9-1）}$$

式中 n 为所需样本量；Z_α 为标准正态分布曲线下尾部面积为 α 时对应的 Z 值；δ 为容许误差，即样本率和总体率的最大容许误差为多少；p 为率的估计值，根据以往的资料或小规模预调查的结果进行估计。病例组的样本含量可由灵敏度估计，对照组由特异度估计。

式（9-1）的适用条件为预期的灵敏度或特异度接近50％。当灵敏度或特异度＜20％或＞80％时，资料呈偏态分布，需对率采用平方根反正弦变换，用公式（9-2）进行估算。

$$n = [57.3 Z_\alpha / \sin^{-1}(\delta/\sqrt{p(1-p)})]^2 \quad \text{式（9-2）}$$

四、诊断试验的测量

（一）诊断指标的确定

任何诊断试验都要选择适宜的诊断指标，指标本身的特性会影响诊断试验的结果。通常诊断指标有客观指标、主观指标以及介于两者之间的半客观（或半主观）指标。

1. 客观指标　指能用客观仪器加以测量的指标，很少依赖诊断者及被诊断者的主观意识判断，是诊断指标中最可靠的一类指标，如体温计测定的体温、血压计测定的血压等。这类指标虽是经仪器客观记录，但因试验方法不同、结果的观察者不同等因素，仍存在着一定程度的测量变异。因此在应用一般客观指标时，也应该严格规定其详细的标准，以便得到可靠的结果。

2. 半客观（或半主观）指标　指根据诊断者的感觉加以判断的指标，如肿物的硬度，肺部啰音的多少，脉象弦、滑等。因为由诊断者主观判断，不同诊断者常易出现不同的判断。应用时，必须严格规定标准。

3. 主观指标　指由主诉确定的指标，如不舒服、头晕、头痛、食欲缺乏、失眠等。这些指标最容易受被诊断者主观因素的影响，作为诊断指标常常很难反映真实情况。

在上述三类指标中，以客观指标质量最好，主观指标质量最差，在进行诊断时，应尽可能选择客观指标。

（二）诊断试验的测量方法

诊断试验与金标准的比较应在同步盲法的情况下进行。同步是指诊断试验和金标准诊断方法在同时间、同地区、同人群中进行检测。盲法是指试验操作者、结果判断者、报告单填写者均不知道"有病"的病例组或"无病"的对照组，以避免主观因素引起的信息偏倚影响结论的可靠性。

在测量的过程中，应明确具体的测量方法和相应的质量控制措施，并严格按标准执行。同时，需考虑到诊断试验可靠性评价的需要，不能忽略对诊断试验的重复性进行测定。

(三) 诊断标准的确定

诊断标准是指划分诊断试验结果正常与异常的标准。当诊断结果是连续性数据指标时，可选定一个分界值（cut off point），又称截断点、阈值、临界点，作为诊断标准。分界值的选择是否恰当，将对诊断试验结果的真实性产生明显的影响。确定分界值的具体原则和方法详见本章第三节。

五、常见偏倚与质量控制

要取得真实和可靠的诊断试验研究结果，研究质量的控制十分重要。诊断试验研究和评价中常见的偏倚有下列几种。

1. **参考试验偏倚**（reference test bias） 是指选择标准诊断方法（金标准）不妥当造成的偏倚。理论上，金标准应该具备正确区分研究对象是病人还是非病人的能力，但金标准是随着医学发展而不断发展的，其真实性是相对的，目前公认的最佳诊断方法并不一定一直是最好的方法，还有一些疾病尚缺乏严格意义的诊断标准。如果待评价的诊断试验比金标准更灵敏，则待评价的诊断试验的阳性病例在金标准下就成了假阴性，反之，如果待评价的诊断试验比金标准更特异，则待评价的诊断试验的阳性病例在金标准下就成了假阳性。这样就会导致疾病的错误分类，即将病人判为非病人，将非病人判为病人，从而影响诊断试验评价的准确性。因此在进行诊断试验评价时，首先要考虑诊断该疾病是否存在所谓的"金标准"。如果采用不完善参照试验作为"金标准"，评价诊断试验时需要考虑其影响。

2. **选择偏倚** 研究对象的选择应能代表该诊断试验临床应用的目标人群，当研究对象的选择受某些因素影响，不能代表总体时，就会产生选择偏倚。同一诊断试验，对于不同特征（如年龄）和不同临床表现的病人，其灵敏度、特异度指标往往会有所变化。例如，病例组中轻型病例的比例偏高，则漏诊率会偏高；对照组中极易混淆的病种比例偏高，则误诊率会偏高。因此选择研究对象时，应注意病例组中各临床类型间的构成比例，并注意对照组中各病种间的构成比例。病例和对照应是同期进入研究的连续病例或按比例抽样的样本。

3. **测量偏倚** 除试验操作不正规，缺乏质量控制，没有进行重复性测定，不同观察者、仪器及在不同时间测定的变化等常见的导致测量偏倚的原因外，需要重视非盲法判断诊断结果造成的偏倚。如果研究人员事先知道金标准的诊断结果，将会影响诊断试验的判断；如果研究人员在判断金标准结果时，事先知道诊断试验的结果，也会产生偏倚。这类偏倚统称为评阅偏倚（review bias）。避免评阅偏倚的方法是尽量使用盲法同步判断。

第三节 诊断试验的评价

诊断试验评价主要包括对诊断方法的真实性、可靠性和实用性三方面的评价。

一、真实性评价

诊断试验的真实性（validity）又称准确度（accuracy）或效度（validity），是指诊断试验所获得的测量值与实际情况的符合程度。

(一) 评价方法

将金标准和待评价的诊断试验对研究对象进行诊断后的结果进行比较，整理成如表9-1四格表形式，为评价诊断试验的基本模式。比较结果共有四种：真阳性（病人试验结果阳性）、

第九章 诊断试验评价

假阳性（非病人试验结果阳性）、假阴性（病人试验结果阴性）和真阴性（非病人试验结果阴性）。a、b、c 和 d 分别代表真阳性、假阳性、假阴性和真阴性的研究对象人数，根据这些参数计算各项评价指标，对诊断试验的真实性进行评价。

表 9-1 诊断试验真实性评价四格表

诊断试验	金标准		合计
	有病	无病	
阳性	a（真阳性）	b（假阳性）	$a+b$
阴性	c（假阴性）	d（真阴性）	$c+d$
合计	$a+c$	$b+d$	N

（二）评价指标

1. 灵敏度 灵敏度（sensitivity，Se）也称真阳性率，是由金标准诊断为"有病"的病例中，经诊断试验检测为阳性例数的比例，即实际有病而被该诊断试验正确地判定为有病的概率。灵敏度只与病例组有关，它反映了诊断试验检出病例的能力，该值越大越好，理想的诊断试验灵敏度应为 100%。

$$灵敏度（Se）=\frac{a}{a+c}\times 100\% \qquad 式（9-3）$$

2. 特异度 特异度（specificity，Sp）也称真阴性率，是由金标准诊断为"无病"的例数中，经诊断试验检测为阴性例数的比例，即实际无病而被该诊断试验正确地判定为无病的概率。特异度只与非病例组有关，它反映了诊断试验鉴别非病人的能力，该值越大越好，理想的诊断试验特异度应为 100%。

$$特异度（Sp）=\frac{d}{b+d}\times 100\% \qquad 式（9-4）$$

3. 假阴性率 假阴性率（false negative rate，FN）也称漏诊率或第Ⅱ类错误（β），是由金标准诊断为"有病"的病例中，经诊断试验检测为阴性例数的比例，即实际有病但被诊断试验错误判定为无病的概率。它反映诊断试验将病人错误诊断为非病人的程度，该值越小越好。灵敏度与假阴性率互补，灵敏度越高，漏诊越少。

$$假阴性率（FN）=\frac{c}{a+c}\times 100\%=1-灵敏度 \qquad 式（9-5）$$

4. 假阳性率 假阳性率（false positive rate，FP）也称误诊率或第Ⅰ类错误（α），是由金标准诊断为"无病"的例数中，经诊断试验检测为阳性例数的比例，即实际无病但被诊断试验错误判定为有病的概率。它反映诊断试验将非病人错误诊断为病人的程度，该值越小越好。特异度与假阳性率互补，特异度越高，误诊越少。

$$假阳性率（FP）=\frac{b}{b+d}\times 100\%=1-特异度 \qquad 式（9-6）$$

灵敏度和特异度是反映诊断试验真实性的最重要的指标，理想的诊断试验应是灵敏度和特异度都达到 100%，此时假阳性率和假阴性率均为 0，即无一例漏诊和误诊，但实际上这种情况不大可能出现。在一定范围内，灵敏度与特异度呈现"相互消长"的关系，灵敏度很高的诊断试验，其特异性就较差；反之，特异性强的诊断试验，其灵敏性往往较差。

5. 约登指数 约登指数（Youden's index，YI）也称正确诊断指数，为灵敏度与特异度之和减去 1 或 1 减去假阳性率与假阴性率之和，它反映了诊断试验发现病人与非病人的总的能力。约登指数是一个综合评价指标，它综合了灵敏度和特异度的信息，该值越大越好。当灵敏度和特异度被看做同等重要时，可使用该指标。

$$YI =（特异度＋灵敏度）－1＝1－（假阳性率＋假阴性率） \quad 式（9-7）$$

6. 符合率 符合率（agreement rate）是指诊断试验中真阳性与真阴性之和占总受检人数的比例，也是一个综合评价指标，它反映的是诊断试验结果与金标准结果的符合程度。

$$符合率 = \frac{a+d}{a+b+c+d} \times 100\% \quad 式（9-8）$$

7. 预测值 预测值（predictive value，PV）是根据诊断试验的结果来估计真正患病或无病的可能性大小的指标。预测值包括阳性预测值和阴性预测值。

阳性预测值（positive predictive value，+PV）是指诊断试验检测结果为阳性者中，用金标准诊断为"有病"者所占的比例，即诊断试验结果阳性者真正患病的概率。

$$+PV = \frac{a}{a+b} \times 100\% \quad 式（9-9）$$

阴性预测值（negative predictive value，-PV）是指诊断试验检测结果为阴性者中，用金标准诊断为"无病"者所占的比例，即诊断试验结果阴性者真正无病的概率。

$$-PV = \frac{d}{c+d} \times 100\% \quad 式（9-10）$$

因为预测值并非诊断试验本身固有的特性，所以它受试验的灵敏度、特异度和人群患病率的影响。预测值受患病率的影响最为明显。当灵敏度和特异度一定时，阳性预测值随着患病率的升高而升高，阴性预测值随着患病率的升高而降低，且患病率对阳性预测值影响更为明显。当患病率一定时，灵敏度越高的试验，阴性预测值也越高，更有把握将阴性结果者判断为非病人；反之，特异性越高的试验，阳性预测值越高，更有把握将阳性结果者判断为病人。因此，临床医生在判断试验阳性或阴性结果的临床价值时，应综合考虑试验的灵敏度、特异度和受试人群的患病率。只有在患病率较高的人群中进行筛检或诊断试验才比较有意义。

8. 似然比 似然比（likelihood ratio，LR），即诊断试验阳性或阴性的结果分别在病人中出现的概率与在非病人中出现的概率之比，它反映的是病人出现该结果的机会是非病人的多少倍。由于试验结果通常分为阳性和阴性，因此，似然比也相应地分为阳性似然比（positive likelihood ratio，+LR）和阴性似然比（negative likelihood ratio，-LR）。

阳性似然比是指诊断试验阳性结果在病人中出现的概率（即真阳性率）与在非病人中出现的概率（假阳性率）之比，说明正确判断阳性的可能性是错误判断阳性可能性的倍数，该值越大，诊断价值越高。

$$+LR = \frac{真阳性率}{假阳性率} = \frac{\frac{a}{a+c}}{\frac{b}{b+d}} \quad 式（9-11）$$

阴性似然比是指诊断试验阴性结果在病人中出现的概率（即假阴性率）与在非病人中出现的概率（真阴性率）之比，说明错误判断阴性的可能性是正确判断阴性可能性的倍数，该值越小，诊断价值越高。

$$-LR = \frac{假阴性率}{真阴性率} = \frac{\frac{c}{a+c}}{\frac{d}{b+d}} \quad 式（9-12）$$

如同灵敏度和特异度一样，似然比是一个相对稳定的综合性评价指标，它不受患病率的影响，在选择诊断试验时应选择阳性似然比较高、阴性似然比较低的方法。

预测值和似然比这两个指标都显示诊断试验的诊断价值，反映检验结果的正确率。预测值极不稳定，受患病率影响比较明显，而似然比是率比，比较稳定，但不如率直观。已知一个诊断试验的似然比，可以换算出不同患病率（验前概率）情况下的预测值（验后概率）。

$$验后概率 = \frac{验前概率 \times 似然比}{1 + 验前概率 \times (似然比 - 1)} \times 100\% \qquad 式(9-13)$$

验前概率（pretest probability）指人群的一般患病率，而在实际工作中把诊断试验之前就诊人群的患病率作为验前概率；验后概率（posttest probability）是指根据诊断试验结果估计的患病概率，阳性结果的验后概率就是阳性预测值，阴性结果的验后概率则为1－阴性预测值。在式（9-13）中，计算阳性结果的验后概率时，式中用阳性似然比，计算阴性结果的验后概率时，式中用阴性似然比。

例如：某研究采用肌酸激酶试验诊断心肌梗死，得到如下研究结果（见表9-2），试计算该诊断试验的真实性评价指标。

表9-2 肌酸激酶试验诊断心肌梗死的试验结果

肌酸激酶试验	金标准		合计
	心肌梗死	无心肌梗死	
阳性	215（a）	16（b）	231
阴性	15（c）	114（d）	129
合计	230	130	360

计算如下：

灵敏度＝215/230×100％＝93.5％

特异度＝114/130×100％＝87.7％

假阴性率＝15/230×100％＝6.5％

假阳性率＝16/130×100％＝12.3％

约登指数＝93.5％＋87.7％－1＝81.2％

符合率＝（215＋114）/360×100％＝91.4％

阳性似然比＝（215/230）/(16/130)＝7.6

阴性似然比＝（15/230）/(114/130)＝0.074

阳性预测值＝215/231×100％＝93.1％

阴性预测值＝114/129×100％＝88.4％

（三）诊断分界值与诊断试验的真实性

当诊断试验的检测指标为连续性变量时，病人和非病人的指标分布通常是重叠的，对同一种疾病应用不同分界值进行诊断时，其灵敏度和特异度也会有所不同，如图9-2所示。A为病人的最低值，B为非病人的最高值，在A、B之间则既有病人又有非病人，形成一个重叠区。如果把病人与非病人的分界定在A，固然不会漏掉病人，但将会把一部分非病人划入病例组中，出现假阳性，即第Ⅰ类错误（α）；如果将分界定在B，虽没有将非病人误算为病人，但又可能漏掉相当一部分病人，出现假阴性，即第Ⅱ类错误（β）；将分界定在A与B之间的某个数值，则既有一小部分病人被算作非病人（漏诊），又有一小部分非病人被算作病人（误诊）。因此，可以通过改变诊断水平的分界值，来改变诊断试验的灵敏度和特异度，但提高灵敏度往往需要以降低特异度为代价，反之亦然。

诊断试验分界值的选择应权衡假阴性或假阳性带来的后果及诊断试验的目的，通常的原则如下：①当假阳性及假阴性的重要性相等时，可把诊断标准定在"特异度＝灵敏度"的分界处或正确诊断指数最大处；②有些疾病的早期诊断有利于病人的治疗和康复，此时应选灵敏度高的诊断标准，尽量将病人检测出来（如分界值选在图9-1的A处）；③对于治疗效果不理想、确诊及治疗费用较高的疾病，可选择特异度较高的诊断标准，尽量排除病人（如分界值选在图9-1的B处）。

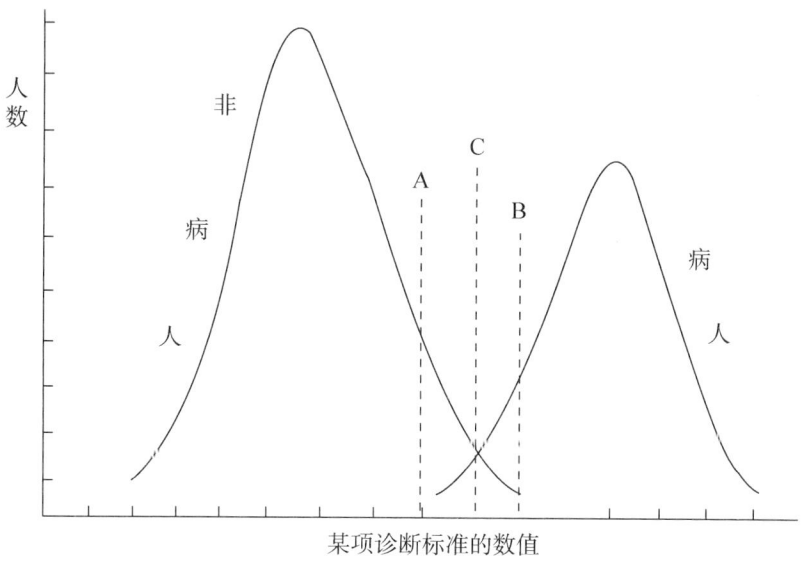

图 9-1 病人与非病人诊断指标的分布示意图

确定分界值的常用方法一般包括生物统计学方法、临床判断法和 ROC 曲线法。

1. 生物统计学方法 多使用的是百分位数和正态分布的平均值加减 1.96 倍标准差。百分位数主要用于偏态分布、分布类型不确定或有极端数字的资料,正态分布法适用于呈正态分布的资料。

也可采用病人和非病人测量值的分布交叉点作为分界值;为了使灵敏度和特异度综合达到最大的满意度,也可将约登指数最大值处定为分界值。

2. 临床判断法 主要是通过大量的临床观察和研究或系列追踪观察某些致病因素对健康损害的阈值来确定,如收缩压≥140mmHg 为异常,舒张压≥90mmHg 为异常,这个分界值标准是在长期的高血压病治疗实践中得出的。

3. ROC 曲线法 ROC 曲线(receiver operator characteristic curve,ROC)又称受试者工作特征曲线,是用构图法揭示灵敏度和特异度的相互关系,通过将作为诊断指标的连续变量设定出多个不同的临界值,从而计算出一系列灵敏度和特异度,再以真阳性率(灵敏度)为纵坐标,假阳性率(1－特异度)为横坐标作图绘制成曲线(图 9-2)。

ROC 曲线常用于直观地确定诊断试验的最佳截断值。一般应选择曲线上尽量靠近左上角

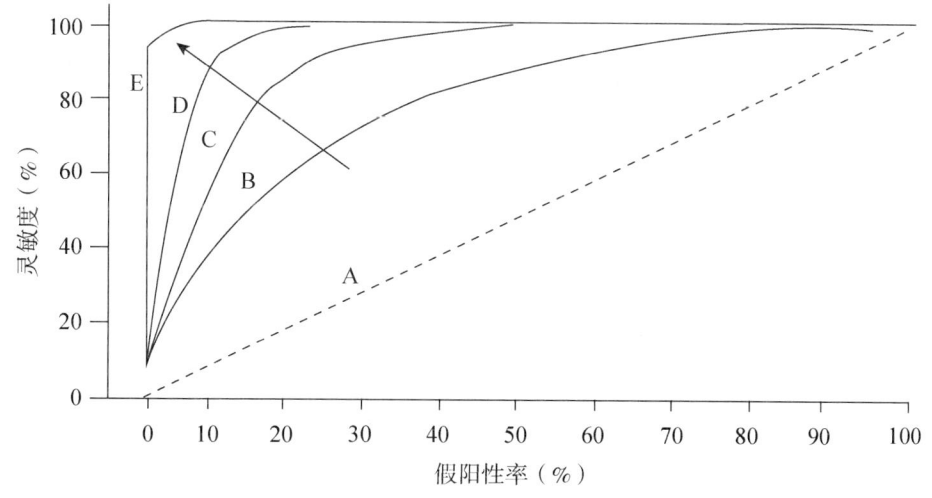

图 9-2 ROC 曲线

的分界值作为诊断标准，此时诊断的灵敏度和特异度均较好，其假阳性率和假阴性率均较小。

ROC 曲线还可用于比较两种或两种以上诊断试验的诊断价值。对同一种疾病的两种或两种以上诊断方法进行比较时，可将各试验的 ROC 曲线绘制到同一坐标图中，以直观地鉴别其优劣，其中曲线顶点与纵坐标顶点最接近者，即为最好的诊断试验（如图 9-2 中 E 曲线最好）。亦可通过分别计算各个试验的 ROC 曲线下面积（AUC）进行比较，哪一个试验的 AUC 最大，则哪一个试验的诊断价值最佳。图 9-2 中，从 A 曲线到 E 曲线，其 AUC 逐渐增大，其中 E 曲线的 AUC 最大，该诊断试验价值最高。AUC 的取值在 0.5~1 之间，AUC 越接近于 1，说明诊断效果越好。

二、可靠性评价

可靠性（reliability）又称可重复性（repeatability）或精确度（precision），指同一诊断试验在完全相同条件下重复试验获得相同结果的稳定程度。在研究中所有测量几乎都存在着测量变异。测量变异是在测量过程中所产生的各种变异，包括观察者的变异、试验方法变异及研究对象的生物学变异（包括个体内变异和个体间变异）。可靠性评价主要是评价测量变异的大小。

对诊断试验的诊断价值进行评价的过程中，仅评价真实性是不够的，还必须考虑到其可靠性，因为真实性与可靠性不是必定相关的，真实不一定可靠，可靠不一定真实。一个可靠性差的诊断试验是不可取的，只有在有良好可靠性的基础上，再去评价诊断试验的真实性才有实际意义。因此，可认为可靠性评价是对诊断试验应用价值进行全面评价的基础和前提。

诊断指标为定量数据时，可直接利用重复测定的原始数据进行指标计算，一般采用标准差、变异系数等。

诊断指标为定性数据时，需将重复试验获得的诊断结果整理成如表 9-3 四格表形式，进行诊断可靠性评价。比较结果共有四种：两次试验结果均为阳性（a），第一次试验结果为阴性但第二次试验结果为阳性（b），第一次试验结果为阳性但第二次试验结果为阴性（c），两次试验结果均为阴性（d）。根据这些参数计算评价指标，对诊断试验的可靠性进行评价，常采用观察符合率和 kappa 值。

表 9-3 诊断试验可靠性评价四格表

第二次试验	第一次试验		合计
	阳性	阴性	
阳性	a	b	$r_1\ (a+b)$
阴性	c	d	$r_2\ (c+d)$
合计	$c_1\ (a+c)$	$c_2\ (b+d)$	N

1. 观察符合率（agreement rate） 又称观察一致率。当某试验做定性测定时，同一批研究对象两次诊断结果均为阳性与均为阴性的人数之和占所有进行诊断试验人数的比率。符合率可用于两名观察者观察同一组研究对象，或同一观察者对同一组研究对象两次观察结果的比较。前者为观察者间观察符合率，后者为观察者内观察符合率。符合率还可进行调整，即计算调整一致率（adjusted agreement）。

$$观察符合率 = \frac{a+d}{a+b+c+d} \times 100\% \quad \text{式（9-14）}$$

$$调整一致率 = \frac{1}{4}\left(\frac{a}{a+b} + \frac{a}{a+c} + \frac{d}{c+d} + \frac{d}{b+d}\right) \times 100\% \quad \text{式（9-15）}$$

2. kappa 值 kappa 值是评价观察一致性程度的常用指标，是实际一致性与非机遇一致性之比。实际一致性为观察一致性与机遇一致性之差，非机遇一致性为1-机遇一致性。该值考虑了机遇因素对一致性的影响并加以校正，从而提高了判断的有效性。具体的计算方法如下：

观察一致性（observed agreement，P_0）$= [(a+d)/n] \times 100\%$　　式（9-16）

机遇一致性（agreement of chance，P_c）$= [(a+b)(a+c)/n + (c+d)(b+d)/n]/n$

式（9-17）

非机遇一致性（potential agreement of chance）$= 1 - P_c$　　式（9-18）

实际一致性（actual agreement beyond chance）$= P_0 - P_c$　　式（9-19）

kappa值=实际一致性/非机遇一致性=$(P_0 - P_c)/(1 - P_c)$　　式（9-20）

也可直接利用式（9-21）进行计算。

$$\text{kappa 值} = \frac{N(a+d) - (r_1 c_1 + r_2 c_2)}{N^2 - (r_1 c_1 + r_2 c_2)}$$　　式（9-21）

kappa值的取值范围为-1～+1。若kappa值<0，证明观察一致率比机遇造成的一致率还小；kappa值=-1，为两次判断完全不一致；kappa值=0，表示观察一致率完全由机遇所致；kappa值>0，表示观察的一致程度大于因机遇造成一致的程度；kappa=1，表明两次判断完全一致。值得一提的是，目前对采用kappa值判断一致性强度尚有争议，但多数学者认为kappa值在0.40～0.75为中高度一致，kappa值>0.75为一致性极好，kappa值<0.40表明一致性差。

例：甲、乙两检验师对100份手术标本进行了检测，结果见表9-4。试用kappa值分析检测的可靠性。

表9-4　甲、乙两检验师对100份手术标本检测的结果

乙检验师	甲检验师		合计
	阳性	阴性	
阳性	46（a）	10（b）	56
阴性	12（c）	32（d）	44
合计	58	42	100

采用式（9-21），计算结果如下：

$$\text{kappa 值} = \frac{100 \times (46+32) - (56 \times 58 + 44 \times 42)}{100^2 - (56 \times 58 + 44 \times 42)} = 0.55$$

本例中kappa值介于0.4～0.75，结果提示甲、乙两检验师判断结果呈中高度一致。

三、实用性评价

除了正确应用评价指标对诊断试验的真实性和可靠性进行评价之外，还要考虑该诊断试验的临床实用性。主要包括：该诊断方法是否简便、快速、易行？对患者有无损伤或副作用？费用如何？医生和患者能否接受？结果的判定是否方便？错误诊断的后果如何？处理漏诊和误诊是否方便？社会效益、经济效益、成本效益如何？有无临床推广应用价值？一个理想的诊断试验应是既真实可靠，又简便、易行、快速、经济、安全、病人和医生易于接受的。

第四节　提高诊断试验效率的方法

在疾病诊断的过程中，临床医生都在努力寻求既灵敏又特异的诊断试验，但在临床实践中这种理想的方法并不多。如何利用现有的诊断试验提高诊断的效率，是临床医生十分关心的问

题。一般可通过以下途径实现。

一、选择患病率高的人群（高危人群）

当一项诊断试验确定后，试验的灵敏度和特异度就已经固定，而人群患病率水平与诊断试验阳性预测值成正比；同样，该诊断试验的似然比也相对固定，提高验前概率，试验的验后概率也会随之提高。故将一项诊断试验用于患病率低的人群，则阳性预测值较低，但若将其用于高危人群，则可明显提高阳性预测值。因此，选择患病率高的人群进行筛检或诊断是提高诊断效率的有效手段。一方面可使新发现的病例数量增加；另一方面可使阳性预测值升高，试验成本下降。

临床上选择高危人群的方法有：建立专科门诊及专科医院，通过询问病史筛查高危人群、职业人群和特殊暴露人群，实行逐级转诊制度等，其结果都可提高就诊群体的验前概率，因而也提高了试验效率。

二、采用联合试验的方法

临床医疗实践中几乎没有尽善尽美的诊断试验，既有高灵敏度又有高特异度的诊断试验并不多。为了提高临床诊断效率，根据诊断的客观需要及可能性，可采用联合诊断试验的方法，即将几种诊断试验联合应用，以克服或避免灵敏度和特异度相互制约的情况。联合试验的方法有两种，即平行试验（并联试验）和系列试验（串联试验）。

1. 平行试验（parallel test） 又称并联试验，是指同时作多项诊断试验，只要其中一项试验结果为阳性就诊断为阳性；只有所有试验结果都为阴性，才能诊断为阴性（表9-5）。与单项诊断试验比较，平行试验可提高灵敏度和阴性预测值，却使特异度和阳性预测值下降，即平行试验使漏诊率下降，却增加了假阳性率，使误诊率升高。

平行试验适用于下列情况：①虽有几项诊断试验，但尚无灵敏度很高的单项试验；②急需迅速做出诊断，如对急症或复诊困难等病人的快速诊断；③疾病对人群影响很大，漏掉一个病人后果严重，需要尽量降低漏诊率。

2. 系列试验（serial test） 也称串联试验，是指依次顺序地做几项试验，只有全部试验皆呈现阳性时才能诊断阳性，其中一项诊断试验结果为阴性就诊断为阴性。由于需要取得前一项试验的结果才能做另一项试验，因而串联试验要用去一段时间。临床上是先做较简单、安全的试验，当出现阳性结果时，再做比较复杂或有一定危险的试验。具体的做法如表9-5所示。

表9-5 联合试验的判断方法

联合试验方式	各诊断试验结果		判断结果
	试验1	试验2	
平行试验	+	+	+
	+	−	+
	−	+	+
	−	−	−
系列试验	+	+	+
	+	−	−
	−	不必做	−

与单项诊断试验比较，系列试验可提高诊断试验的特异度和阳性预测值，即出现阳性结果时患该病的可能性就更大，虽然降低了误诊率，却增加了漏诊率。

系列试验适用于下列情况：①虽有几项诊断试验，但尚无特异性很高的单项试验；②多用于慢性病的诊断，无须迅速做出诊断，但误诊会造成严重后果，需要降低误诊率。

当诊断方法价格昂贵或有危险性时，先考虑简便、安全的试验，提示有患病的可能性时，才进一步做价格昂贵的试验。如诊断糖尿病，先做尿糖检查，阳性者再查餐后 2 小时血糖，两者都阳性时才认为阳性，需进一步用糖耐量试验进行确诊。

（胡　静）

第十章 疾病疗效与预后研究

疾病的治疗效果（疗效）及预后研究是临床研究的重要内容。疗效研究的目的是评价治疗措施的有效性和安全性。疾病预后研究的目的是预测病人发病后的转归过程并探讨影响转归的因素。流行病学是疾病疗效研究和预后研究的方法学。

第一节 疾病疗效研究

一、概述

（一）疾病疗效研究的作用

疾病疗效研究既可用于新药或新疗法的有效性和安全性评价，也可用于对目前临床上应用的药物或治疗方法进行评价。通过疗效研究，肯定并推广有价值的医学干预，淘汰医学实践中无效或不良反应大的治疗措施，并防止新的无效措施被引入医学实践中。

（二）疾病疗效研究遵循的基本原则

疾病疗效研究主要采用流行病学实验方法（临床试验），在实验设计时要遵循实验性研究的基本原则。

1. 随机化的原则　通过随机分组，控制可能的选择或混杂偏倚。
2. 设立对照的原则　疾病疗效研究中，存在很多潜在的未知因素影响研究结果，且经常会出现不能预知的结局。通过设立对照，可排除非研究因素对研究结果真实性的影响，如霍桑效应和安慰剂效应等。
3. 重复的原则　研究结果必须来自一定数量的研究对象，才能保证结果的可靠性。
4. 盲法的原则　应用盲法可减少由于研究者和研究对象主观因素对结果产生的影响。
5. 多中心的原则　多中心临床试验（multi-center clinical trial）是指由多名研究者合作，在不同的研究机构、按相同的试验方案同时进行的临床试验。多中心临床试验的优点：①能在较短的时间内收集到较多的受试者；②受试者涵盖的面较广，获得的研究结果外推性好；③有较多的研究者参与、相互合作，能集思广益，提高临床试验设计、执行和解释结果的水平。
6. 遵守医学伦理的原则　疾病疗效研究是以人作为研究对象，因此，必须遵守世界医学大会《赫尔辛基宣言》的人体医学研究的伦理准则，即知情同意（尊重）、有益无害（行善）及公正（公平）。

二、设计类型

流行病学实验性研究、分析性研究和描述性研究都可以用于疾病疗效研究，其中最佳的研究方法是实验性研究。实验性研究可分为随机对照试验和非随机对照试验，随机对照试验能有效地控制可能的混杂因素，保证结果的真实性。以下为常用的疗效研究设计类型。

（一）平行随机对照试验

平行随机对照试验（randomized controlled trial，RCT）把符合要求的研究对象随机分配到实验组或对照组,然后给予相应的干预措施,随访并评价试验效应。平行随机对照试验可设置一个或多个对照组,试验药可按若干种剂量设组,阳性对照一般采用当前公认的有效药物。平行随机对照试验可有效防止混杂或选择偏倚,是疾病疗效研究中最常用的设计方案,也是金标准方案。

在病情复杂、持续时间长的 RCT 治疗性试验中,常采用分层随机对照试验设计。把对疗效影响较大的重要指标(如性别、年龄、病情、临床分型、发病季节等)作为分层的因素,在每一层内分别进行随机分组,从而使分层因素在各组间均衡可比。在设计分层随机对照试验的时候,要慎重选择分层因素,分层因素必须是已知的与疾病的发生、治疗效果及预后有重要关联的因素,或有充分的理由怀疑为混杂因素;分层的因素不宜过多,以避免分组过多。

(二)群组随机对照试验

群组随机对照试验(cluster randomized controlled trial)在社区环境下进行,以群组而不是个人作为研究单位。群组可为一个社区、一所学校、一家医院等单位。

(三)自身前后对照试验

自身前后对照试验(before-after study)是指一组符合条件的研究对象分别接受前后两个阶段的药物干预试验。两种药物的作用先后顺序按照随机的方法分配,两个用药阶段间设有洗脱期(洗脱期指前一阶段药物的残留效果在体内完全消失的时间)。洗脱期的长短因疾病的症状或药物残留作用时间的长短各有不同。自身前后对照试验的优点主要有:每个病人都有接受新疗法的机会,能为每个病人筛选有效疗法;由于试验与对照是同一个体,消除了不同个体间的差异,可比性好;可节省样本。缺点是适用范围较小,只适用于某些病情波动不大的慢性疾病;此外,如果需要较长时间的洗脱期,研究的周期较长。

(四)交叉设计

交叉设计(cross-over design)是在自身前后设计基础上发展起来的,指在实验研究中,让每组的研究对象交替地接受试验措施和对照措施。在平行随机对照试验中,每组研究对象只接受一种干预措施,而在交叉设计中,在试验的不同阶段,研究对象接受不同的干预措施。交叉可以是一次,也可多次重复交叉。每一交叉时段都是一个平行随机对照试验,因此交叉设计是多个时段的平行随机对照试验结果的累积。

应用自身前后对照及交叉设计时要注意两个问题,一是时间效应(period effect),二是滞留效应(carry over effect)。比较同一组研究对象在不同时段接受不同干预的效果时,即使干预措施无效,研究对象在不同阶段的情况也可能不一样,差异不是干预措施引起的,而是时间效应。当干预措施有效时,前一阶段的干预效果可能会延续至治疗的第二阶段,导致第一阶段的干预效应对第二阶段的干预效应产生影响,这称为滞留效应。为了最大限度地消除滞留效应,洗脱期必须足够长,以使第一阶段的干预效应完全消失。交叉设计的适用条件和优缺点与自身前后对照试验相同。

(五)析因设计

析因设计(factorial trial)可分析两种及以上治疗措施间的作用,并可分析因素之间是否有交互作用。

最简单的两种药物疗效比较的析因设计称为 2×2 析因设计,需要 4 个比较组,即 A 药组、B 药组、A 药与 B 药联合用药组、安慰剂组(既不用 A 药,也不用 B 药)。各组与安慰剂组比较,可得到 3 个率差:RD_A、RD_B 及 RD_{AB}。RD_A、RD_B 分别代表 A 药、B 药的单独作用,RD_{AB} 代表 A 药与 B 药联合用药的作用。若 $RD_{AB}=RD_A+RD_B$,说明 A 药和 B 药之间无交互作用;若 $RD_{AB}>RD_A+RD_B$,说明 A 药和 B 药存在正交互作用;若 $RD_{AB}<RD_A+RD_B$,说明两药存在拮抗的交互作用。

(六)单病例随机对照试验

单病例随机对照试验(N of 1 randomized control trial)是对传统 RCT 方法的革新,是将随机对照的原理应用于单一病例所进行的试验，是单个病例多次重复交叉随机对照试验。试验对象只有一个病人，以自身作为对照，多次交替使用不同的治疗措施。试验的目的在于明确哪一种药物对病人更有效。因此，其随机分配的对象是干预措施，而不是受试者。一般要求采用双盲试验。

单病例随机对照试验将病人的整个试验时间分成 n 个周期，每个周期间隔一个洗脱期，以清除前一个周期治疗的滞留效应。每个周期结束时均评价治疗效果，并将各周期的结果结合起来分析，即第 $i+1$ 个周期的数据要和前面 i 个周期的数据结合起来分析。当试验结果达到试验药物的预期研究目标时，即可终止试验。

单病例随机对照试验适用于病情较稳定但需要长期治疗的慢性疾病，如心脑血管疾病；或经常发作的疾病，如精神性疾病；或用于调查试验药物与不良反应的关系。在下列情况下，可考虑使用单病例随机对照试验：治疗效果可疑，治疗效果在不同病人中差别很大，治疗十分昂贵，治疗周期很长，治疗可能存在严重或持久的副作用等。

单病例随机对照试验针对某个或某些临床特征病例进行，花费较少的人力、财力、物力，可达到指导病人合理用药、优选最佳药物剂量的目的。这种设计的不足是研究结果的外推性较差。

（七）序贯设计

序贯设计（sequential design）是研究对象陆续进入研究，对其逐一进行试验和分析，一旦得出接受或拒绝无效假设的结论，立即停止试验，属非固定样本的试验。

序贯设计将整个试验划分成 N 个连贯的时间段，每个时间段内安排 n 个受试对象。试验进行一段时间后，对所有受试对象的试验结果进行统计分析。如果拒绝无效假设，则试验终止；否则，继续下一个阶段的试验。如果到最后第 N 个时间段结束后仍不能拒绝无效假设，则可接受无效假设。因此，序贯设计常常可节省样本和时间，降低研究的成本。

（八）非随机同期对照试验

在非随机同期对照试验（non-randomized concurrent controlled trial）中，研究对象接受何种干预措施不是随机分配的，而是由研究者或根据病人或其家属的意愿分组。其优点是方便、简单，容易被医生和病人接受，依从性较高；但难以保证组间基线资料的均衡可比性。

（九）历史对照试验

历史对照试验（historical control trial）是指将现时给予试验干预措施的一组某病病人作为实验组，而把既往接受过其他治疗干预的一组患同种疾病的病人作为对照组，以评价试验干预措施的疗效。对照可来自于文献资料，或相关历史资料。历史对照试验操作简单，实施容易；但实验组和对照组的可比性差，容易产生偏倚。

三、随机对照临床试验设计要点

疗效研究多采用实验性研究，其中平行随机对照试验是标准设计类型，现以该类型设计为例阐述疾病疗效研究方案的设计要点。

1. 明确研究目的　研究目的应非常明确，避免过多，一项研究最好回答一个问题。
2. 选择研究对象　根据研究目的确定目标人群，并从目标人群中抽取一定数量的人作为研究对象。对研究对象的诊断方法、诊断标准、病情及病理类型等要有明确的规定。此外，要制订研究对象的纳入标准和排除标准。
3. 样本量的估计　根据研究目的、设计类型、结局指标以及统计学要求估计样本量。关于临床试验样本量的估算可参见本书第七章。
4. 确定随机分组的方法　采用随机化方法将研究对象分配到不同的组别。
5. 确定干预措施　研究计划中应列出具体干预措施（包括对照措施）。如药物评价的临床试验，须说明试验药物以及对照的名称、来源、剂型、剂量、用法等。同时，应说明措施的实施方法，实施应该有统一的标准。

6. 确定盲法的应用　若应用盲法，必须事先严谨设计、科学实施，并对可能产生的情况做周密考虑，对治疗效果不佳或可能出现的毒副作用等应有处理预案，并且不论试验组还是对照组均可得到"一视同仁"的处理。

7. 确定试验效应指标　即研究的结局指标，包括中间结局指标和主要结局指标。中间结局指标是指疾病发展变化过程中的一些结果，主要结局指标是指疾病的最终结局。疾病疗效研究中，干预措施所呈现的治疗效应包括疗效和药物不良反应。

选择效应指标要考虑以下几个因素：①客观性强，例如尽量选择定量或半定量的客观指标；②指标测量方法要有比较强的灵敏度和特异度，以敏感地发现干预措施的治疗效应；③在保证灵敏度和特异度的要求下，尽量选择操作方便、易于观察、易为受试者所接受的观测指标；④对于慢性病治疗措施的效果，除了要有近期效应指标外，最好还有远期效应指标，以获得更加可靠的结论。

8. 确定试验随访观察期　疾病疗效研究需要有明确的随访观察期。随访观察期的长短根据研究目的、所采用的干预措施，并参考临床达到最佳治疗效果的时间决定。

9. 确定资料收集方法　确定收集资料的人员和收集资料的具体方法，对收集资料的人员应进行统一培训。

10. 确定结果分析方法　根据不同的设计类型、不同性质的资料及研究目的，选择合适的统计学分析方法。例如，以安慰剂作为对照的随机临床试验常用单侧优效性检验；在阳性对照试验中，常用非劣效性/等效性检验（与标准的有效药物相比，新药的疗效不差或疗效相等）。

11. 要事先考虑病人的依从性　疗效研究中，依从性是指病人执行所给医疗措施的客观行为的程度。病人的依从性会明显影响研究的质量。因此制订研究方案时须充分考虑病人可能不依从的原因，并制订一些可以改善依从性的措施，例如应得到病人的积极配合，措施尽可能容易执行，保持良好的医患关系，得到病人家属的支持等。

四、疗效研究应注意的问题

1. 纳入的研究对象不合适或分组不合理　疾病疗效研究往往采用人为选择或按自愿原则选择研究对象，或选择的研究对象按其意愿分配治疗措施，因此有可能导致结果的偏倚。因此，选择研究对象时应注意代表性，尽量采用随机分组方法。

2. 失访偏倚　研究对象因疗效差、不良事件、死于非终点疾病或拒绝继续参加观察等原因而退出研究所引起的偏倚即为失访偏倚。控制失访偏倚的方法包括：选择便于随访的人群，加强对随访人员的管理，制订随访计划和监测措施等。

3. 测量偏倚　来自测量或资料收集方法的问题使获取的资料存在系统误差即为测量偏倚。控制测量偏倚的方法包括：采用盲法，选择精确稳定的测量方法，调准仪器，严格实验操作规程，同等地对待每位研究对象，提高临床诊断技术，明确各项标准，严格按规定执行，做好调查员培训以提高询问调查技巧并统一标准。

4. 临床不一致性（clinical disagreement）　指同一医生对同一病人连续几次检查或不同医生对同一病人检查结果不相符的现象。控制临床不一致性的措施包括：制定统一标准，加强研究人员的培训，进行会诊及复查。

5. 不依从　研究对象依从性差会导致研究结果发生偏倚。提高依从性的方法是让研究对象充分理解试验目的、要求及意义，加强研究的管理工作。

6. 其他注意事项　除上述事项外，进行疗效评价研究时，还需要注意霍桑效应、安慰剂效应、向均数回归现象、沾染和干扰等因素对研究结果真实性的影响。

第二节 预后研究

一、概述

(一) 疾病预后及疾病预后研究

疾病预后（prognosis）是指疾病发生后的转归或结局及其发生的概率。结局包括生存和死亡，其中生存结局又分为痊愈、缓解、迁延、慢性化、复发、恶化、伤残、发生并发症、生存质量下降等。疾病预后可受疾病本身特点、病人自身因素及医疗干预等各种因素的影响。

疾病预后研究是关于疾病各种结局发生概率及其影响因素的研究。开展疾病预后研究可了解疾病的发展趋势和危害程度，有助于临床医生及病人共同做出治疗决策。另外，研究影响疾病预后的各种因素有助于改善疾病的结局。根据预后研究结果可评价疾病的防治效果，从而促进疾病治疗水平的提高。

(二) 疾病自然史与临床病程

疾病自然史（natural history of disease）指在不给予任何治疗或干预措施的情况下，疾病从发生、发展到结局的完整过程，包括生物学发病期、亚临床期、临床期和结局四个时期。不同疾病的自然史长短及结局差别很大，同一种疾病在不同病人的自然史长短及结局也会不同。如急性传染性疾病，其病情进展较快，短期内可出现结局；而慢性非传染性疾病的自然史较长，可达数十年之久。研究疾病自然史对疾病的早期诊断、早期治疗及改善预后具有重要的意义。

临床病程（clinical course）即疾病的临床期，指病人开始出现症状和体征，直到最后结局所经历的全过程。临床病程可因医疗干预（包括各种治疗措施）而发生改变，尤其是在疾病临床病程早期采取干预措施，往往可以改善疾病的预后，而在病程晚期进行医疗干预的效果就比较差。

(三) 疾病预后的影响因素

1. 预后因素（prognostic factor） 影响疾病预后的因素均称为预后因素。预后因素可影响疾病结局的发生概率。预后研究就是研究这些因素对疾病结局的影响。对预后因素的研究有助于临床医生开展有效的医学干预，如筛检、早期诊断、积极治疗和改变影响健康的不良行为生活习惯等，从而改善病人的预后。

疾病的预后因素复杂多样，包括以下几方面。

(1) 疾病本身的特点：不同的疾病具有不同的性质、病程、临床类型、病变程度、并发症等特点，故预后也往往不同。自限性疾病，如上呼吸道感染，无须治疗也可自愈，预后良好；而恶性肿瘤，即使积极治疗，预后也很差。通过有效的防治措施改变病人的行为生活习惯可有效改善某些疾病的预后，如糖尿病、高血压。

(2) 病人的病情：病情与疾病的预后密切相关，病情不同，预后也各异。病情重者，预后就差。如恶性肿瘤的大小、癌细胞分化程度、是否转移等均影响预后。

(3) 病人身体素质：身体素质如年龄、性别、营养状况、免疫功能、心理状况等，均对疾病的预后有重要的影响。同一种疾病，由于病人的身体素质不同，其预后也有明显的差别。如病人年龄大、营养状况差及心理承受能力差等因素，可使疾病的预后较差。

(4) 医疗条件：医疗条件是影响疾病预后的关键因素。医疗条件的优劣直接影响疾病治疗方案的质量。诊疗水平高，病人就可早期发现、早期诊断，从而得到及时、正确、有效的治疗，则疾病的预后就较好。医疗方案正确、医疗设施先进、临床护理质量高，疾病的防治效果好,则疾病的预后也较好。

(5) 家庭及社会因素:社会经济发展水平、医疗制度、社会保障体系、家庭成员之间的关系、家庭经济情况、家庭文化教养、病人文化教养等都会影响疾病的预后。社会因素对疾病的影响,尤其是对传染病的影响最明显。

2. 预后因素与危险因素的区别与联系

(1) 危险因素是泛指能引起某特定不良结局(如冠心病),或使其发生的概率增加的因子,包括个人行为、生活方式、环境和遗传等多方面的因素;而预后因素是指在已患病的病人中,研究对疾病结局产生影响的因素。

(2) 与疾病相关的因素中,有些因素既是某病的危险因素,也可为该病的预后因素,如对于心血管疾病,年龄大和吸烟者的患病危险性增加,患病后的预后也不好。有些因素只是某病的危险因素,与该病的预后关系不大,如吸烟是肺癌的危险因素,但与其预后无关。而某些因素只是某病的预后因素,与该病的发生无关,如急性心肌梗死预后与梗死部位、低血压、是否合并心律失常有关,而这些因素与心肌梗死的发生无关。

二、主要研究方法

从方法学上讲,预后研究的研究方法与危险因素的研究基本相同。

1. 队列研究 是疾病预后评定和预后因素探讨的最佳研究方法。
2. 病例对照研究 主要用于预后因素的探讨。
3. 描述性研究 主要采用系列病例分析进行研究,可初步分析预后以及预后因素。

三、设计要点

不同的研究方法,其设计的要点有一定的差异,现以队列研究说明预后研究的设计和实施要点。

1. 明确研究目的 例如要明确研究的重点是了解疾病的转归还是研究影响预后的因素。
2. 确定研究对象 对疾病应该有明确的定义,要有明确的诊断标准、纳入标准与排除标准,应有一定的样本量并能代表被研究疾病的目标人群。
3. 确定研究的起点 研究对象应处于同一起点。起始点可以是症状首发时间、疾病确诊时间或治疗开始的时间。疾病自然史的研究必须是早期病例,而且越早越好,只有早期病例才可以观察到疾病的全过程。
4. 确定随访时间 随访时间要足够长,以便发现所关注的研究结果。同时,随访要完整,在理想情况下,应当对所有纳入队列的研究对象从疾病早期一直随访到完全康复、复发或死亡。但在实际操作过程中很难做到,会存在一定程度的失访率,但失访率宜控制在20%以内,否则可能影响研究结果的真实性。
5. 确定疾病的结局 研究结局既可采用客观的结局(如生存时间),也可采用病人的主观感受结局(如疼痛)。有时为避免研究者在判断预后结局时受主观因素影响,可采用盲法判断预后结局。
6. 选择所研究的预后因素 根据疾病的种类、临床经验和文献报道,提出预后因素假设,明确因素的定义、暴露的剂量和时间。
7. 选择疾病预后评定指标 预后研究常用的指标包括反映疾病致死程度的指标、反映疾病恢复情况的指标、反映疾病结局构成的指标及反映生存情况的指标。在实际应用中,常用的指标有病死率、治愈率、缓解率、复发率、功能丧失率、生存率等。

(1) 病死率(fatal rate):某病病人中死于该病者所占的比例。常用于急性、病程短且易于死亡的疾病（详见第二章）。

（2）治愈率（cure rate）：指治愈的病例数占接受治疗的某病病人总数的比例。常用于病程短、不易引起死亡的疾病。

（3）缓解率（remission rate）：指某病病人经过治疗后，进入疾病临床症状消失期（病情缓解）的病例数占总治疗例数的比例。

（4）复发率（recurrence rate）：疾病缓解或痊愈后又重新发作的病人占接受治疗的该病病人的总例数之比例。

（5）致残率（Disability rate）：指发生肢体或器官功能丧失者在所观察病人中所占比例。常用于病程较长且可发展为肢体、器官残疾的疾病，如糖尿病（详见第二章）。

（6）生存率（survival rate）：是指从某病的病程某时点（诊断、治疗）开始，随访若干年之后仍然生存的病人，在所观察的全体该病病人中所占的比例。常用于评价长病程致死性疾病的预后，如肿瘤。常用三种描述方法：①n 年生存率，指观察对象经历 n 年后仍存活的可能性。②中位生存期（median survival time），即半数生存期，是指研究中 50% 的病人死亡所需随访的时间。该值越大，说明疾病预后越好。③生存率曲线（survival curve），以观察（随访）时间为横轴，以生存率为纵轴，将各个时间点所对应的生存率连接在一起的曲线图。生存曲线是一条下降的曲线，用于描述生存率在各时点的变化过程。

四、生存分析

生存分析（survival analysis）是目前疾病预后评定的主要分析方法。

1. **生存率估计方法** 根据病人生存资料估计总体生存率及其他有关指标（如生存曲线、中位生存期等）。

（1）Kaplan-Meier 法：即乘积极限法，适用于样本量较小、每个观察个体的事件发生时点或删失发生时点能够被准确记录下来的生存时间数据。主要用于未分组生存资料。

（2）寿命表法：适用于样本量较大、生存时间分段记录的数据。

2. **生存率比较方法** Log-rank 检验可分析不同治疗方案对病人生存率的影响，如比较肺癌病人采用手术、手术加化疗治疗方案后的生存率，以了解哪种治疗方案较优。

3. **预后因素分析及生存率预测** 生存分析中一个很重要的内容是探索影响生存时间或生存率的危险因素，即预后因素，如病人的特征、病情、病程、心理状态、家庭因素、经济条件、医疗条件等。预后因素通过影响各时刻的死亡风险（即危险率）而影响生存率。

1972 年英国生物统计学家 Cox 提出了一种能进行生存过程影响因素分析的回归模型，称为 Cox 比例风险回归模型（Cox's proportional hazard regression model），简称 Cox 回归或 Cox 模型。医学上，Cox 回归主要用于探讨恶性肿瘤和其他慢性病的预后因素，也可用于临床疗效评价和病因探索。运用多元 Cox 回归，可分析多个因素对结果的单独作用和联合作用，筛选出可影响或预测疾病预后的因素，校正各混杂因素的影响，估计各预后因素的相对危险度，建立该疾病的预后方程。

五、常见的偏倚及其控制方法

疾病预后研究中的偏倚包括选择偏倚、信息偏倚及混杂偏倚。常见的偏倚来源有：

1. **失访偏倚** 在研究过程中，某些选定的研究对象因种种原因脱离了观察，令研究者无法继续随访，由此造成的对研究结果的影响称为失访偏倚。

控制失访偏倚的方法是在研究设计阶段增加样本量；在实施阶段，通过各种方法提高病人的依从性，减少失访的发生。

2. 零时刻偏倚（zero bias） 零时刻是指疾病随访的起始时点。在疾病预后研究的随访过程中，由于不同病人在开始进行随访队列时所处的疾病阶段不同，即随访起始不同，由此而产生偏倚。

控制方法：在研究设计阶段，采用限制的方法，限制研究对象应是处于临床病程早期阶段，或至少是处于同一病程阶段的患者；在实施阶段，采用病程配对的方法；在数据分析阶段，采用分层分析、标准化及多因素分析等方法。

3. 集合偏倚（assembly bias）也称为分组偏倚、集中性偏倚、就诊偏倚，是指进入研究队列的病人除了研究因素外，还存在其他因素不一致，而这些因素对疾病的结局会产生影响，如疾病的严重程度、病程的长短、临床类型、是否发生并发症及有无治疗或治疗措施不同的影响等。

控制方法：采用随机的方法选择对象；采用匹配的方法，将某些影响预后的重要非研究因素作为配对因素，提高比较组的可比性；采用分层分析、标准化及多因素分析等方法进行数据分析。

4. 存活队列偏倚 如果随访病例队列的起始点接近疾病初发的时间，则此队列称为起始队列。疾病预后研究中，如果观察队列利用现有的存活病例作为研究对象，而不是起始队列，可导致存活队列偏倚。存活队列偏倚是集合偏倚的特殊形式，死亡病例没有进入研究，可使疾病预后偏向好的方向。

控制存活队列偏倚，采用疾病的早期病程作为起始点，尽可能采用起始队列，起始点要明确和统一。

5. 迁移偏倚（migration bias）指在疾病预后研究的随访观察期，病人退出、失访或串组（从一个队列移至另一个队列）等原因，导致所收集的信息不完整或缺失而引起的偏倚。

控制方法：选择易于随访的病例，制订完善的随访计划，提高病人的依从性，通过补充调查收集研究资料。

6. 测量偏倚 在疾病预后研究中，对疾病结局或预后因素进行测量时，由于测量误差而产生的偏倚。

控制测量偏倚的方法包括：提高临床诊断技术，明确各项标准，选择精确、稳定的测量方法，严格实验操作规程，同等对待每个研究对象，培训调查员，提高技巧，统一标准等。

为了尽量减少各种偏倚，使预后因素的研究得出比较正确的结论，可以采用限制、配对、分层、标准化及多因素分析等方法加以平衡。疾病的结局与多种预后因素有关，各种预后因素可以互相影响，它们对结局的作用大小也不同。因此，为了正确地衡量预后因素的作用，可用多因素分析方法，如多元回归、逐步回归、Logistic 回归及 Cox 模型等，以进一步筛选出与疾病结局有关的主要预后因素，并计算其在决定预后中所起作用的相对比重。

（朱春燕）

第十一章 循证医学

循证医学（evidence-based medicine，EBM）是20世纪90年代以来医学领域最受瞩目的发展学科之一，它是基于现有最好的证据，兼顾现有资源、人们的需要和价值取向进行医学实践，从而提高医疗卫生服务的质量和效率。它的产生对医疗实践、医学教育、医学科研、卫生事业管理和医学信息研究产生了巨大的影响。

第一节 循证医学基础

一、循证医学的产生和发展

在20世纪30年代，美国耶鲁大学流行病与公共卫生学Paul教授将流行病学与卫生统计学的原理和方法应用于临床疾病的研究，首次提出了临床流行病学（clinical epidemiology）的概念。之后的30年间，通过Feinstein、Sackett和Fletcher等人的共同努力，使临床流行病学成为临床科研的方法学，促进了临床科研，产生了大量的随机对照临床试验研究成果。英国流行病学家Cochrane看到了这些研究证据的重要意义和作用，提出医学界应着手系统地总结和传播随机对照临床试验的证据，并将这些证据应用于指导临床实践，以提高医疗卫生服务的质量和效率。其后，英国卫生系统在世界卫生组织（WHO）的支持下，由Chalmers领导对产科使用的226种方法的临床效果进行了系统评价。经过14年的努力，完成了研究，发现在226种措施中，50%没有用随机对照临床试验检验，在使用了随机对照临床试验证据的措施中，40%是有效的，60%是无效的甚至有害的。1989年Chalmers等人发表了这篇震惊世界的系统综述。正是在这个背景下，产生了循证医学的思想，循证医学作为一种新的医学实践模式开始形成并逐渐发展起来。

20世纪80年代初，以Sackett教授为首的一批临床流行病学家率先在加拿大McMaster大学医学中心的临床流行病学系和内科学系的年轻住院医生中举办"如何阅读医学文献的学习班"。培养年轻医生如何联系病人的临床实际问题进行文献检索并评价文献，同时将所获得的最新成果应用于自己的临床实践，在学习应用临床流行病学原理与方法的基础上，开展循证医学培训，奠定了循证医学学科的基础，取得了良好效果。经过反复实践，McMaster大学循证医学工作组1992年在美国医学会杂志JAMA上刊登了一篇题名为"循证医学：医学实践教学新模式"的文章，使"循证医学"一词首次在医学文献中出现。然后相继在JAMA等杂志上刊登了McMaster大学循证医学工作组关于如何解读医学文献的系列文章，为循证医学的教育与培训提供了重要的资料来源。

1995年，Sackett教授在受聘于英国牛津大学期间，率先成立了英国循证医学中心（evidence-based medicine center）。通过出版循证医学刊物，建立Cochrane协作网，广泛收集临床随机对照试验的研究结果，在严格质量评价的基础上，进行系统评价和Meta分析，将有价值的研究结果推荐给临床医生及相关专业的实践者，推广循证医学实践。我国于1996年成立了中国循证医学中心及Cochrane中心，并与国际Cochrane协作网（Cochrane Collaboration）密切联系，逐渐开展循证医学知识的推广和普及工作。

二、循证医学的概念

早期循证医学的内容主要是鼓励个体医生检索、评估和利用研究证据，进行临床实践。1996年牛津大学的循证医学中心首任主任Sackett和卫生科学研究院院长Gray在《英国医学杂志》中，对循证医学做了重新定义：循证医学是有意识地、准确地、慎重而明智地应用现有能获得的最好研究依据来确定个体病人的诊治方案。实施循证医学意味着医生要综合参考最新、最好的研究依据和临床经验，并兼顾病人的价值和愿望进行临床实践。

在上述循证医学的定义中可以看出：其一，循证医学是基于证据决策的科学。证据是循证医学的核心，医生临床实践积累的经验是一种证据，科学研究发现的结果也是一种证据，只是证据的强度有所不同。循证医学特别注重对证据的评价。其二，循证医学强调证据应用的环境条件，如医疗资源、管理规定、技术水平等，这些条件决定证据的适用性。其三，医学实践的最终目的是提高人的健康水平和生命质量，因此循证医学的证据必须结合病人的实际情况，顾及病人的意愿和价值取向，体现以病人为中心的服务理念。

早期的循证医学仅局限于个体病人的临床决策，未重视在制定群体或宏观医疗卫生政策时也应遵循研究证据的重要性和必要性。随着循证医学在临床实践中的广泛应用，作为一名外科医生和医疗卫生管理者，Gray发现了在制定宏观医疗卫生决策时遵循研究证据的重要性和必要性，1997年出版了《循证医疗卫生决策》（*Evidence-Based Healthcare*）。循证医学的思想逐渐超出临床循证决策的范畴，形成了广义的循证医学概念。

广义的循证医学是指遵循科学证据的医学，提倡在个人经验和已有的客观科学依据的基础上，综合考虑现有的最佳证据、现有资源、病人和社会的需求及价值取向做出医疗卫生决策。它包括针对个体病人的循证临床实践和针对群体的循证宏观医疗卫生决策。

三、循证医学的证据

（一）证据的定义

循证医学强调在证据、医生技能和病人价值三者结合的基础上，使用当前最新、最好的证据。因此，证据是循证医学的关键点。循证医学的证据主要是指那些通过科学的研究方法获得的知识和信息，不是指陈旧过时的证据。

（二）证据的分类

可以从研究方法、研究内容、用户需求、获取渠道这四个方面对循证医学证据进行分类（表11-1）。

表11-1 临床研究证据的分类

按研究方法分类	按研究内容分类	按用户需要分类	按获取渠道分类
原始研究证据	病因研究证据	系统评价	公开发表的临床研究证据
二次研究证据	诊断研究证据	临床实践指南	灰色文献
	预防研究证据	临床决策分析	在研的临床研究证据
	治疗研究证据	临床证据手册	网络信息
	预后研究证据	卫生技术评估	
	其他医学研究证据	健康教育资料	

（三）证据的来源

循证医学证据的来源有多种，主要有大型医学文献数据库、专门的循证医学证据数据库、网站资源、杂志、会议文献以及在研和（或）未发表的临床试验等。

1. 大型医学文献数据库　大型医学文献数据库主要包括 MEDLINE 数据库、EMBASE 数据库、中国生物医学文献数据库（CBM）、中国期刊全文数据库（CNKI）、中文科技期刊数据库（VIP）、万方数据库等，主要收集原始研究证据。

2. 专门的循证医学证据数据库　专门的循证医学证据数据库主要包括 Cochrane 图书馆开发的系列循证医学数据库、OVID 循证医学数据库、DARE（Database of Review of effects）、临床实践指南（clinical practice guideline）等。

（1）Cochrane 图书馆（Cochrane Library，CL）：Cochrane 图书馆是提供一系列循证医学信息的数据库，涉及的内容包括循证医学系统性评价、临床试验、评价方法学研究、健康技术评价、经济学评价等众多方面，由于 Cochrane 图书馆具有提供信息全面、证据可信度高、定期更新、接受评论及修改错误等特点，因此一直被认为是循证医学的重要资源，而被广大的临床医生、科研和教学工作者、患者以及医疗卫生行政决策人员广为利用。

（2）OVID 循证医学数据库：由 OVID 技术公司开发，与 Cochrane 图书馆类似，一次检索可以同时打开多个高质量的临床证据数据库。

（3）DARE（Database of Review of effects）：为评价干预措施疗效的免费系统评价数据库，包含经过评价的非 Cochrane 系统评价摘要，被认为是证据摘要信息资源。它既是独立的信息资源，又包含在 Cochrane 图书馆中。

（4）临床实践指南（clinical practice guideline，CPG）：是证据强度很高的信息资源，有助于指导临床决策。

3. 网站资源　与循证医学资源有关的网站包括 SumSearch，TRIP database，Doctors Desk，CRD Database，NGC（National Guideline Clearinghouse）等。

4. 会议文献　获取会议信息除收集印刷版或光盘版的医学学术会议的《会议论文集》外，还可通过网络获取。常用检索会议文献的网站有：Gateway（http://gateway.Nlm.Nih.gov/gw/Cmd）、Psychinfo（http://www.Apa.org/psycinfo）、BioMed Central（http://www.Biomed-central.com/browse/abstracts）、国家科技图书文献中心（http://www.Nstl.Gov.cn）、中国医学学术会议论文数据库（http://www.999.com.cn/Super.DB/cmcc.asp）等。

5. 在研和（或）未发表的临床试验　循证医学证据的获取注重多渠道，力争获得所有与某个问题相关的证据，因此，除已经发表的证据外，正在研究中的和由于各种原因未被发表的证据也要检索，这是保证循证医学所提供的证据真实可靠的重要环节。目前，除 Cochrane 临床对照试验数据库外，英国国家卫生保健服务系统资助和关注的在研或新近完成的临床试验注册数据库（The National Research Register，NRR）、英国伦敦的一个有关临床试验的网站（Current Controlled Trials）及美国国立卫生研究院通过过滤医学图书馆建立的 Clinical Trials 网站等资料也可提供在研临床试验相关证据。

（四）证据的分级

证据分级的标准很多，加拿大医学信息学专家 Haynes 教授的 5-S 模型总结了循证医学信息服务模式演进的过程。该模型展示了证据资源从原始证据开始，以证据系统为终端，自下而上形成一个不断缩小的证据金字塔（图 11-1）。

1998 年，Phillips、Ball 和 Sackett 等临床流行病学和循证医学专家共同制定了证据分级标准，2001 年 5 月正式发表在英国牛津循证医学中心网站。该标准将研究证据的推荐强度分为 5 级，即 Ⅰ、Ⅱ、Ⅲ、Ⅳ、Ⅴ 级，涉及治疗、预防、病因、预后、诊断及经济学等方面的证据，使用证据者参考时更有针对性（表 11-2）。

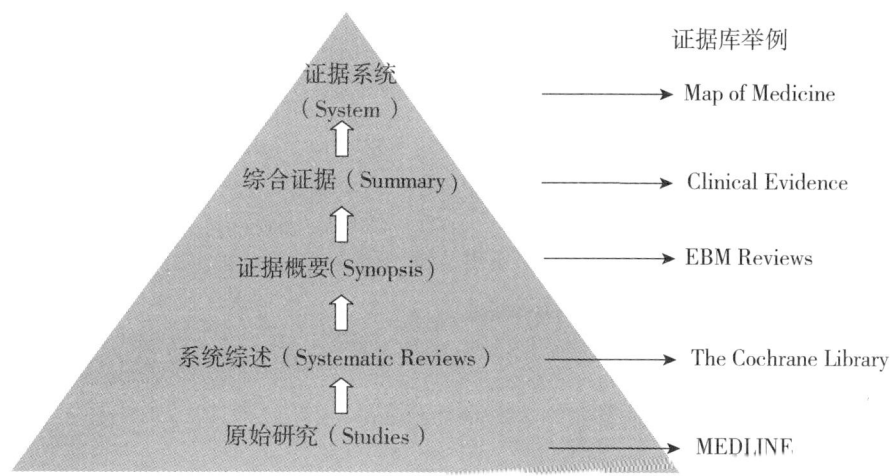

图 11-1　证据提供模式的 5-S 系统和证据金字塔

(引自 Haynes B. EBM, 2006, 11: 162.)

表 11-2　2001 年牛津证据分级与推荐强度

推荐强度	证据级别	治疗、预防、病因研究	预后研究	诊断性研究	经济学研究
Ⅰ级	Ⅰa	同质性 RCT 的系统评价	同质性前瞻性队列研究的系统评价或经验证的临床实践指南	同质性高质量诊断试验的系统评价，或经验证的临床实践指南	同质性高质量经济学研究的系统评价
	Ⅰb	单个 RCT（置信区间窄）	随访率≥80% 的前瞻性队列研究	纳入研究对象适当，且与金标准进行同步盲法比较的诊断性研究	采用适当的成本计算，对所有经过严格验证的备选医疗方案的结局进行了比较分析，包括将临床可观察到的变异结合到重要变量中进行敏感性分析
	Ⅰc	观察结果为"全或无"，即：①某干预推行前某病病死率为 100%，推行后病死率低于 100%；②某干预推行后避免了某病病人在推行前的所有死亡或治疗失败	观察结果为"全或无"的病例系列研究	绝对的特异度高，即阳性者可确诊，或绝对的灵敏度高，即阴性者可排除	对干预措施分析后有明确结论：①成本低其结果佳的程度；②成本高其结果差的程度；③成本相同其结果好坏的程度
Ⅱ级	Ⅱa	同质性队列研究的系统评价	同质性回顾性队列研究或对照组未治疗的同质性 RCT 的系统评价	同质性的但质量低于Ⅰ级的诊断性研究的系统评价	同质性的但质量低于Ⅰ级的经济学研究的系统评价

续表

推荐强度	证据级别	治疗、预防、病因研究	预后研究	诊断性研究	经济学研究
Ⅱ级	Ⅱb	单项队列研究（包括质量较差的RCT，如随访率<80%）	回顾性队列研究，或RCT中未治疗的对照组病人追踪结果，或未经验证的临床实践指南	同步作了金标准及诊断试验，并进行了独立盲法比较，但研究对象局限且不连贯，或未经验证的临床实践指南	采用恰当的成本计算，对若干备选医疗干预方案的结局进行了比较分析，包括将临床可观察的变异结合到重要变量中进行敏感性分析
	Ⅱc	结局研究、生态学研究	结局研究		
Ⅲ级	Ⅲa	同质性病例对照研究的系统评价	—	—	—
	Ⅲb	单项病例对照研究	—	纳入研究对象恰当且与金标准进行了独立盲法比较或客观比较，但部分纳入对象未接受金标准试验的诊断性研究	未作准确成本计算的经济学研究，但包含在主要变量中加入临床因素作出的敏感性分析
Ⅳ级		系统病例观察及质量较差的队列和病例对照研究	系列病例观察及质量较差的预后队列研究	未采用盲法或未客观独立地使用金标准试验的诊断性研究，划分真阳性和真阴性的参考标准不统一的诊断性研究，纳入研究对象不恰当的诊断性研究	无敏感性分析的经济学研究
Ⅴ级		专家意见或基于生理、病理生理和基础研究的证据	专家意见或基于生理、病理生理和基础研究的证据	专家意见或基于生理、病理生理和基础研究的证据	专家意见或基于经济学理论的证据

另外，还有 GRADE 证据分级。2001 年 WHO 成立了由 67 名临床指南专家、循证医学专家、各权威标准的主要制定者和证据研究者组成的 GRADE 证据分级工作组，制定国际统一的证据质量分级和推荐强度标准。2004 年正式推出 GRADE 证据分级标准，其后对 GRADE 证据分级进行了修改，2011 年提出了最新证据质量分级的定义和方法（见表 11-3 和表 11-4）。

表 11-3 GRADE 四个等级证据的最新含义

证据质量等级	最新定义
高质量	非常确信真实的效应值接近效应估计值
中等质量	对效应估计值我们有中等程度的信心：真实值有可能接近估计值，但仍存在二者大不相同的可能性

续表

证据质量等级	最新定义
低质量	对效应估计值的确信程度有限；真实值可能与估计值大不相同
极低质量	对效应估计值几乎没有信心；真实值很可能与估计值大不相同

(GRADE Working Group. *J Clin Epidemiol*, 2011: 401-406. 高霈译. 中国循证医学杂志, 2011: 451-455.)

表11-4 GRADE证据质量分级方法概要

研究设计	证据集群的初始质量	如果符合以下条件，降级	如果符合以下条件，升级	证据集群的质量等级
随机试验	高⟶	偏倚风险 —1 严重 —2 非常严重 不一致性 —1 严重 —2 非常严重	效应量大 +1 大 +2 非常大 存在剂量-反应关系 +1 梯度量效证据	高（4个"+"：++++） 中（3个"+"：+++○）
观察性研究	低⟶	间接性 —1 严重 —2 非常严重 不精确 —1 严重 —2 非常严重 发表偏倚 —1 可能 —2 非常可能	所有可能的剩余混杂因素 +1 降低所展示的效应 +1 如未观察到应意味着是一种假效应	低（2个"+"：++○○） 极低（1个"+"：+○○○）

(GRADE Working Group. *J Clin Epidemiol*, 2011: 401-406. 高霈译. 中国循证医学杂志, 2011: 451-455.)

四、循证医学的应用

目前循证医学主要应用于以下方面：①疾病防治效果评价；②病因及危险因素分析；③诊断试验评价；④卫生经济学分析；⑤卫生技术评估；⑥药物不良反应分析；⑦疾病预后分析；⑧临床决策分析；⑨卫生经济学分析。

除此之外，近年来循证医学还应用于卫生事业管理、医学教育改革评价、突发性公共卫生事件的处理等方面。

第二节 循证医学实践

一、概念

循证医学实践就是人们应用循证的原则和理念去查找、评价和应用有关证据的过程，即查找和依据证据去制定医疗、临床实践及卫生决策的整个过程。

二、循证医学实践的基本步骤

循证医学实践包括五个步骤：提出问题 → 全面检索查找证据 → 严格评价证据 → 得出结论，应用证据科学决策 → 后效评价（图 11-2）。

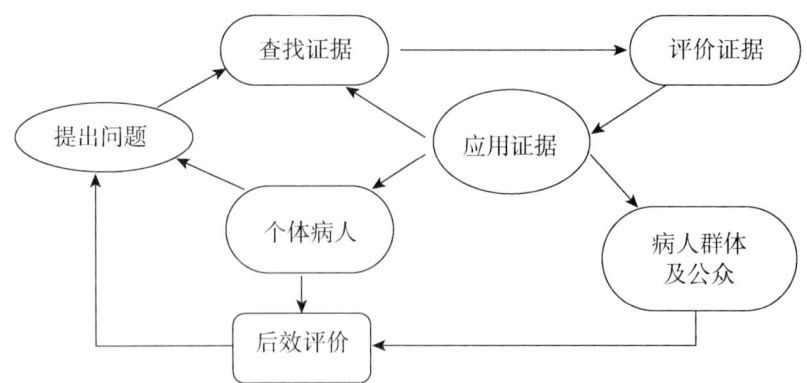

图 11-2 循证医学实践的基本步骤

（一）提出问题

提出问题是循证医学实践的起点和第一步。构建一个问题时可以使用 PICOS/PECOS 格式将研究问题结构化，即：①病人或人群（patient/population），指病人所患疾病类型及其诊断标准、研究人群的特征；②干预（intervention）或暴露（expose）；③对照（comparator）；④研究结果（outcome）；⑤研究设计（setting）。以这五个要素来构建问题，作为寻找证据的起点。例如，对于"慢性乙型病毒性肝炎抗病毒的循证治疗"这一问题，利用 PICOS 法构建问题为：P（HBeAg 阳性慢性乙型肝炎病人）、I（α-干扰素）、C（对照组措施：注射安慰剂）、O（血清 ALT 异常，HBV DNA 水平下降，HBeAg 转阴伴或不伴抗 HBe 转阳，肝组织学改善）、S（疗效研究、RCT 或系统评价）。

（二）查找证据

证据可以来自教科书、专著、专业杂志、电子出版物和累积期刊索引等，可以来源于高质量期刊上发表的原始研究论著，也可以来源于系统评价或 Meta 分析等二次文献研究资料，包括循证教科书、循证杂志、与循证有关的数据库和网站等。

证据的获得需要系统、全面地查找文献，检索的方法和策略是非常重要的。检索前应针对要解决的问题确定检索的渠道和资料库，每一种资料库的具体检索方法、检索年限和语种等。

（三）评价证据

评价证据指将收集的有关文献，根据医学实践的不同需要，应用相应的医学文献质量评价标准，对所获得证据的真实性、可靠性和适用性进行严格评价，得出确切的结论，指导临床或医疗卫生决策。

1. 证据评价的基本要素　证据的评价包括三个层次：临床重要性、内部真实性、适用性。

（1）临床重要性：证据的临床重要性是指一项研究结果的实用价值大小，即研究结果的临床意义有多大。循证医学强调采用客观量化的指标评价研究结果的临床意义，即需要对各研究指标（如结局的发生率或某观察指标的均数和标准差）加以总结报告，还应报告干预措施的效果和效应值的置信区间。

（2）内部真实性：证据的内部真实性即研究结果的准确性，指研究的结果与真实情况符合程度的大小。真实性评价应重点关注研究整体设计是否科学、研究方法是否合理、统计分析方法是否正确、研究结果是否支持研究结论等问题。

(3) 适用性：证据的适用性即外部真实性。研究结果能够推广应用到研究对象以外人群的称为具有外部真实性。证据的外部真实性是循证实践得以实施的关键。评价证据的外部真实性主要关注研究对象的代表性，同时还要考虑应用证据的社会、经济条件以及证据的可接受性等。

2. 证据评价的基本内容　对证据进行评价是循证医学中非常重要的环节，这一过程要求对一项研究的全过程进行全面的评价，包括研究目的、研究设计方案、研究对象、观察或测量指标、分析方法、结果表达方式、偏倚的控制以及研究结论等多个方面。

3. 证据评价的基本方法　根据文献的研究设计类型，遵循循证医学中关于研究设计评价的原则与方法，采用相应的评价标准进行科学评价，对于同一问题，研究获得同类证据较多时，符合条件则可以做系统评价和 Meta 分析（具体分析过程详见本章第三节）。不同设计类型的偏倚风险评估也可参考 Cochrane 协作网所提供的软件及手册中的评估方法进行。

(四) 应用证据指导决策

证据经过严格评价后表明有价值、真实并且是适用的，应当尽快用以指导医疗卫生实践；对于经过评价是无效甚至是有害的措施，则应该立即停止；对于尚无定论的措施，则可以进一步探索。

(五) 后效评价

在将结论运用于实践之后，应当对其应用的效果进行再评价，从中总结经验和教训。若效果好，可进一步实践；反之，则应找出问题，再针对问题进行新的循证实践。只有通过不断实践、不断总结，才能达到逐步提高学术水平和医疗质量的目的。

第三节　系统综述

随着循证医学的兴起，如何系统地总结既往的研究成果，为循证决策提供高质量的证据日益受到重视。系统综述（systematic review，SR）和 Meta 分析已被公认为客观评价和合成针对某一特定问题的多个研究证据的最佳手段，被认为是最高级别的证据。

一、概念

系统综述也称为系统评价，是针对某个主题进行的二次研究，其基本过程是以某一具体医疗实践问题（如疾病的治疗、诊断、预防等）为基础，系统、全面地收集全世界所有已发表或未发表的科学研究结果，采用严格评价文献的原则和方法，筛选出符合质量标准的文献，进行定性或定量合成（Meta-analysis），去粗取精、去伪存真，得出综合、可靠的结论。同时，随着新的临床研究的出现及时更新，随时为医疗实践提供最新的决策依据。系统评价可以是定性的（qualitative systematic review，定性系统评价），也可以是定量的（quantitative systematic review，定量系统评价），即 Meta 分析过程。Meta 分析是系统综述中使用的一种对以往独立的研究结果进行定量综合的统计学方法，它将多个独立的、可以合成的科学研究综合起来进行定量分析。

二、系统综述的意义

(一) 整合海量信息

随着社会的发展、科学技术的进步，我们已经处于一个信息爆炸的时代，生物医学文献的年增长率约为 6.7%，每年约 200 万篇文献发表在 2 万多种生物医学期刊上。要进行科学决策的临床医生、科研工作者和卫生部门的决策者们，需要阅读大量信息才能掌握本学科的新进展和新成果，因此往往陷入信息海洋之中。系统评价采用严格的文献选择、评价方法，去伪存真，将真实、可靠的有价值的信息进行合成，可使各层次的决策者迅速得到真实、有用的证据。

（二）有助于克服传统文献综述的缺陷

系统综述和叙述性文献综述均是对现有研究文献的分析和总结。叙述性文献综述常常涉及某一问题的多个方面，如糖尿病的病理、病理生理、流行病学、诊断方法及预防、治疗、康复的措施，也可仅涉及某一方面的问题，如诊断、治疗等，查阅在一段时期内的相当数量的文献资料，经过分析研究，选取有关情报信息，进行归纳整理，做出综合性描述。这种综述往往是定性的，且依赖于分析者的主观分析；在复习文献时缺乏共同遵守的原则和步骤，同类研究由不同的研究者进行综述，结果可能大相径庭。

系统综述往往是针对某一具体医疗卫生实践问题进行研究，文献检索策略明确而全面，有明确的选择标准和严格的评价方法，多采用定量方法，对原始文献进行二次综合分析和评价。由于采用了科学的方法，减少了偏倚和混杂因素的影响。

（三）帮助临床医生或医疗卫生决策者做出科学决策

由于存在随机误差，加之研究对象、设计方案等方面的不同，针对同一个问题的研究结果往往并不一致，甚至有些结论相互矛盾，如果仅仅根据一个或者少数几个研究结果进行决策，很可能会导致"只见树木不见森林"，以致决策失误。系统综述根据预先提出的某一具体问题，制订系统评价方案，对全部研究结果进行收集、选择和评价，得出科学的结论，其参考价值理论上高于原始研究文献，能够帮助医疗卫生决策者做出科学决策。

（四）为制定疾病防制策略和措施提供科学依据

通过病因及危险因素系统综述、卫生经济学循证评价、健康教育效果系统评价、循证保健评价等，可有助于指导健康人群、高危人群和病人开展疾病的三级预防，减少发病、伤残和后遗症，促进康复，避免乱防乱治，科学合理地分配和利用卫生资源。

三、系统综述的步骤和方法

（一）确立题目，制订研究计划

系统综述和 Meta 分析是对已有的研究结果的综合，可以视为基于证据的观察性研究，因此和其他研究一样，首先要明确研究目的，制订一个详细的课题研究计划书。

确定研究目的后，采用 PICOS/PECOS 格式将研究问题结构化。例如，对于"阿司匹林能否预防心肌梗死后死亡的发生"这一问题，P 为心肌梗死病人，I 为阿司匹林，C 为安慰剂，O 为非致死性心肌梗死的发生情况，S 为随机对照临床试验。这些要素对指导查寻、筛选和评价各个临床研究，收集、分析数据及解释结果的应用价值十分重要，必须定义准确、清楚。

系统评价的题目确立后，需要制订计划书，内容包括系统评价的题目、背景资料、目的、检索文献的方法及策略、选择合格文献的标准、评价文献质量的方法、收集和分析数据的方法等。

（二）检索文献

系统、全面地收集所有相关的文献资料是系统评价与叙述性文献综述的重要区别之一。应按照计划书中制订的检索策略（包括检索工具及每一检索工具的检索方法），采用多种渠道和系统的检索方法进行文献检索。除发表的原著之外，还应收集其他尚未发表的内部资料以及多语种的相关资料。

（三）选择文献

在系统评价的设计方案中，应针对确立的研究问题，围绕构成研究问题的四要素，即研究对象、干预措施、主要研究结果和研究设计方案，制定出文献的纳入和排除标准。选择文献则根据事先拟定的纳入和排除标准，从收集到的所有文献中筛选出能够回答研究问题的文献资料。例如，拟探索静脉滴注硫酸镁能否降低急性心肌梗死病人的近期病死率。围绕这一临床问题，如果确定研究对象为急性心肌梗死病人，不考虑梗死的部位及病人性别、年龄，干预措施为静脉使用硫酸镁，与安慰剂比较，主要研究结果为35天内的病死率，设计方案为RCT，则所选临床研究必须符合上述条件。而口服硫酸镁或静脉使用硫酸镁与其他药物进行比较、结果为心肌梗死后35天以后的病死率或者非RCT的文献资料均不能纳入。

文献资料的选择应分三步进行：①初筛：根据检索出的引文信息如题目和摘要等剔除明显不合格的文献，对肯定或不能肯定的文献应查出全文再进行筛选。②阅读全文：对可能合格的文献资料应逐一阅读和分析，以确定是否合格。③与作者联系：一旦被排除，文献将不再录用，因此，如果因文中提供的信息不全面而不能确定，或者是有疑问和有分歧的文献，应先纳入，通过与作者联系获得有关信息后再决定取舍，或在以后的选择过程中进一步评价。

（四）评价文献质量

评价文献的质量是指评估原始单个研究在设计、实施和分析过程中存在系统误差（或偏倚）和随机误差的程度，以作为系统综述和Meta分析中利用其研究结果的依据。

为此，对于入选的文献，需要应用临床流行病学/循证医学评价文献质量的原则和方法，进一步分析评价。文献的评价应包括重要性、真实性和适用性三个方面。

（五）提取信息，填写记录表，建立数据库

根据制订的调查表和需要收集的内容，收录有关的数据资料，其中包括：①一般资料：如评价的题目、评价者的姓名、原始文献编号和来源、评价的日期等。②研究特征：如研究的合格性、研究对象的特征和研究地点、文献的设计方案和质量、研究措施的具体内容和实施方法、有关偏倚防止措施、主要的试验结果等。③结果测量：如随访时间、失访和退出情况，分类资料应收集每组总人数及事件发生率，连续资料应收集每组研究人群的人数、均数和标准差或标准误等。

利用各种软件建立数据库，将所有数据资料输入数据库，以便进一步做文献结果的综合分析和报告。目前系统评价管理软件（review manager，Revman）为最常用的 Meta分析软件。除此之外，SPSS、SAS和Excel软件也可进行 Meta分析。

（六）汇总分析

1. 计算各入选研究的效应大小　数据录入后采用相应的公式计算各独立研究的效应大小。通常两组间比较均数时用平均差值表示效应大小，二分类变量用率差、比值比（OR）、相对危险度（RR）等表示效应大小。

2. 定性或定量分析　对收集的资料可采用定性或定量的方法进行分析，以获得相应的结果。

（1）定性分析（non-quantitative synthesis）：是采用描述的方法，将每个临床研究的特征按研究对象、干预措施、研究结果、研究质量和设计方法等进行总结并列成表格，以便浏览所纳入研究的情况、研究方法的严格性和不同研究间的差异，定性评价研究结果在不同特征的研究中是否相似。在原始研究存在较大的异质性时，只能通过定性分析汇总结果；另外，定性分析是定量分析前必不可少的步骤。

（2）定量分析（quantitative synthesis）：包括异质性检验、Meta分析、敏感性分析和亚组分析三个方面。

1）异质性检验（heterogeneity test）：即统计量的齐性检验，目的是检查各个原始研究的结果是否具有可合并性。确定各研究结果有无异质性有两种方法：一是作图观察各研究结果的效应值和置信区间是否有重叠，如果置信区间差异太大，可认为具有异质性，则不适合将不同

研究的结果进行合成。另一种方法是进行异质性检验,如果检验结果差异有统计学意义,可认为具有异质性,则不宜将不同研究的结果进行合成。

异质性检验结果处理可按以下原则进行:各研究间无异质性时,采用 Meta 分析固定效应模型(fixed effect model);如果存在异质性,但合并资料仍具有临床意义时,可采用 Meta 分析随机效应模型(random effect model)进行合并分析,但需谨慎解释研究结果;如果存在严重异质性,则不适合合并,应根据研究的特征如受试者年龄、性别、病程、基线情况、干预强度等进行亚组分析或敏感性分析,也可做 Meta 回归分析探索导致异质性的可能原因。

2)Meta 分析:利用 Meta 分析合成结果时,应根据资料的类型及评价目的选择效应量和统计分析方法。对于分类变量,可选择比值比(OR)、相对危险度(RR)、危险度差值(risk difference,RD)和防止一例事件发生需要治疗同类病人的人数(number needed to treat,NNT)等作为效应量表示合成结果。对于连续性变量,当结果测量采用相同度量衡单位时,应选择对均数差值(mean difference,MD)计算加权均数差值(weighted mean difference,WMD),而当结果测量采用不同度量衡单位时,如疼痛评分在不同研究中采用不同的量表,则应选择标化的均数差值(standardized mean difference,SMD)。

3)敏感性分析和亚组分析:敏感性分析(sensitivity analysis)指改变某些可能影响结果的重要因素如纳入标准、研究质量的差异、失访情况、统计方法(固定效应或随机效应模型)和效应量的选择(OR 或 RR)等,以观察异质性和合成结果是否发生变化,从而判断结果的稳定性和强度。亚组分析(subgroup analysis)是指根据不同研究特征分组进行资料分析,例如将研究对象按照不同年龄、性别、病情轻重、干预措施不同剂量或疗程等分组比较,其目的是探讨临床异质性的来源。

3. 偏倚及其检查 不仅在系统综述的原始研究中存在偏倚,如果在文献查找和选择过程中处理不当,还会引入新的偏倚,导致合并结果歪曲了真实情况。常见的偏倚有发表偏倚、定位偏倚、引用偏倚、多次发表偏倚、入选偏倚等选择偏倚。在系统综述中要事先制订一个基本入选标准,进一步进行敏感性分析,这就是检查偏倚的最佳途径。另外,Meta 分析中常用漏斗图(funnel plots)分析偏倚,还可计算失安全数(fail-safe number,N_{fs})来检查偏倚。详见循证医学相关书籍。

(七)系统综述的结果报告和解释

Meta 分析的结果采用森林图(forest plot)表示(图 11-3)。图中水平线代表每个研究的结果,线中间的方块代表研究结果的点估计值,方块的大小代表该结果在 Meta 分析中的权重,线宽代表研究结果的 95% 置信区间;垂直线代表"无效应线"分类变量为 1,计量资料为 0),如果一个研究的水平线穿过垂直线,表明该研究结果的 95% 置信区间包含"无效应线",证明该研究的效应在比较的两组间差异无统计学意义。图中的菱形方块代表各个研究合并后的效应估计值及其 95% 的置信区间。系统综述的报告可以参考 2009 年国际上提出的 PRISMA 声明进行总结报告。PRISMA 由 27 个条目清单(参见《临床流行学》教材相关章节)以及一个流程图(图 11-4)组成。

系统综述结果解释的内容主要包括:

1. 系统评价的论证强度 取决于纳入研究的设计方案和每个研究的质量、是否存在重要的方法学局限、合成结果的效应值大小和方向、是否存在剂量-反应关系等。

2. 推广应用性 在确定系统评价结果的应用价值时,首先应考虑干预措施对病人的利弊,其次应考虑纳入系统评价的研究,其研究对象是否与病人情况相似,是否存在生物学、社会文化背景、依从性、基础危险度、病情等方面的差异。

3. 卫生经济学分析 对干预措施的利弊和费用进行卫生经济学分析。

4. 对医疗和研究的意义 帮助医务工作者和决策者进行正确的选择和应用。

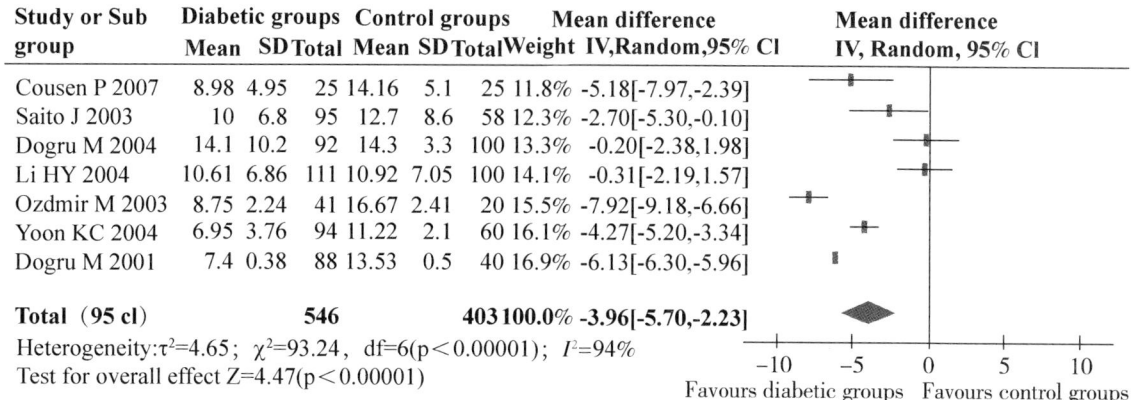

图 11-3　Meta 分析森林图

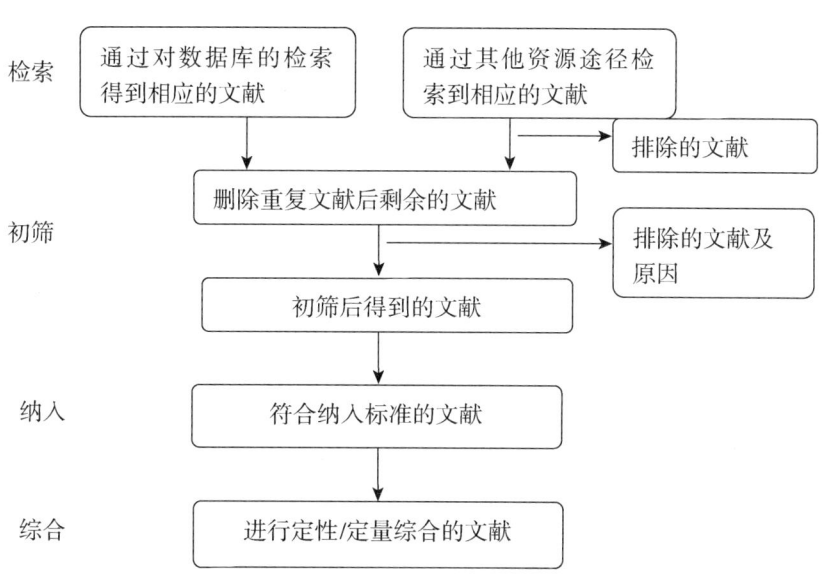

图 11-4　系统综述的流程图

（八）更新系统评价

系统评价的更新是指在系统评价发表以后，应定期收集新的原始研究，一般每隔 2 年按前述步骤重新进行分析、合成和评价，以及时更新和补充新的信息，使系统评价更完善。

四、系统综述的评价

读者在阅读或应用系统评价或 Meta 分析的结论指导临床实践前，必须对其方法和每一个步骤进行严格评价以确定系统评价的结论是否真实、可信，否则有可能被误导。系统综述的评价可从二个方面进行。

（一）结果的真实性

1. 系统评价的证据级别　要看系统评价的设计类型是否为随机对照试验。因为作为评价干预措施疗效"标准设计方案"的随机对照试验能较好地控制各种偏倚因素的影响，因此，根据它产生的系统评价被认为是论证强度最高的研究证据；而非随机对照试验易受偏倚因素的影响，其系统评价的论证强度必然降低。

2. 系统评价的"方法学"　要看是否描述了检索和评价临床研究质量的方法。从作者报告的文献检索方法中可明确收集的文献是否包括了发表和未发表的文献，是否包括了多语种的文献，是否漏掉了重要的相关文献。收集的文献越系统、全面，则结论受发表偏倚的影响就越小，可信度就越大。

3. 不同研究结果的一致性　如果纳入系统评价的每个临床研究的治疗结果相似或至少疗效的方向一致，则由此合成的结果的可信度较高。因此，作者应对各个研究结果之间的相似性进行异质性检验。如果异质性检验结果有统计学差异，则应解释产生差异的原因并考虑将结果进行合并是否恰当。

（二）结果的重要性

对于任何证据，即使经过评价认为具有较好的真实性，也需要严格评价结果对医疗和卫生工作实践的意义。

（三）系统综述结果的适用性

系统综述的结果只是研究对象的"平均效应"，而非适用于该病的所有病人。应从以下四个方面考虑系统综述的结果是否适用于你主管的特定病人或群体。

1. 你主管的病人或群体与系统综述的研究对象有无差异？可通过比较你主管的病人或群体与系统综述研究对象的年龄、性别、伴随疾病、疾病的严重程度、病程、依从性、文化背景、社会因素、生物学及临床特征有无差异，结合临床专业知识，综合判断结果的推广应用性。

2. 系统综述中的干预措施在你的医院或社区是否能够进行？由于技术力量、设备条件、社会经济因素的限制，即使系统综述中的干预措施效果明显，有时在你的医院或社区也不能实施，难以应用到你主管的病人。

3. 你主管的病人或群体从治疗或干预中获得的利弊如何？任何医疗卫生决策均必须权衡利弊，只有利大于弊且费用合理时才有应用于病人或群体的价值。

4. 对于干预或治疗的疗效和不良反应，你主管的病人或群体的价值观和选择如何？目前，随着社会进步，病人或群体的参与意识增强，越来越多的病人或群体参与医疗决策。循证医学强调任何医疗决策的制定均应将决策者的专业知识和经验、当前的研究证据以及病人或群体的选择相结合进行综合考虑，应以病人或群体为中心而不是单纯为了治病或完成任务而实施某项决策。

（叶运莉）

第十二章　传染病流行病学

传染病流行病学（infectious disease epidemiology）是研究传染病在人群中发生、发展、流行过程及分布规律和影响因素，并制定预防、控制和消灭传染病的对策与措施的科学。它是现代流行病学发展的源头和重要的组成部分。

第一节　概　述

一、传染病防治的重要性

我国自新中国成立以来，在"预防为主"的卫生方针指引下，传染病防治工作已经取得很大成就。根据我国部分城市前 10 位主要疾病的死亡专率及死因构成统计，1957 年急性传染病和肺结核分别居于第 2 位和第 3 位，而 1975 年急性传染病和肺结核的位次已分别降至第 8 位和第 6 位。到 1986 年，传染病（肺结核除外）已退居到第 10 位以后，肺结核的位次也退居到第 7 位。与此同时，心血管疾病、脑血管疾病和恶性肿瘤在居民死因构成中位次逐渐前移，至 1986 年这三种疾病在我国已居死因位次的前 3 位。但是，从全世界的卫生状况看，传染病仍然是各国最重要的卫生问题。在发达国家，性传播疾病、病毒性肝炎及一些由各种病原体引起的上呼吸道感染仍然是疾病控制和预防工作中的主要病种。在大多数发展中国家，传染病对人类健康的危害更为严重，传染病仍是这些国家发病与死亡的主要病因。

尽管当前传染病的危害比建国初期有所减轻，但它的发病数与非传染病相比仍然相当可观，传染病防治工作仍然是我国流行病学领域中的重点问题。

二、新发传染病

（一）定义

新发传染病是指近 30 年来，人们新认识或新发现的那些能造成地域性或国际公共卫生问题的传染病。将 1970 年以来发现或认识的人类传染病纳入其中，目前世界范围内共有新发传染病 40 余种，在我国陆续发现的有 10 余种。

（二）分类

新发传染病可分为以下几种：

1. 新病原体引起的新发传染病　即出现了对人类致病的新病原体并引起新的疾病，如人类免疫缺陷病毒（HIV）引起的艾滋病等。

2. 新变异株引起的新发传染病　原已认识的病原微生物发生变异后出现新的型别而引起的传染病，如传染性非典型肺炎（SARS）是由冠状病毒变异引起的。

3. 新认知的新发传染病　有些疾病早已存在，近年才被认识，如丙型和戊型肝炎、军团菌病（Legionaires' disease）和莱姆病（Lyme disease）等。

4. 新确认的新发传染病　一些疾病早已存在并被认识，但未被认为是传染病，近年来发现这些疾病是传染病，如幽门螺杆菌引起的消化性溃疡。

5. 在某地新流行的新发传染病　某种传染病早已在一些地方流行并被人们所认识,而当它在新的地方流行时,通常被认为是该地的一种新发传染病。

(三) 新发传染病的流行特点

1. 流行范围广,影响因素多　如莱姆病、军团菌病等疾病呈全球分布,SARS 在 32 个国家和地区出现,疯牛病在欧洲、北美及日本近 30 个国家流行。同时,生物、自然和社会等因素可对新发传染病的传播范围、传播途径产生影响。

2. 传染性强,传播方式复杂　如埃博拉出血热、SARS 等疾病主要通过空气飞沫传播,西尼罗病毒脑炎经蚊虫叮咬传播,O_{139} 霍乱主要通过水传播引起暴发流行。近年来新发传染病的传播方式呈现复杂化趋势,如 2003 年 12 月 17 日,英国政府宣布一名因输血感染疯牛病的病例,打破了人类的常规认识。

3. 与动物关系密切　如野生动物是马尔堡出血热、西尼罗病毒脑炎等病原体的宿主;莱姆病、肾综合征出血热(hemorrhagic fever with renal syndrome,HFRS)等病原体的宿主是鼠类,猫抓病、疯牛病、禽流感等疾病与畜禽有关。

4. 病死率高,危害大　如埃博拉出血热、汉坦病毒肺综合征、军团病、人禽流感等疾病的病死率很高。

第二节　传染病的流行过程

一、传染病的发生条件

任何一种传染病的发生、发展和传播都是病原体和宿主、病原体和外环境相互联系、相互作用和相互斗争的结果。传染病由特异的病原体所致,其反应特征在不同的宿主机体表现各异(感染谱),如隐性感染、显性感染和再激活感染。

(一) 病原体

病原体(pathogen)是指能够引起宿主致病的各类微生物,包括细菌、病毒、立克次体、支原体、衣原体、螺旋体、真菌和寄生虫等。病原体侵入宿主机体后能否致病,取决于病原体的特征、数量及其侵入门户,其中病原体的特征对病原体的致病性及其表达方式具有重要意义。

1. 病原体特性　包括以下几个方面:

(1) 传染力(infectivity):指病原体使易感宿主发生感染的能力。传染力大小可通过引发感染所需的最小病原微生物量来衡量。

(2) 致病力(pathogenicity):指病原体侵入宿主后引起临床疾病的能力。一般认为,致病力的大小取决于病原体在体内的繁殖速度、组织损伤的程度以及病原体能否产生特异性毒素。

(3) 毒力(virulence):指病原体感染机体后引起严重病变的能力。毒力和致病力的差别在于毒力强调的是疾病的严重程度,可用病死率和重症病例比例来表示。

2. 变异性　病原体可因环境条件或遗传因素的变化而发生变异。病原体变异对传染病的流行、预防和治疗具有重要意义。

(1) 耐药性变异:指原来对某种抗菌药物敏感的细菌变成对该种药物不敏感或耐受菌株。耐药性变异可通过耐药基因或基因突变传给后代,也可通过微生物共生而转移给其他微生物。

(2) 抗原性变异:病原体的基因突变导致了病原体的抗原性变异,从而使疾病发生暴发或流行。

(3) 毒力变异：病原体的毒力变异可使其毒力增强，致病力增强；而其减毒株可制成疫苗，用于传染病预防。

(二) 宿主

宿主（host）是指在自然条件下被传染性病原体寄生的人或其他动物。宿主不仅会遭受损害，也能抵御、中和外来侵入。

(三) 感染过程及感染谱

感染过程又称传染过程（infectious process），是指病原体进入机体后，与机体相互作用的过程，亦即感染发生、发展直至结束的整个过程。宿主感染病原体后，可以呈现程度不同的反应，从隐性感染直至致死性疾病，这种表现称为感染谱（infection spectrum）。

1. 以隐性感染为主的传染病　这类传染病隐性感染所占比例很大，只有一小部分感染者在感染后有明显临床征象出现，严重的和致死性病例更属罕见。此种感染状态在流行病学上称为"冰山"现象（iceberg phenomenon）。

2. 以显性感染为主的传染病　这类传染病绝大多数感染者有明显临床症状和体征，而隐性感染及严重症状或导致死亡的病例占极少数，例如麻疹、水痘等。

3. 大部分感染者以死亡为结局的传染病　这类传染病的特征是绝大部分感染者呈现严重临床症状和体征，以死亡为结局，如狂犬病。

在不同病原体引起的传染过程中，显性与隐性感染的比例不同。同时，由于宿主抵抗力和免疫水平的差异，也可影响临床表现的严重程度。了解一种传染病的感染谱，有助于制定相应的防治对策与措施。

二、传染病流行过程的三环节

传染病在人群中的流行过程是指病原体从已受感染者排出，经过一定的传播途径，侵入易感者机体而形成新的感染，并不断发生、发展的过程。流行过程的三个基本条件即流行过程三环节为：传染源、传播途径和易感人群。这三个环节相互依赖、相互联系，缺少其中任何一个环节，传染病的流行就不会发生。

(一) 传染源

传染源（source of infection，reservoir）是指体内有病原体生长、繁殖并且能排出病原体的人和动物，包括病人、病原携带者和受感染的动物。

1. 病人　病人体内通常存在大量病原体，又具有利于病原体排出的临床症状如咳嗽、腹泻等，因此病人是最重要的传染源。病人作为传染源的意义在其病程的不同阶段有所不同，取决于各阶段排出的病原体数量和频率。

(1) 潜伏期（incubation period）：自病原体侵入机体到最早出现临床症状这一段时间称为潜伏期。各种传染病均有相对固定的潜伏期，病原体在此期间增殖至引起宿主产生症状的阈值量。各传染病的潜伏期长短各异，其变化范围从几小时到数十年，受病原体数量、毒力、侵入途径和机体状态的影响。

潜伏期的流行病学意义在于：①根据潜伏期判断病人受感染时间，用于追踪传染源，查找传播途径。②根据潜伏期确定接触者的留验、检疫和医学观察期限。一般为平均潜伏期加1~2天，危害严重者按该病的最长潜伏期予以留验和检疫。③根据潜伏期确定免疫接种时间。④根据潜伏期评价预防措施效果。一项预防措施实施后经过一个潜伏期，如果发病数明显下降，则可认为可能与措施有关。⑤潜伏期长短还可影响疾病的流行特征。一般潜伏期短的疾病一旦流行，常呈暴发，且疫势凶猛。

(2) 临床症状期：出现疾病特异性症状和体征的时期。由于此阶段病人体内病原体数量多，临床症状又有利于病原体排出和传播，因此病人的传染性在临床症状期最强。严格的隔离措施有助于限制病原体的播散。

(3) 恢复期：此时疾病的传染性逐步消失，有些传染病病人已不再作为传染源，如水痘；但也有些疾病如痢疾、伤寒等病人仍有恢复期排菌。

病人排出病原体的整个时期称为传染期（communicable period）。传染期的流行病学意义在于它是决定传染病病人隔离期限的重要依据。同时，传染期的长短也可影响疾病的流行特征，如传染期短的疾病，继发病例常成簇出现，传染期长的疾病，继发病例陆续出现，持续时间可能较长。

尽管有临床症状的病人是重要的传染源，但对于轻型或非典型病人，因其未能受到管理，活动和排出病原体范围广泛而不容忽视。

2. 病原携带者（carrier） 病原携带者是指没有任何临床症状而能排出病原体的人。带菌者、带毒者和带虫者统称为病原携带者。病原携带者按其携带状态和临床分期的关系分为三类。

(1) 潜伏期病原携带者：即在潜伏期内携带病原体者。可在潜伏期内携带病原体的疾病较少，如霍乱、痢疾等。这类携带者多数在潜伏期末排出病原体。

(2) 恢复期病原携带者：指临床症状消失后继续排出病原体者。相关的疾病包括痢疾、伤寒、白喉、流行性脑脊髓膜炎和乙型肝炎等。一般恢复期病原携带状态持续时间较短，凡临床症状消失后病原携带时间在 3 个月以内者，称为暂时性病原携带者；超过 3 个月者，称为慢性病原携带者，少数人甚至可携带终身。慢性病原携带者因其携带病原时间长，具有重要的流行病学意义。

(3) 健康病原携带者：指整个感染过程中均无明显临床症状与体征而排出病原体者，如白喉、脊髓灰质炎病人等。

病原携带者作为传染源的意义取决于其排出病原体的数量、携带病原体的时间长短、职业、社会活动范围、个人卫生习惯、环境卫生条件及防疫措施等。在饮食服务行业、供水企业、托幼机构等单位工作的病原携带者对人群的威胁非常严重。

3. 受感染的动物 人类的某些传染病是由动物传播所致。这些疾病的病原体在自然界的动物间传播，在一定条件下可以传染给人，所致疾病称为自然疫源性疾病，如鼠疫、森林脑炎等。也有些疾病在动物和人之间传播，并由共同的病原体引起，称为人畜共患疾病（zoonosis），如血吸虫病、狂犬病等。

动物作为传染源的意义主要取决于人与受感染的动物接触的机会和密切程度、动物传染源的种类和密度，以及环境中是否有适宜该疾病传播的条件等。

(二) 传播途径

传播途径（route of transmission）指病原体从传染源排出后，侵入新的易感宿主前，在外环境中所经历的全部过程。传染病可通过一种或多种途径传播。

1. 经空气传播（air-borne transmission） 其传播方式包括经飞沫、飞沫核和尘埃传播。

(1) 经飞沫传播：含有大量病原体的飞沫在病人呼气、打喷嚏、咳嗽时经口鼻排入环境。大的飞沫迅速降落地面，小的飞沫在空气中短暂停留，局限于传染源周围。因此，经飞沫传播只能累及传染源周围的密切接触者。这种传播在一些拥挤的公共场所如车站、临时工棚、监狱等较易发生。对环境抵抗力较弱的流感病毒、百日咳杆菌和脑膜炎双球菌常经此方式传播。

(2) 经飞沫核传播：飞沫在空气悬浮过程中由于失去水分而剩下的蛋白质和病原体组成的核称为飞沫核。飞沫核可以气溶胶的形式飘至远处。结核分枝杆菌等耐干燥的病原体可经飞沫核传播。

(3) 经尘埃传播：含有病原体的飞沫或分泌物落在地面，干燥后形成尘埃。易感者吸入后即可感染。凡对外界抵抗力较强的病原体如结核分枝杆菌和炭疽杆菌芽胞均可通过尘埃传播。

经空气传播的传染病流行特征为：①传播广泛，传播途径易实现，发病率高；②冬春季高发；③少年儿童多见；④在未接受免疫预防的人群中周期性升高；⑤受居住条件和人口密度的影响。

2. 经水或食物传播　经水或食物传播的传染病包括许多肠道传染病和某些寄生虫病，个别呼吸道传染病也可通过食物传播。

(1) 经水传播（water-borne transmission）：传染病经水传播的方式包括经饮用水传播和经疫水传播。水源水被污染的情况可由自来水管网破损后污水渗入所致，也可因粪便、污物或地面污物污染水源所致，生物恐怖分子对饮用水源的故意污染同样值得警惕。

经饮用水传播的疾病常呈暴发流行。其流行特征为：① 病例分布与供水范围一致，有饮用同一水源史；② 在水源经常受到污染处病例终年不断；③ 除哺乳婴儿外，发病无年龄、性别、职业差别；④ 停用污染水源或采取消毒、净化措施后，暴发或流行即可平息。

经疫水传播通常是由于人们接触疫水时，病原体经过皮肤、黏膜侵入机体所致，如血吸虫病、钩端螺旋体病等。其流行特征为：① 病人有疫水接触史；② 发病有季节性、职业性和地区性；③ 大量易感者进入疫区接触疫水时可致暴发或流行；④ 加强疫水处理和个人防护可控制病例发生。

(2) 经食物传播（food-borne transmission）：当食物本身含有病原体或受到病原体的污染时，可引起传染病的传播。受感染的动物食物，如未经煮熟或消毒即食用，便可引起感染。

经食物传播的传染病的流行病学特征主要有：① 病人有进食某一食物史，不食者不发病；② 一次大量污染可致暴发；③ 停止供应污染食物后，暴发可平息。

3. 经接触传播（contact transmission）

(1) 直接接触传播（direct contact transmission）：是指在没有外界因素参与下，传染源直接与易感者接触的一种传播途径，如性病、狂犬病等。

(2) 间接接触传播（indirect contact transmission）：是指易感者接触了被传染源的排出物或分泌物污染的日常生活用品所造成的传播。被污染的手在此传播中起重要作用。许多肠道传染病、体表传染病及某些人畜共患病均可通过间接接触传播。经间接接触传播的传染病一般呈散发，很少造成流行，无明显季节性，个人卫生习惯不良和卫生条件较差地区发病较多。

4. 经媒介节肢动物传播（arthropod/vector-borne transmission）　其传播方式包括机械携带和生物性（吸血）传播。

吸血节肢动物通过叮咬血液中带有病原体的感染者，再感染易感者。病原体在节肢动物体内发育、繁殖，经过一段时间的增殖或完成其生活周期中的某阶段后，节肢动物才具有传染性。这段时间称为外潜伏期。

经节肢动物传播的传染病的流行特征包括：①有地区性分布特点；②有明显的职业性；③有一定的季节性；④青壮年发病较多。

5. 经土壤传播（soil-borne transmission）　有些传染病可通过被污染的土壤传播。一些能形成芽胞的病原体（如炭疽杆菌、破伤风梭菌）等污染土壤后可保持传染性达数十年之久。有些寄生虫卵从宿主排出后，需在土壤中发育一段时间才具有感染新易感者的能力。

经土壤传播的传染病往往与病原体在土壤中的存活时间、个体与土壤接触的机会和个人卫生条件有关。如赤脚下地劳动与钩虫病有关，皮肤破损与破伤风等有关。

6. 医源性传播（iatrogenic transmission）　是指在医疗、预防工作中，由于未能严格执行规章制度和操作规程，而人为地造成某些传染病的传播。如医疗器械消毒不严，药品或生物制剂被污染，病人在输血时感染HIV、丙型肝炎病毒等。

7. 围生期传播（perinatal transmission）　在围生期病原体通过母体传给子代，其传播也被称为垂直传播或母婴传播。围生期传播的主要方式包括：

（1）经胎盘传播：受感染的孕妇经胎盘血液将病原体传给胎儿引起宫内感染，常见的如风疹、艾滋病、梅毒和乙型肝炎等。

（2）上行性感染：病原体从孕妇阴道到达绒毛膜或胎盘引起胎儿宫内感染，如单纯疱疹病毒、白念珠菌等。

（3）分娩时传播：分娩过程中胎儿在通过严重感染的孕妇产道时可被感染。淋球菌、疱疹病毒均可通过这种方式传播。

8. 多途径传播　许多传染病可通过一种以上途径传播，以哪一种途径传播取决于病原体所处环境的流行病学特征和病原体自身的流行病学特征。

（三）人群易感性

人群作为一个整体对传染病的易感程度称为人群易感性（herd susceptibility）。人群易感性的高低取决于该人群中易感个体所占的比例。与之相对应的是群体免疫力（herd immunity），即人群对传染病侵入和传播的抵抗力，可以从群体中有免疫力的人口占全人口的比例来反映。

1. 使人群易感性升高的主要影响因素

（1）新生儿增加：出生后6个月以上的婴儿，其源自母体的抗体逐渐消失，而获得性免疫尚未形成，缺乏特异性免疫，因此对许多传染病易感。

（2）易感人口迁入：流行区的居民因隐性或显性感染而获得免疫力。一旦大量缺乏相应免疫力的非流行区居民进入，则会使流行区人群的易感性升高。

（3）免疫人口免疫力自然消退：当人群的病后免疫或人工免疫水平随时间逐渐消退时，人群的易感性升高。

（4）免疫人口死亡：免疫人口的死亡可相对地使人群易感性升高。

2. 使人群易感性降低的主要影响因素

（1）计划免疫：预防接种可提高人群对传染病的特异性免疫力，是降低人群易感性的重要措施。预防接种必须按程序规范实施。

（2）传染病流行：一次传染病流行后，总有相当一部分人因发病或隐性感染而获得免疫，这种免疫力可以是持续较短时间的，也可以是终身免疫，因病种而定。

（3）隐性感染：可以增加免疫人口，降低人群易感性。但一般认为这种免疫不牢固。

三、影响传染病流行过程的因素

传染病的流行依赖于传染源、传播途径和易感者三个环节的连接和延续，任何一个环节的变化都可能影响传染病的流行和消长。这三个环节的连接往往受到自然因素和社会因素的影响和制约。20世纪80年代后期，人类部分传染病之所以能死灰复燃，再度肆虐人类，是诸多自然因素和社会因素的共同作用所致。

（一）自然因素

气候、地理因素是影响传染病流行过程的最主要的自然因素。

近年来全球气候变暖已使地球表面温度在100年内上升了近1℃，同时"厄尔尼诺"现象还可在今后100年内使海面温度升高3~7℃。温度的变化带来了新的降雨格局，造成大量水洼，为蚊蝇提供了理想的孳生场所。温度上升也促进了媒介昆虫的繁殖生长，增强了其体内病原体的致病力，促进了疟疾、登革热、乙型脑炎等疾病的暴发和流行。同时，使原属温带、亚热带的部分地区变成了亚热带和热带，使局限于热带、亚热带的传染病蔓延至温带。气候变暖也使媒介昆虫和动物宿主的迁徙方式发生了改变。媒介昆虫和动物宿主的特异性栖息习性也影响相应传染病的流行。

（二）社会因素

社会因素包括人类的一切活动，如人们的卫生习惯、卫生条件、医疗卫生状况、生活条件、居住环境、人口流动、风俗习惯、宗教信仰及社会动荡等。近年来新发、再发传染病的流行，很大程度上受到了社会因素的影响。

1. 抗生素和杀虫剂的滥用使病原体和传播媒介耐药性日益增强　以结核病为例，目前全球约有耐药结核分枝杆菌感染者1亿。1981—1995年，美国对抗生素出现抗药性的病例比例从2%上升到25%。蚊媒对杀虫剂的普遍抗药严重影响了灭蚊，从而引起了疟疾、登革热、黄热病等的流行。

2. 城市化和人口爆炸使人类传染病有增无减　城市化造成大量贫民窟的形成，贫穷、营养不良、居住环境拥挤、卫生条件恶劣、缺乏安全的饮水和食物，是传染病滋生与发展的温床。

3. 战争、动乱、难民潮和饥荒促进了传染病的传播和蔓延　如苏联的解体和东欧的动荡局势使这一地区在20世纪90年代出现白喉流行。

4. 全球旅游业急剧发展　交通及航运速度的不断增快也有助于传染病的全球性蔓延。

5. 环境污染和环境破坏造成生态环境恶化　例如森林砍伐改变了媒介昆虫和动物宿主的栖息习性，这些均可能导致传染病的蔓延和传播。

四、疫源地

（一）概念

凡有传染源存在，并在一定条件下，由传染源向外排出的病原体所能波及的范围称为疫源地（epidemic focus），即可能发生新病例或新感染的范围。一般将范围较小或单个传染源所构成的疫源地称为疫点；较大范围的疫源地或若干疫源地连成片时称为疫区，如一个或几个村、社区或街道。

（二）疫源地的范围及存在时间

形成疫源地的条件包括两方面：传染源存在和病原体能够继续传播。疫情发生时，为了采取有效的防疫措施，查清疫源地的范围和存在时间是很必要的。不同传染病疫源地范围不同，主要取决于传染源存在时间和活动范围、传播途径的特点、周围人群的免疫状况及环境条件。

疫源地存在的时间长短因传染病而异。只有传染源周围人群中的所有易感者经过该病的最长潜伏期没有新感染者或新病例发生，才可认为该疫源地不再存在。

（三）疫源地消灭的条件

疫源地消灭必须具备下述条件：传染源被移走（住院或死亡）或不再排出病原体（治愈）；传染源排于外环境的病原体彻底清除；所有易感接触者，经过该病最长潜伏期未出现新病例或证明未受感染。

第三节　传染病的预防与控制

一、传染病的预防和控制策略

（一）预防为主

预防为主是我国的基本卫生工作方针。多年来，我国的传染病预防策略可概括为：以预防

第十二章 传染病流行病学

为主,群策群力,因地制宜,发展三级保健网,采取综合性防治措施。传染病的预防就是要在疫情尚未出现前,针对可能暴露于病原体并发生传染病的易感人群和环境采取措施。

1. 加强健康教育　健康教育可以通过改变人们的不良卫生习惯和行为切断传染病的传播途径。健康教育的形式多种多样,可以通过大众媒体、专业讲座和各种有针对性的手段来使不同教育背景的人群获得有关传染病预防的知识,其效果取决于宣传方式与受众的匹配性。

2. 加强人群免疫　免疫预防是控制具有有效疫苗免疫的传染病发生的重要策略。全球消灭天花、脊髓灰质炎活动的基础是开展全面、有效的人群免疫。实践证明,许多传染病如麻疹、白喉、百日咳、破伤风、乙型肝炎等都可以通过人群大规模免疫接种来控制流行,或将发病率降至相当低的水平。

3. 改善卫生条件　保护水源、提供安全的饮用水,改善居民的居住水平,加强粪便管理和无害化处理,加强食品卫生监督和管理等,都有助于从根本上杜绝传染病的发生和传播。

(二) 加强传染病监测

传染病监测是疾病监测的一种,其监测内容包括传染病发病、死亡。病原体型别、特性。媒介昆虫和动物宿主的种类、分布及病原体携带状况,人群免疫水平及人口资料等。必要时还开展对流行因素和流行规律的研究,并评价防疫措施效果。

我国的传染病监测包括常规报告和哨点监测。常规报告覆盖了甲、乙、丙三类共39种法定报告传染病。国家还在全国各地设立了上百个艾滋病监测哨点。

(三) 传染病的全球化控制

传染病的全球化流行趋势日益体现了传染病全球化控制策略的重要性。继1980年全球宣布消灭天花后,1988年WHO启动了全球消灭脊髓灰质炎行动。经过14年的努力,全球脊髓灰质炎病例下降了99.8%,病例数从1988年估计的350 000例减至2001年的483例;有脊髓灰质炎发病的国家由125个降至10个。中国在2000年也正式被WHO列入无脊髓灰质炎野毒株感染国家。

为了有效遏制全球结核病流行,2001年WHO发起了全球"终止结核病"合作伙伴的一系列活动,其设立的目标为:2005年,全球结核病感染者中的75%得到诊断,其中85%被治愈。2010年,全球结核病负担(死亡和患病)下降50%。2050年,使全球结核病发病率降至1/100万。

此外,针对艾滋病、疟疾和麻风的全球性策略也在世界各国不同程度地展开。全球化预防传染病策略的效果正日益凸显。

二、传染病预防和控制措施

传染病的预防措施包括传染病报告和针对传染源、传播途径及易感人群的多种预防措施。

(一) 传染病报告

传染病报告是传染病监测的手段之一,也是控制和消除传染病的重要措施。随着新的传染性疾病的出现和流行,甲、乙类法定报告传染病病种有所调整。

1. 报告病种类别　我国2004年8月28日修订通过的《中华人民共和国传染病防治法》规定法定报告传染病分为甲、乙、丙三类共37种。2008年5月卫生部将手足口病列入丙类传染病进行管理。2009年4月将甲型H1N1流感列入乙类传染病进行管理。2013年10月28日,国家卫生计生委将人感染H7N9禽流感纳入法定乙类传染病,将甲型H1N1流感从乙类调整为丙类,并纳入现有流行性感冒进行管理;解除对人感染高致病性禽流感采取的传染病防治法规定的甲类传染病预防、控制措施。至此,我国法定报告传染病为三类39种。

甲类(2种):鼠疫、霍乱。

乙类(26种):传染性非典型肺炎、艾滋病、病毒性肝炎、脊髓灰质炎、人感染高致病性禽流感、人感染 H7N9 禽流感、麻疹、流行性出血热、狂犬病、流行性乙型脑炎、登革热、炭疽、细菌性和阿米巴性痢疾、肺结核、伤寒和副伤寒、流行性脑脊髓膜炎、百日咳、白喉、新生儿破伤风、猩红热、布鲁菌病、淋病、梅毒、钩端螺旋体病、血吸虫病、疟疾。

丙类（11 种）：流行性感冒、流行性腮腺炎、风疹、急性出血性结膜炎、麻风病、流行性和地方性斑疹伤寒、黑热病、包虫病、丝虫病，除霍乱、细菌性和阿米巴性痢疾、伤寒和副伤寒以外的感染性腹泻，手足口病。

2. **责任报告单位及报告人** 各级各类医疗机构、疾病预防控制机构、采供血机构均为责任报告单位，其执行职务的人员和乡村医生、个体开业医生均为责任疫情报告人。传染病报告实行属地管理。传染病报告卡由首诊医生或其他执行职务的人员负责填写。

3. **报告时限** 责任报告单位和责任疫情报告人发现甲类传染病和乙类传染病中的肺炭疽、传染性非典型肺炎、脊髓灰质炎、人感染高致病性禽流感的病人或疑似病人时，或发现其他传染病和不明原因疾病暴发时，应于 2 小时内将传染病报告卡通过网络报告；未实行网络直报的责任报告单位应于 2 小时内以最快的通讯方式（电话、传真）向当地县级疾病预防控制机构报告，并于 2 小时内寄送出传染病报告卡。

对其他乙、丙类传染病病人、疑似病人和规定报告的传染病病原携带者，在诊断后，实行网络直报的责任报告单位应于 24 小时内进行网络报告，未实行网络直报的责任报告单位应于 24 小时内寄送出传染病报告卡。

县级疾病预防控制机构收到无网络直报条件责任报告单位报送的传染病报告卡后，应于 2 小时内通过网络直报。

4. **国境卫生检疫** 《中华人民共和国国境卫生检疫法》规定，鼠疫、霍乱、黄热病以及国务院确定和公布的其他传染病为检疫传染病。

其他符合突发公共卫生事件报告标准的传染病暴发疫情，按《突发公共卫生事件信息报告管理规范》要求报告。

（二）针对传染源的措施

1. **病人** 应做到早发现、早诊断、早报告、早隔离、早治疗。病人一经诊断为传染病或可疑传染病，就应按传染病防治法规定实行分级管理。只有尽快管理传染源，才能防止传染病在人群中的传播蔓延。

甲类传染病病人和乙类传染病中的传染性非典型肺炎、人感染高致病性禽流感、肺炭疽病人必须实施医院隔离治疗。乙类传染病病人，根据病情可在医院或家中隔离，隔离通常应至临床或实验室证明病人已痊愈为止。对传染源作用不大的肾综合征出血热、钩端螺旋体病、布鲁菌病病人可不必隔离。丙类传染病中的瘤型麻风病人必须经临床和微生物学检查证实痊愈才可恢复工作、学习。

传染病疑似病人必须接受医学检查、随访和隔离措施，不得拒绝。甲类传染病疑似病人必须在指定场所进行隔离观察、治疗。乙类传染病疑似病人可在医疗机构指导下治疗或隔离治疗。

2. **病原携带者** 对病原携带者应做好登记、管理和随访至其病原体检查 2~3 次阴性后。在饮食、托幼和服务行业工作的病原携带者须暂时离开工作岗位，久治不愈的伤寒或病毒性肝炎病原携带者不得从事有传播给他人危险的职业。艾滋病、乙型和丙型病毒性肝炎、疟疾病原携带者严禁做献血员。

3. **接触者** 凡与传染源有过接触并有受感染可能者都应接受检疫。检疫期为最后接触日至该病的最长潜伏期。

留验：即隔离观察。甲类传染病接触者应留验，即在指定场所进行观察，限制活动范围，实施诊查、检验和治疗。

医学观察：乙类和丙类传染病接触者可正常工作、学习，但需接受体检、测量体温、病原学检查和必要的卫生处理等医学观察。

应急接种和药物预防：对潜伏期较长的传染病如麻疹，可对接触者施行预防接种。此外，还可采用药物预防，如服用青霉素预防猩红热，服用乙胺嘧啶或氯喹预防疟疾等。

4. 动物传染源　对危害大且经济价值不大的动物传染源应予彻底消灭。对危害大的病畜或野生动物应予捕杀、焚烧或深埋。对危害不大且有经济价值的病畜可予以隔离治疗。此外，还要做好家畜和宠物的预防接种和检疫。

（三）针对传播途径的措施

对传染源污染的环境，必须采取有效的措施，去除和杀灭病原体。肠道传染病通过粪便等污染环境，因此应加强被污染物品和周围环境的消毒；呼吸道传染病通过痰和呼出的空气污染环境，通风和空气消毒至关重要；艾滋病可通过注射器和性活动传播，因此应大力推荐使用避孕套，杜绝吸毒和共用注射器；而杀虫是防止虫媒传染病传播的有效措施。

消毒（disinfection）是用化学、物理、生物的方法杀灭或消除环境中致病性微生物的一种措施，包括预防性消毒和疫源地消毒两大类。

1. 预防性消毒（preventive disinfection）　对可能受到病原微生物污染的场所和物品施行消毒，如乳制品消毒、饮水消毒等。

2. 疫源地消毒（disinfection of epidemic focus）　对现有或曾经有传染源存在的场所进行消毒。其目的是消灭传染源排出的致病性微生物。疫源地消毒分为随时消毒和终末消毒。

随时消毒（current disinfection）是当传染源还存在于疫源地时所进行的消毒；终末消毒（terminal disinfection）是当传染源痊愈、死亡或离开后所作的一次性彻底消毒，从而完全清除传染源所播散、留下的病原微生物。只有对外界抵抗力较强的致病性病原微生物才需要进行终末消毒，如霍乱、鼠疫、伤寒、病毒性肝炎、结核、炭疽、白喉等传染病的病原微生物。对外界抵抗力较弱的病原体如水痘、流感、麻疹等传染病的病原体一般不需要进行终末消毒。

（四）针对易感者的措施

1. 免疫预防　传染病的免疫预防包括主动免疫和被动免疫。其中计划免疫是预防传染病流行的重要措施。此外，当传染病流行时，被动免疫可以为易感者提供及时的保护抗体，如注射胎盘球蛋白和丙种球蛋白预防麻疹、流行性腮腺炎、甲型肝炎等。高危人群应急接种可以通过提高群体免疫力来及时制止传染病大面积流行，如麻疹疫苗在感染麻疹病毒3天后或潜伏期早期接种均可控制发病。

2. 药物预防　药物预防也可以作为一种应急措施来预防传染病的传播。但药物预防作用时间短、效果不巩固、易产生耐药性，因此其应用具有较大的局限性。

3. 个体防护　接触传染病的医务人员和实验室工作人员应严格遵守操作规程，配置和使用必要的个人防护用品。有可能暴露于传染病生物传播媒介的个人需穿戴防护用品如口罩、手套、护腿、鞋套等。疟疾流行区可使用个人防护蚊帐。安全的性生活应使用安全套。

（五）传染病暴发、流行的紧急措施

根据传染病防治法规定，在有传染病暴发、流行时，当地政府需立即组织力量防治，报经上一级政府决定后，可采取下列紧急措施：

1. 限制或者停止集市、影剧院演出或者其他人群聚集的活动。
2. 停工、停业、停课。
3. 封闭或者封存被传染病病原体污染的公共饮用水源、食品以及相关物品。
4. 控制或者扑杀染疫野生动物、家畜家禽。
5. 封闭可能造成传染病扩散的场所。

第四节 免疫预防

免疫预防指根据疫情监测和人群免疫状况分析，按照规定的免疫程序，利用疫苗进行预防接种，以提高人群免疫水平，达到控制乃至最终消灭所针对的疾病的目的。免疫预防是预防传染病发生的一项有效措施，其基本内涵包括三方面，即：以控制和消灭相应疾病为目的，具有可行的免疫规划和免疫策略，具有免疫预防工作及疾病控制效果的监测评价系统。

一、预防接种的种类

预防接种（vaccination）是将抗原或抗体注入机体，使人体获得对某些疾病的特异性抵抗力，从而保护易感人群，预防传染病发生。

1. 人工自动免疫（active immunization） 指通过人工免疫方法，使宿主自身的免疫系统产生对相关传染病的保护作用，其作用的大小取决于宿主所产生的免疫反应强度。疫苗的种类有减毒活疫苗、灭活疫苗、重组疫苗和 DNA 疫苗等。

2. 人工被动免疫（passive immunity） 将含有抗体的血清或其制剂注入机体，使机体立即获得抗体而受到保护，包括免疫血清、丙种球蛋白。

3. 被动自动免疫 在注射破伤风或白喉抗毒素实施被动免疫的同时，接种破伤风或白喉类毒素疫苗，使机体在迅速获得特异性抗体的同时，产生持久的免疫力。

二、预防接种的反应

1. 一般反应 接种 24 小时内在接种局部出现红、肿、热、痛等炎症反应，有时可能同时伴有发热、头晕、恶心、腹泻等全身反应。

2. 异常反应 少数人在接种后出现并发症，如晕厥、过敏性休克、变态反应性脑脊髓膜炎、过敏性皮炎、血管神经性水肿等。

3. 偶合病 与预防接种无关，只是因为在时间上的巧合而被误认为由疫苗接种所引起。

三、计划免疫

计划免疫的目标是使易感人群中相当大部分的人在生命早期，即在有暴露于病原微生物的可能性之前就能获得免疫接种。

（一）扩大免疫规划

不同国家传染病的流行特征和疾病负担各异，获得有效的疫苗可能性不一，加之社会经济水平各不相同，其计划免疫方案也有所不同。

20 世纪 70 年代以来，WHO 根据消灭天花和不同国家控制麻疹、脊髓灰质炎的经验，开展了全球扩大免疫规划（expanded programme on immunization，EPI）活动。

我国 1980 年起正式加入 EPI 活动。《九十年代中国儿童发展规划纲要》提出：到 1995 年消灭野毒株引起的麻痹型脊髓灰质炎（这一目标已经达到），消除新生儿破伤风。进入 21 世纪后，《中国儿童发展纲要（2011—2020 年）》要求纳入国家免疫规划的疫苗接种率以乡（镇）为单位达到 95% 以上。

（二）中国的计划免疫程序

2008 年以前，我国计划免疫工作的主要内容是儿童基础免疫，即对 7 周岁及 7 周岁以下儿童进行卡介苗、脊髓灰质炎三价疫苗、百白破混合制剂、麻疹疫苗和乙型肝炎疫苗免疫接种，以及以后的适时加强免疫，使儿童获得对结核、脊髓灰质炎、百日咳、白喉、破伤风、麻疹和乙型肝炎的免疫力。在部分地区增加对乙型脑炎、流行性脑脊髓膜炎等的免疫接种工作。2008年5月1日以后，按照新的免疫规划方案要求，在现行范围内已经使用的乙型肝炎疫苗、卡介苗、脊髓灰质炎疫苗、百白破疫苗、白破疫苗、麻疹疫苗、A群流脑疫苗、乙型脑炎疫苗8种疫苗的基础上，以无细胞百白破疫苗替代百白破疫苗，并将麻腮风疫苗、A+C群流脑疫苗、甲型肝炎疫苗3种疫苗纳入儿童免疫规划，对适龄儿童进行常规接种。通过接种上述11种疫苗，预防乙型肝炎、结核病、脊髓灰质炎、百日咳、白喉、破伤风、麻疹、流行性腮腺炎、风疹、流行性乙型脑炎、流行性脑脊髓膜炎、甲型肝炎12种传染病。在发生炭疽疫情、钩端螺旋体病疫情或发生洪涝灾害可能导致钩端螺旋体病暴发时，对重点人群进行炭疽疫苗或钩端螺旋体病疫苗的应急接种。在必要时，对重点地区的重点人群进行流行性出血热疫苗接种。目前我国实施的儿童基础免疫程序见表12-1。

表12-1 我国儿童基础免疫程序

疫苗	接种对象月（年）龄	接种剂次	接种途径	接种剂量/剂次	备注
乙型肝炎疫苗	0、1、6月龄	3	肌内注射	酵母苗5μg/0.5ml，CHO苗10μg/1ml、20μg/1ml	出生后24小时内接种第1剂次
卡介苗	出生时	1	皮内注射	0.1ml	
脊髓灰质炎疫苗	2、3、4月龄，4周岁	4	口服	1粒	第1、2剂次，第2、3剂次间隔均≥28天
百白破疫苗	3、4、5月龄，18～24月龄	4	肌内注射	0.5ml	第1、2剂次，第2、3剂次间隔均≥28天
白破疫苗	6周岁	1	肌内注射	0.5ml	
麻疹疫苗	8月龄	1	皮下注射	0.5ml	
麻腮风疫苗	18～24月龄	1	皮下注射	0.5ml	
乙型脑炎疫苗	8月龄，2周岁	2	皮下注射	0.5ml	
A群流脑疫苗	6～18月龄	2	皮下注射	30μg/0.5ml	第1、2剂次间隔3个月
A+C流脑疫苗	3周岁，6周岁	2	皮下注射	100μg/0.5ml	两剂次间隔≥3年；第1剂次与A群流脑疫苗第2剂次间隔≥12个月
甲型肝炎疫苗	18月龄	1	皮下注射	1ml	

中国的计划免疫在控制儿童传染病中发挥了重要作用。2001年，全国1岁儿童的卡介苗接种率已达97.6%，脊髓灰质炎疫苗和百白破混合制剂接种率均达到了98.3%，麻疹疫苗接种率为97.7%。

四、疫苗的效果评价

疫苗效果评价具有严格、科学的评价程序，其关键是评价疫苗的安全性和有效性。

（一）免疫效果评价指标

1. 免疫学效果　通过测定接种后人群抗体阳转率、抗体平均滴度和抗体持续时间来评价。如脊髓灰质炎中和抗体≥1∶4或有4倍及以上升高，麻疹血凝抑制抗体≥1∶2或有4倍及以上升高等。

2. 流行病学效果　用疫苗对人群的保护率和效果指数来评价。

（二）计划免疫管理评价指标

计划免疫工作考核内容包括：组织设置和人员配备，免疫规划和工作计划，计划免疫实施的管理和各项规章制度，冷链装备及运转情况，人员能力建设及宣传动员，监测及疫情暴发控制等。具体考核指标为：①以WHO推荐的群组抽样法，调查12～18月龄儿童建卡情况，要求建卡率达到98%以上；②12月龄儿童的接种率；③冷链设备完好率。

第五节　传染病暴发调查及应急处理

传染病暴发时，应马上报告有关部门，并赶赴现场进行流行病学调查和应急处理。

一、暴发调查

（一）确定调查目的

1. 查明暴发的原因，制定并实施预防控制措施，控制疾病的蔓延。
2. 针对卫生防病工作中存在的问题，制定防止今后类似事件重演的预防性措施。
3. 对病因不明的疾病探讨其发病原因。

（二）调查的步骤与方法

1. 初步调查

（1）核实诊断。核实诊断要从患者的临床特征、实验室检验、流行病学三方面综合考虑，特别要注意疾病的流行病学资料，如发病季节、年龄、职业、接触史和预防接种情况，以及当地该病以往的流行史等，是否与初步诊断相符合。

（2）了解疫情概况，发现病例，证实暴发。

（3）对疫区进行初步紧急处置。

2. 初步分析，提出假设　初步了解情况后，对发病资料按地区、时间、人群进行分组和比较，根据初步分析结果，提出可能的病因或传播途径的假设。提出假设后要尽快依据病因假设采取相应的疾病控制措施。

3. 进一步调查，验证假设　在验证暴露因素的假设中，重点做如下几方面的调查：调查病人发病时间，推算暴露日期；进行病例调查和群体调查。

4. 进一步完善控制暴发的措施。

5. 写出调查总结。

（三）资料分析

1. 人群分布　可依据人群的不同特征分组，比较不同年龄、性别、职业等人群的罹患率，从而分析导致暴发的因素。

2. 时间分布　从流行曲线可以清晰地看出暴发的起止时间、流行强度和发展趋势。由于导致暴发的因素不同，传播方式及易感人群不同，流行曲线形状各异。根据暴发因素判定是同源性或非同源性暴发。

3. 地区分布　按病例发生地点（家庭、宿舍、街区等）分组计算发病率，并按病例的发生地区绘制标点地图，同时标明各病例的发病日期，分析病例分布是否与水源、公路、铁路线有关。对病例的地区分布进行聚集性分析。

4. 推算暴露时间　若暴发疾病诊断确切、病原已知，对于同源一次暴露引起的暴发可应用潜伏期推断可能的暴露日期。

5. 暴露因素的分析　是暴发调查资料分析的重点，可综合性地采用多种流行病学方法。

(四) 调查注意事项

1. 迅速到达现场，边调查边防治。
2. 要做好预防控制疾病的宣传教育工作，取得当地领导、群众的支持和配合。
3. 关于流行因素或暴发原因的初步假设可能不止一个，在调查中根据积累起来的资料不断对假设进行检验和修正，建立新的假设。
4. 对于病因不明的疾病，不一定通过一次调查就能下结论，可能仅提供一些线索。对于病因清楚的疾病，通过调查也不一定能找到暴发的原因，但应通过调查针对卫生防病工作的缺陷提出相应措施。

二、应急处理措施

(一) 处置病员

传染性疾病暴发后，应组织专门的救护力量，设置定点医院对病人进行隔离治疗。根据临床表现一般将病人分为确诊病例和疑似病例两类，分别采取不同的治疗和管理措施。在处理病因未明疾病暴发时，要充分注意医护人员的安全防护。

(二) 公共卫生管理

在救治病员的同时，搞好紧急情况下的公共卫生管理，有助于防止疫情的蔓延或发生。常规的公共卫生管理工作包括：保证供水安全，增加余氯量和水压，当水源可能被污染时，应积极寻找备用水源；检测餐具、厨具，监督食品加工者的个人卫生；做好消毒、杀虫和灭鼠工作；修建临时厕所，提供洗手、沐浴等基本卫生设备；设立临时垃圾处理场，清理废品、垃圾和各种散落在环境中的有毒物质，焚烧或掩埋动物尸体。

(三) 保护易感人群

必要时进行应急疫苗接种或药物预防，保护体弱多病人群。

(四) 稳定群众情绪

疾病暴发事件发生后会造成群众心理恐慌。因此要防止谣言，及时发布疫情信息，同时解答群众疑问，指导群众做好个体防范，以稳定群众情绪。

(五) 其他应急措施

根据疾病的特点和具体情况，必要时可采取停工、停业、停课，以及停止集市、集会、影剧院演出或其他人群聚集活动的限制措施；封闭被传染病病原体污染的场所和公共饮用水源。

(柳春波)

第十三章 慢性非传染性疾病流行病学

随着经济、社会的快速发展，人民生活水平的提高，人口老龄化以及生活方式的变化，心脑血管疾病、糖尿病及恶性肿瘤等慢性非传染性疾病（以下简称慢性病）的发病率也呈现快速上升趋势。慢性病病程长、患病率高、疾病负担大、致残率和死亡率高，已成为全球性重大的公共卫生问题。慢性病的病因复杂，发生和发展受环境因素和遗传因素的影响，其中社会环境因素是主要的影响因素。因此，应掌握慢性病的流行病学特征和影响因素，有针对性地开展三级预防工作，维护人群的健康。

第一节 概 述

一、概念

慢性非传染性疾病（chronic non-communicable diseases，NCD），简称慢性病，是指以心脑血管疾病、糖尿病、恶性肿瘤、慢性阻塞性肺疾病、精神疾病等为代表的一组疾病。该类疾病病程长，病因复杂，无自愈和极少治愈，健康损害严重，医疗费用昂贵。慢性病一般无传染性，但是某些慢性病的发生可能与某些传染因子相关或者由传染病演变而来，如由幽门螺杆菌感染引起的胃癌，由乙型、丙型肝炎病毒感染引起的肝癌等可能也具有传染性。

二、研究范围

慢性病流行病学研究范围非常广，涉及多种慢性病，主要研究这些疾病的分布及其特征，揭示其危险因素，并提出预防控制的策略与措施。主要研究的疾病种类包括：

1. 恶性肿瘤　胃癌、肺癌、肝癌、食管癌、结直肠癌等。
2. 心脑血管疾病　高血压、血脂异常、冠心病、脑卒中、风湿性心脏病等。
3. 营养代谢性疾病　肥胖、糖尿病、痛风、缺铁性贫血、骨质疏松、甲状腺功能亢进症等。
4. 呼吸系统疾病　慢性支气管炎、肺气肿、肺心病、硅肺病等。
5. 精神类疾病　精神心理障碍、过劳症、强迫症、焦虑症、抑郁症、更年期综合征等。
6. 消化系统疾病　慢性活动性肝炎、肝硬化、慢性消化道溃疡等。
7. 血液系统疾病　再生障碍性贫血、特发性血小板减少性紫癜、骨髓增生异常综合征等。
8. 免疫系统疾病　系统性红斑狼疮、类风湿关节炎等。

三、研究的重要性

慢性病研究的重要性主要体现在以下几个方面。

（一）慢性病是造成人类残疾和死亡的首要原因

目前，慢性病已成为造成人类残疾和死亡的首要原因，是全球的重要公共卫生问题。据世界卫生组织报道，2008年全球5700万死亡人口中，因慢性病死亡者占63%，而且全世界慢性病死亡的 80% 发生在中低收入国家,并呈快速上升和年轻化趋势。慢性病通常为终身性疾病,常涉及人体重要器官,并伴有并发症,使人丧失劳动能力甚至导致残疾、死亡,严重影响人类的健康和生活质量。

(二) 慢性病造成沉重的社会经济负担

慢性病病程长、迁延不愈,治疗费用昂贵,是造成医疗费用上涨的主要因素,给各个国家和地区都带来了沉重的经济负担。全世界约 43% 的疾病负担是由慢性病造成的,慢性病已成为造成疾病负担的主要原因。2003 年中国慢性病经济负担达到 8580.54 亿元,占全部疾病总经济负担的 71.45%,占 GDP 的 7.31%。据中国卫生部(现卫生计生委)公布的数据,2012 年中国确诊慢性病病人超过 2.6 亿人,慢性病经济负担巨大且以高于 GDP 增长的速度增长,成为我国主要的疾病经济负担。因此,加强慢性病的群体性防治工作势在必行。

(三) 发展中国家慢性病上升趋势明显,危险因素暴露水平不断提高

世界卫生组织监测数据显示,非洲、东南亚和地中海等一些经济相对不发达地区,慢性病在总死因中的构成比逐渐升高,年龄标化死亡率也高于高收入国家。而欧美等发达国家近年来通过采取一些干预措施,某些慢性病的发病得到一定的控制,但总体上还保持较高水平。此外,发展中国家由于经济发展,生活方式逐步西方化,慢性病的危险因素水平仍在持续上升,发病趋于年轻化。2010 年我国慢性病及危险因素监测的主要结果显示,吸烟、饮酒、膳食、身体活动、超重与肥胖、高胆固醇血症、糖尿病等主要方面问题十分严重。所以采取相关行动遏制慢性病的上升趋势,控制其危险因素的流行水平已成为公共卫生工作的当务之急。

(四) 慢性病病因复杂,防控任务艰巨

近年来,国内外在慢性病防治领域做了大量的工作,并取得了一定的成效。但是由于慢性病病因复杂、病程曲折,需要多学科协作,而目前慢性病研究人力、物力相对短缺,给相关工作造成一定困难。另外,虽然慢性病的一些危险因素如不良生活方式等可以预防,但是改变不健康的生活方式并非易事,单纯依靠个人的力量往往是事倍功半,必须同时依靠家庭和社会的力量。因此,慢性病的防控任务依然十分艰巨。

第二节 流 行 特 征

一、地区分布

(一) 世界慢性病地区分布特点

慢性病在不同国家间的分布与国家收入水平密切相关。按世界银行的分组方法,根据经济发展水平不同,将世界各国分为高收入国家、中高收入国家、中低收入国家和低收入国家,不同类型国家的疾病谱有所不同。据世界卫生组织资料(表 13-1),2011 年在高收入国家,前 10 位主要死亡原因中非传染性疾病占了 9 位;在中高收入国家,前 10 位主要死因中非传染性疾病仍占主导(包括占第 6 位的道路交通事故)。缺血性心脏病、脑血管疾病(如脑卒中)在中低收入、中高收入和高收入国家都是主要死因,也在低收入国家的前 5 位死因之中。肺癌在高收入国家是第 3 位死因,在中高收入国家为第 4 位死因,而在中低收入和低收入国家未进入前 10 位死因。在低收入国家,占主导地位的死因是传染病和寄生虫病(包括疟疾)及新生儿疾病,但缺血性心脏病、脑血管疾病也分别位列死因第 4 位和第 5 位。

表 13-1　2011 年不同收入国家前 10 位主要疾病死亡人数（千）及占总死亡人数的比例（%）

顺位	低收入国家			中低收入国家			中高收入国家			高收入国家		
	死因	死亡人数	%	死因	死亡人数	%	死因	死亡人数	%	死因	死亡人数	%
1	下呼吸道感染	801	10.4	缺血性心脏病	2345	11.7	脑卒中	3154	17.9	缺血性心脏病	1300	14.1
2	HIV/AIDS	570	7.4	脑卒中	1883	9.4	缺血性心脏病	2998	17.1	脑卒中	751	8.2
3	腹泻	563	7.3	下呼吸道感染	1505	7.5	慢性阻塞性肺疾病	1134	6.5	肺癌	556	6.0
4	脑卒中	457	5.9	慢性阻塞性肺疾病	1284	6.4	肺癌	700	4.0	老年痴呆	529	5.7
5	缺血性心脏病	381	5.0	腹泻	1193	5.9	下呼吸道感染	550	3.1	慢性阻塞性肺疾病	350	3.8
6	早产并发症	348	4.5	早产并发症	682	3.4	道路伤害	537	3.1	下呼吸道感染	347	3.8
7	疟疾	311	4.1	HIV/AIDS	598	3.0	糖尿病	512	2.9	结直肠癌	299	3.2
8	结核	264	3.4	结核	558	2.8	肝癌	465	2.6	糖尿病	228	2.5
9	蛋白质能量营养不良	258	3.4	糖尿病	513	2.6	高血压性心脏病	456	2.6	高血压性心脏病	222	2.4
10	出生窒息、产伤	245	3.2	道路伤害	481	2.4	胃癌	453	2.6	乳腺癌	172	1.9
合计	总死亡	7685	100	总死亡	20 111	100	总死亡	17 578	100	总死亡	9217	100

（引自 WHO. Global Health Observatory，2013.）

各种慢性病在不同国家和地区分布差异很大。经济发达国家和地区高发的肿瘤有肺癌、乳腺癌、大肠癌和前列腺癌，经济欠发达地区常见肿瘤有肺癌、乳腺癌、肝癌、胃癌和宫颈癌。

高血压的患病率在经济发达的国家和地区一般比经济不发达的国家和地区高。脑卒中死亡率总体上为发展中国家高于发达国家。冠心病死亡率在欧洲、北美洲、大洋洲、中亚地区较高，而在南美洲、东亚等地区较低。

1 型糖尿病存在着离赤道越远发病率越高的现象，可能与民族和种族分布特点有关。2 型糖尿病患病率在北美本土及西太平洋地区最高，在保持传统生活方式的地方如非洲农村、巴布亚新几内亚等地患病率低。

（二）我国慢性病地区分布特点

我国疾病谱已属于中高收入国家类型，慢性病在总死亡中占绝大部分，几乎 85% 的死因归因于慢性病。2011 年我国部分市县前 10 位死因中慢性病占了 8 位（表 13-2），其中城市前 3 位死因分别是恶性肿瘤、心脏病和脑血管病，而农村前 3 位死因分别是恶性肿瘤、脑血管病和心脏病。

表 13-2　2011 年我国部分市县前 10 位疾病死亡专率（1/10 万）及其死因构成（%）

顺位	市			县		
	死因	死亡率	构成（%）	死因	死亡率	构成（%）
1	恶性肿瘤	172.33	27.79	恶性肿瘤	150.83	23.62
2	心脏病	132.04	21.30	脑血管病	138.68	21.72
3	脑血管病	125.37	20.22	心脏病	123.69	19.37
4	呼吸系统疾病	65.47	10.56	呼吸系统疾病	84.97	13.31
5	损伤及中毒	33.93	5.47	损伤及中毒	56.50	8.85
6	内分泌营养和代谢病	18.64	3.01	消化系统疾病	13.84	2.17
7	消化系统疾病	16.35	2.64	内分泌营养和代谢病	10.56	1.65
8	神经系统疾病	7.63	1.23	传染病	6.75	1.06
9	泌尿生殖系统疾病	6.60	1.06	泌尿生殖系统疾病	6.50	1.02
10	传染病	5.51	0.89	神经系统疾病	4.85	0.76
	10 种死因合计		94.17	10 种死因合计		93.51

（引自 2012 年中国卫生统计年鉴）

慢性病在我国的分布存在一定的地区差异。城市和工业发达地区慢性病发病率一般高于农村（呼吸系统疾病除外）。但是近年来，我国农村居民慢性病的患病率增长迅速，与城市的差距逐渐缩小。

不同恶性肿瘤地区分布不同，一般来说城市和经济发达地区的肺癌、乳腺癌、大肠癌发病率高于不发达地区和农村，而农村的食管癌、胃癌、宫颈癌发病率高于城市。肝癌在湿热地区高发，其分布为沿海高于内地。高血压发病率北方高于南方，东部高于西部，在高纬度寒冷地区、高海拔地区、经济发达地区患病率相对较高，主要与盐、饱和脂肪摄入量多有关。脑卒中的分布常与高血压的地理分布保持高度一致。冠心病分布总趋势呈现为北方高于南方。2 型糖尿病患病率城市高于农村。慢性阻塞性肺疾病在寒冷、气候多变地区多发。

二、时间分布

（一）世界慢性病时间分布特点

从世界范围来看，慢性病总发病率和死亡率呈逐年上升趋势（表 13-3）。恶性肿瘤中，除宫颈癌、食管癌、胃癌发病率有明显降低外，其余肿瘤均呈上升趋势。心血管疾病在发达国家和地区经历了上升的高峰期后，由于采取了积极有效的预防措施，从 20 世纪 70 年代以后死亡率逐年下降，但近些年下降趋势变缓，甚至有部分国家反弹。而发展中国家由于经济的发展，生活方式逐步西方化，心血管疾病发病和死亡都呈上升趋势。全球 1 型和 2 型糖尿病患病率也都呈逐年上升趋势。

表 13-3 2011 年和 2000 年世界前 10 位主要疾病死亡率及构成比

顺位	2011				2000			
	死因	死亡数（千）	构成比（%）	死亡率（1/10 万）	死因	死亡数（千）	构成比（%）	死亡率（1/10 万）
1	缺血性心脏病	7025	12.9	101	缺血性心脏病	5899	11.2	97
2	脑卒中	6245	11.4	90	脑卒中	5568	10.6	91
3	下呼吸道感染	3203	5.9	46	下呼吸道感染	3526	6.7	58
4	慢性阻塞性肺疾病	2968	5.4	43	慢性阻塞性肺疾病	3043	5.8	50
5	腹泻	1894	3.5	27	腹泻	2451	4.7	40
6	HIV/AIDS	1591	2.9	23	HIV/AIDS	1594	3.0	26
7	肺癌	1475	2.7	21	早产并发症	1394	2.7	23
8	糖尿病	1392	2.6	20	结核	1340	2.6	22
9	道路伤害	1262	2.3	18	肺癌	1171	2.2	19
10	早产并发症	1174	2.2	17	腹泻	1018	1.9	17

（引自 WHO. Global Health Observatory，2013）

导致慢性病发病逐年上升的主要原因除了人均期望寿命延长、人口老龄化外，生活方式的改变、社会环境的变化、环境污染的加剧也增加了慢性病的发病风险。部分发达国家一些慢性病死亡率下降主要归结于采取的控烟、膳食指导、生活方式改善、环境保护以及医疗技术提高等慢性病干预措施。

（二）我国慢性病时间分布特点

1. 长期趋势 近 50 年来，我国慢性病总的发病率和死亡率均呈上升趋势。全国三次死因调查结果显示，我国恶性肿瘤死亡率总体呈上升趋势，其中肺癌、肝癌、结直肠癌、乳腺癌的死亡率呈明显上升趋势，而胃癌、食管癌、宫颈癌和鼻咽癌的死亡率则有明显下降。我国不论是农村或城市，心血管病的发病率和死亡率均呈上升趋势。糖尿病的患病率也呈逐年上升趋势。疾病监测系统资料表明，1991—2000 年慢性病死亡占总死亡的比例呈持续上升趋势，已由 1991 年的 73.8% 上升到 2000 年的 80.9%。1991—2000 年，我国支气管肺癌、肝癌、乳腺癌、脑血管病、糖尿病和冠心病死亡率均呈上升趋势，这 6 种慢性病死亡占到总死亡的 35.76%。

2. 季节性 从季节分布来看，冠心病的发病率以冬季最高，这可能与这个时期寒冷、气压低、温差大，刺激人体交感神经兴奋，心率加快，血管收缩使血压升高，心脏负荷加大，引起冠状动脉痉挛，使因粥样硬化狭窄的血管更加狭窄，引起冠心病。出血性脑卒中的发病率也以寒冷季节最高，而缺血性脑卒中的发病率则以夏季最高。恶性肿瘤和 2 型糖尿病的发病无明显季节性。

三、人群分布

（一）年龄

多数慢性病发病与死亡概率随着年龄的增长而增加，发病主要集中在中老年人，这与老年人各种器官功能逐渐退化、生理功能不断下降、机体代偿能力降低有关。少数慢性病年少起病，如白血病、脑瘤等在儿童和青少年中所占比例较高，是青少年常见的恶性肿瘤之一。

（二）性别

除少数女性专有恶性肿瘤如生殖器官肿瘤和乳腺癌等，以及胆囊癌、甲状腺癌、膀胱癌等在女性明显多见外，其他慢性病多为男性多于女性。这可能与男性体力劳动量大，生活压力大，职业工作中接触环境致病因素的机会多，不良生活习惯如饮酒、吸烟等高于女性有关。

（三）职业

恶性肿瘤的职业分布差别多与职业接触有关。工人在劳动过程中被动地接触各种物理及化学性的致癌物导致某些肿瘤高发，如阴囊癌、膀胱癌、白血病等。经常从事脑力劳动的职业人群缺乏适当的体育锻炼，其高血压、冠心病、脑卒中、糖尿病等疾病的发病率明显高于经常从事体力劳动的职业人群。从慢性病职业构成来看，离退休人员和家务劳动者所占比例最多，而这两类职业人群多为老年人。

（四）婚育状况

研究发现，早婚、多育、多性伴的妇女宫颈癌多发，可能与这些因素增加了人乳头瘤病毒感染风险有关。有研究报道乳腺癌在月经初潮早、绝经迟、无生育史、无哺乳史的妇女中多发，提示雌二醇水平高可能增加患乳腺癌的风险。

（五）种族和民族

同一地区的美国黑人比白种人脑卒中的死亡风险高；中国人鼻咽癌的发病率远较世界上其他民族高，特别是广东籍汉族人，而且移民后发病率仍明显高于移居地人群。这些现象说明慢性病与种族、民族遗传有一定关系。

第三节 危险因素

导致慢性病的危险因素复杂，但大致可分为三类：行为危险因素、环境危险因素和宿主危险因素。其中最主要的因素为吸烟、不合理膳食和体力活动不足，其次是病原体感染、遗传和基因因素、职业暴露、环境污染和精神心理因素等。慢性病的发生与流行不是单个因素引起的，往往是多个危险因素综合作用的结果。而多个因素的作用常常不是单个因素作用的简单相加，往往存在多个危险因素之间的交互作用。

一、疾病因素

（一）慢性病之间互为危险因素

1. 高血压　高血压是糖尿病、冠心病、脑血管病、血脂异常等多种慢性病的危险因素。国内外多项研究结果证实高血压是冠心病和脑卒中的独立危险因素，高血压病人发展为糖尿病的危险性是正常血压者的2~3倍。

2. 糖尿病　糖尿病是冠心病的危险因素，糖尿病病人发生缺血性脑卒中的危险也增加。糖尿病病人高血压的患病率为非糖尿病病人的两倍，且糖尿病病人高血压患病率的高峰出现时间比正常人提早10年，而糖尿病伴有高血压者更易发生心肌梗死、脑血管意外及末梢大血管病，并加速视网膜病变及肾病变的发生和发展。

3. 超重与肥胖　超重和肥胖与多种慢性病相关，如高血压、冠心病、脑卒中、糖尿病等。超重者中高血压的患病率是正常体重者的3~4倍。大量研究表明，体质指数（BMI）与2型糖尿病的发病呈正相关，特别是向心性肥胖者（腰臀比大的人）发生2型糖尿病的风险更大。与超重有关的恶性肿瘤有绝经后的乳腺癌、子宫内膜癌、膀胱癌、肾癌等。

4. 心脏病　各种原因导致的心脏损害都是脑卒中的危险因素。在任何血压水平上，心脏病病人患脑卒中的危险性是正常人的两倍以上。

5. 血脂异常　血清总胆固醇（TC）和低密度脂蛋白胆固醇（LDL-C）升高、高密度脂蛋白胆固醇（HDL-C）降低是冠心病和脑卒中的危险因素之一。研究表明血清TC每降低

1%，冠心病的危险性可减少 2%；HDL-C 每降低 0.03mmol/L，冠心病的危险性可增加 2%~3%；血清 TC 每升高 1mmol/L，脑卒中发生率就会增加 25%；HDL-C 每升高 1mmol/L，缺血性脑卒中发生率就会降低 47%。

（二）病原体感染

病毒、细菌等长期感染与慢性病发病关系密切，例如呼吸道反复病毒感染和继发性细菌感染是慢性阻塞性肺疾病发病的重要原因。流行病学研究发现，约有 15%~20% 的恶性肿瘤发生与病原体感染，特别是与病毒感染有关，例如幽门螺杆菌感染与胃癌，乙型肝炎病毒和丙型肝炎病毒感染与原发性肝细胞癌，人乳头瘤病毒感染与宫颈癌，EB 病毒感染与各种 B 淋巴细胞恶性肿瘤、鼻咽癌，人类免疫缺陷病毒（HIV）感染与非霍奇金淋巴瘤等。病毒被认为可能是 1 型糖尿病的启动因子，已发现柯萨奇病毒感染与 1 型糖尿病有关。

二、不良生活方式

（一）吸烟

大量研究资料证明，吸烟可以引起多种慢性病，如心脑血管病、多种恶性肿瘤以及慢性阻塞性肺疾病等。烟草的烟雾中含有苯、多环芳烃、亚硝胺等多种致癌物质，可增加肺癌、膀胱癌、肾癌、口腔癌、鼻咽癌、喉癌、食管癌、胰腺癌、胃癌、肝癌、宫颈癌、唇癌及白血病的发病风险。吸烟是冠心病和脑卒中的独立危险因素。开始吸烟的年龄越早、每日吸烟量越大、吸烟年数越多，患冠心病的危险越大。脑卒中发生的危险随吸烟量增加而升高，每天吸烟超过 40 支者发生脑卒中的危险是每天吸烟低于 10 支者的 2 倍。

吸烟与很多危险因素有交互作用，而且往往呈协同作用，如与饮酒、血脂异常、家族史、病毒感染等。

（二）过量饮酒

饮酒与很多癌症、肝疾患、心血管疾病有关。长期酗酒可导致脂肪肝、肝硬化，可增加口腔、咽、食管、肝、结直肠及乳腺癌的患病风险。在大量饮酒的人群中，肝癌的死亡率可增加 50%；在重度饮酒者中，高血压的患病率远高于正常人群；大量饮酒可以增加发生脑卒中的危险性。饮酒与冠心病死亡率的关系呈 U 字形，即少量饮酒时冠心病的死亡率呈下降趋势，大量饮酒则使冠心病的死亡率呈上升趋势。

（三）不合理膳食

不合理膳食主要包括：摄入过多高热量食物（高脂、高糖食物）、饱和脂肪（主要为动物性脂肪）和食盐，摄入较少复杂的碳水化合物（如全谷类食物）、膳食纤维、蔬菜和水果。

食物中脂肪过多与心血管疾病和癌症的发生有密切关系。每天脂肪摄入量超过 80g，发生乳腺癌、结肠癌的危险性明显增加。饱和脂肪酸的摄入水平与冠心病发病呈正相关。

维生素缺乏与某些癌症的发病有关，例如：食物中维生素 A 含量低，与乳腺癌、肺癌、胃癌、肠癌、皮肤癌以及膀胱癌多发有关；食物中长期缺乏微量元素和维生素 C 是食管癌和胃癌的危险因素；相反，摄入维生素含量高的新鲜蔬菜和水果比例高的人群，其食管癌、胃癌、结肠癌、直肠癌、肺癌、乳腺癌、膀胱癌的发病率降低。

食物中纤维素的含量与肠道肿瘤的发病有关，纤维素摄入量不足，结肠癌、直肠癌等发病率升高。

膳食高盐、低钾、低钙是高血压发病的影响因素，膳食高盐也是心血管病发病的重要原因。

（四）运动量不足

缺乏体力活动是慢性病的主要危险因素之一。体力活动减少是造成超重和肥胖的重要原因，也与冠心病、高血压、脑卒中、糖尿病、多种癌症、骨质疏松、龋齿等发生有关。缺少体力劳动人群的高血压、冠心病、脑卒中、糖尿病患病率高于经常锻炼人群。每天至少 30 分钟的适度锻炼可以使心脏病和直肠癌的发病危险减少 50%，使妇女骨质疏松症的发病危险减少 50%，还可以降低心脑血管疾病、恶性肿瘤的死亡危险。

三、遗传因素

多项研究证实，遗传因素是恶性肿瘤、心脑血管病、糖尿病、慢性阻塞性肺疾病、精神疾病的重要危险因素。家系研究、双生子研究证实了遗传因素在多种慢性病发病中的作用。

一些肿瘤具有明显的遗传或家族聚集性，大多数散发肿瘤存在遗传易感因素与环境暴露的交互作用。高血压病人多有家族史，其直系亲属的血压水平比同龄非直系亲属高。冠心病发病也具有明显的家族聚集性，冠心病病人一级亲属的发病危险较非冠心病病人的一级亲属增加 2~6 倍。而且研究表明遗传因素在不同年龄人群冠心病发病中的作用程度也不同；在年轻人中的作用更大。1 型糖尿病具有遗传易感性，现已发现多个糖尿病易感基因位点。2 型糖尿病也具有遗传性，糖尿病病人亲属的患病率比非糖尿病病人亲属的患病率高 4~8 倍。

四、社会心理因素

精神、心理和社会因素对慢性病发生也有很大影响。如社会、家庭生活引起的精神紧张、人际关系不协调、挫折等导致的长期消极情绪会引发抑郁症，也是癌症、心血管疾病发病的重要心理因素。

长期精神过度紧张是高血压发病的危险因素。长期从事精神高度紧张工作的人群高血压患病率增加。

长期压抑和不满，因重大生活事件遭受巨大心理打击而不能自拔，退缩的 C 型性格引起持续的心理应激状态，都容易诱发癌症。

抑郁、焦虑、A 型行为类型可导致和诱发冠心病，并能影响病情的演变及康复。A 型行为特征主要有时间紧迫感、竞争性、潜在的敌意、不耐烦等。研究发现，A 型行为类型者发生冠心病的危险性是正常人群的 2 倍。

五、其他因素

职业暴露，水、空气、食物等环境污染，化学毒物、物理因素暴露等也是慢性病的危险因素。环境中的三废（废气、废水、废渣）含有多种致癌物，是引起肺癌等癌症的原因之一。电离辐射可引起肺癌、乳腺癌、白血病、恶性淋巴瘤、皮肤癌等。

内分泌因素与乳腺癌、卵巢癌、睾丸癌的发生相关。

第四节 预防策略与措施

一、预防策略

慢性病的控制应该实施以一级预防为主，一、二、三级预防并重的策略（关于三级预防策略详见第十四章）。

（一）针对一般人群的慢性病防控策略

目前，针对一般人群，主要是控制慢性病的行为危险因素，如从吸烟、不合理饮食和身体活动不足三方面来开展慢性病防控工作。

1. 控制烟草使用　WHO 基于《烟草控制框架公约》提出了 MPOWER 系列政策，即监测烟草使用（Monitor tobacco use），保护人们免受烟草烟雾危害（Protect people from tobacco smoke），提供戒烟帮助（Offer help to quit tobacco use），警示烟草危害（Warn about the dangers of tobacco），确保禁止烟草广告促销和赞助（Enforce bans on tobacco advertising promotion and sponsorship），提高烟税（Raise taxes on tobacco）六项烟草控制政策。为遏制烟草导致的危害，中国政府签署了 WHO《烟草控制框架公约》，并于 2006 年 1 月 9 日在中国生效，2011 年"全面推行公共场所禁烟"被纳入我国"十二五"规划纲要。但对应 WHO 的 MPOWER 系列政策，我国控烟现状与《烟草控制框架公约》要求差距还比较大。

2. 促进合理膳食和身体活动　2004 年 5 月，第 57 届世界卫生大会通过了《世界卫生组织饮食、身体活动与健康全球战略》。对应 WHO 的饮食与身体活动战略，2010 年 8 月 3 日，我国卫生部（现卫生计生委）印发《营养改善工作管理办法》。该办法指出：各级卫生行政部门、疾病预防控制中心和医疗卫生机构应该以平衡膳食、合理营养、适量运动为中心，开展营养监测、营养教育、营养指导、营养干预工作。2004 年 WHO 在全球饮食和体力活动策略中推荐了膳食营养素的范围。我国于 2007 年出版的《中国居民膳食指南》推荐了适合我国居民的膳食标准。

身体活动方面，我国有针对学校体育的相关政策，即《学校体育工作条例》和《中共中央国务院关于加强青少年体育增强青少年体质的意见》。针对一般人群，主要通过创建全民健身体系来开展支持性环境建设。针对个人的策略主要通过健康教育和健康促进的手段来倡导和传播健康生活方式理念，提高人们健康生活方式方面的技能。

（二）针对高危及患病人群的慢性病防控策略

针对高危及患病人群的慢性病防控策略包括健康教育、慢性病早期发现和慢性病管理三方面。

1. 健康教育　对高危及患病人群进行健康生活方式和合理膳食的健康教育与健康促进，一方面包含在针对一般人群的健康教育工作中，另一方面主要是通过医疗机构来提供。我国《国家基本公共卫生服务规范》（2009 和 2011 年版）中明确规定了城乡基层医疗卫生机构为居民免费提供健康教育服务，具体内容包括宣传普及《中国公民健康素养——基本知识与技能（试行）》，配合有关部门开展公民健康素养促进行动以及宣传主要慢性病及其危险因素的防控知识等。

2. 慢性病早期发现　即对高危人群进行筛检，早期发现病人。主要包括高血压筛查和肿瘤筛查。2009 年卫生部发布的《关于促进基本公共卫生服务逐步均等化的意见》中提出国家基本公共卫生服务里包括"对 35 岁以上人群实行门诊首诊测血压"。2003 年卫生部组织专家制定的《中国癌症预防与控制规划纲要（2004—2010）》中将"制订主要癌症早期发现、早期诊断及早期治疗计划并组织实施"作为主要目标之一。2006 年，中央财政转移资金开始支持癌症早诊早治工作，至 2008 年已覆盖宫颈癌、乳腺癌、食管癌、胃癌、肝癌、结直肠癌及鼻咽癌 7 种癌症。2009 年卫生部将"妇女两癌筛查"（乳腺癌和宫颈癌）列入医改重大专项。

3. 慢性病管理　对慢性病病人进行及时有效的治疗，减少并发症和致残，提高其生活质量。现阶段，高血压、糖尿病等慢性病疾病管理已经被纳入国家基本公共卫生服务项目，主要由基层医疗机构，包括社区卫生服务机构、乡镇卫生院和村卫生室来完成。卫生部印发的《国家基本公共卫生服务规范》（2009 和 2011 年版）中对城乡基层医疗机构开展此项工作做了相应规范。为进一步落实新医改的要求，2010 年卫生部决定在全国范围内开展"慢性非传染性疾病综合防控示范区"创建工作。

二、预防措施

(一) 一级预防

一级预防（primary prevention）也称病因预防，主要是针对致病因子（或危险因素）采取的措施，也是预防疾病发生和消灭疾病的根本措施。慢性病的一级预防主要有以下措施：

1. **健康教育和健康促进** 利用多种媒体和宣传手段，提高全社会对慢性病危害的认识，普及慢性病的防治知识，让人们自觉采纳有益于健康的生活方式。

2. **控烟限酒** 我国是全球烟草消费最多的国家，烟草消费量约占全球的30%。全国约有3.2亿人吸烟，不少地区的男性吸烟率可达60%以上。我国遭受被动吸烟危害的人数高达5.4亿，其中15岁以下儿童1.8亿。我国男性居民饮酒状况也令人担忧。因此应加强吸烟和酗酒危害的宣传和教育，从思想上纠正吸烟和饮酒的成瘾行为，从社会舆论干预和强制的行政手段入手，营造无烟环境，减少吸烟和酒精造成的社会危害。

3. **合理膳食** 我国人群的不健康饮食问题很严重。我国脂肪摄入已超过世界平均水平。WHO推荐每日每人盐摄入量不超过5g，我国膳食指南推荐的每日每人盐摄入量不超过6g。卫生部在我国居民营养与健康现状报告中公布，2002年全国食盐摄入平均每人12.0g/d，酱油平均每人9.0g/d，远超出WHO和我国的膳食指南标准。因此应提倡平衡膳食，限盐，控制高脂、高糖等热能的过度摄入，多吃蔬菜、水果。

4. **适量运动** WHO推荐每天至少进行30分钟中等强度的体力活动，但在全球有60%的人达不到该标准。我国2000—2001年全国性调查显示，成人中有66.3%可达到WHO推荐的最低标准；但城市和农村相差很大，农村有78.1%的人可达到该标准，城市只有21.8%的人可达到该标准。因此，应采取各种措施鼓励和促进人们积极主动地参与体育锻炼。鼓励在工作场所开展工间操活动，青少年开展多彩的体育活动，倡导在适当的条件下尽量采取步行和骑自行车出行的交通方式。

5. **控制体重** 我国15~69岁居民中有1/3体重超过正常范围。45岁以上女性肥胖率较高，而且我国15~69岁居民向心性肥胖率为33.6%；不论男女，向心性肥胖流行率均在较低年龄组就迅速上升，提示肥胖预防控制工作应关口前移，从儿童、青少年抓起。调查显示，只有10%的超重与肥胖者有意识地采取措施减轻体重。因此，应采取综合措施预防和控制肥胖，积极改变人们的生活方式，包括改变膳食、增加体力活动、矫正引起过度进食或活动不足的行为和习惯，加强对健康体重的宣传教育，开展维持健康体重的干预活动，推广体重自我管理。

(二) 二级预防

二级预防（secondary prevention）又称"三早"预防，包括疾病的早发现、早诊断、早治疗，它是临床前期或亚临床期所进行的防止或减缓疾病发展的主要措施。

加强宣传教育，提高社区居民自我检查、早期发现疾病和及早就诊的意识。提高医护人员诊治技术及早期诊断水平。

对有危险因素的高危人群进行普查、筛查、定期健康检查，尽量做到早发现、早诊断、早治疗，以预防慢性病及其并发症的发生和进展。

(三) 三级预防

三级预防（tertiary prevention）主要为对症治疗，防止病情恶化，减少疾病的不良作用，防止复发、转移，预防并发症和伤残；对已丧失劳动力或残疾者，通过康复治疗，促进其身心方面早日康复，使其恢复劳动力，病而不残或残而不废，保存其创造精神价值和社会劳动价值的能力。

对已诊断的慢性病病人进行管理，采取合理的治疗手段，延缓病情发展，预防并发症的发生，提高生命质量。

总之，慢性病的防治是一项巨大的社会系统工程，需要全社会参与，要坚持预防为主、防治结合。针对多个危险因素开展综合性社区干预是有效减少慢性病流行的措施。

（高玉敏）

第十四章 疾病的防制策略与疾病监测

疾病预防和控制（简称防制）是流行病学的任务之一。疾病防制工作包括疾病的防制策略、措施以及疾病监测。实践证明，在正确的疾病防制策略指导下，通过疾病监测系统，连续地收集、分析和解释资料，发现公共卫生问题，合理分配资源，实施疾病防制措施，可达到预防和控制疾病的目的。

第一节 疾病的预防与控制策略

疾病的预防和控制（防制）策略是指导全局的总体工作方针，疾病的防制措施是开展工作的具体技术手段和方法。策略和措施犹如军事上的战略和战术，两者密切相关。不考虑措施的可行性而制定的策略难以达到目的，而无策略指导的具体措施会局限于经验，实施后往往事倍功半。只有在正确、合理的策略指导下，采取有效、可行的措施，才能以最少的投入取得最大的防制疾病的效果。

一、在宏观水平上制定预防策略

流行病学研究是从群体水平研究特定人群中疾病或健康状况的宏观决定因素与作用规律，以预防和控制疾病，促进群体的健康。从预防的角度看，流行病学的宏观研究方法和思维模式对制定群体的宏观策略和措施具有重要作用。现代医学认为，疾病防制策略的制定不仅要考虑疾病的流行病学特点、疾病对人群健康和社会经济的危害程度、疾病有无特效的防治方法及当地对疾病预防控制的支持程度等，还要考虑政府的卫生工作方针、现代医学模式、社会大卫生观念、影响健康的因素、社区诊断等方面的问题。

（一）现代医学模式

随着社会的发展、人类疾病谱的改变和科学技术的进步，医学模式已由过去的生物医学模式发展为现代的生物-心理-社会医学模式。这一新的模式为疾病预防与控制的宏观决策提供了最佳的思维方式和处理方式，并对疾病的预防工作产生了巨大的影响，使人们认识到应从生物医学、心理学和社会学的角度，多层次、全方位地观察和处理问题。现代医学模式为宏观决策提供了最佳的思维方式，而以预防为导向的服务模式是符合现代医学模式的最佳服务模式。

（二）社会大卫生的观念

健康既是经济社会发展的目标，也是经济社会发展的手段。健康是群众和政府的共同目标。卫生工作要与社会和经济的发展同步，做好卫生工作必须动员和依靠全社会的力量，这就要求政府领导，多部门协作，全社会参与来推进。全面完整意义上的健康是通过社会公众的一致行动来实现的。也就是说，公民有责任和义务参与疾病的预防和控制工作。无论是传染病还是慢性非传染性疾病，其发生、发展和流行都与自然及社会因素息息相关，离开整个社会的支持和参与，将很难达到预防和控制疾病的目标。

（三）健康的影响因素

1. 生活方式因素　影响健康的生活方式因素主要是自身的不良行为和生活方式，如吸烟、饮酒、饮食习惯、风俗、剧烈运动、精神紧张、劳动与交通安全行为等。

2. 环境因素　"环境"分为自然环境和社会环境。自然环境因素有生物、化学、物理等因素，社会环境因素有经济、社会、政治制度、文化、教育因素等。

3. 生物因素　主要包括遗传、生长发育、衰老、个人生物学特征（如年龄、性别、形态和健康状况等）。

4. 卫生保健服务因素　主要包括良好的医疗服务和卫生保健系统，必要的药物供应，健全的疫苗供应与冷链系统，足够的医务人员的良好服务等。

(四) 循证决策

随着循证医学的发展，疾病预防策略与措施的制定必须注重以证据为基础。近年来，循证决策（evidence-based decision-making）的思想广泛应用于临床决策及卫生管理决策中，它强调任何策略或措施都应建立在足够证据的基础上，疾病预防应遵循证据为基础的原则，要客观、科学地分析判断疾病监测资料及专项调查资料，以制定、评价和完善疾病预防策略，从而避免疾病预防和控制的盲目性。

因此，现阶段的疾病预防工作应从现代医学模式、影响健康的因素、社会大卫生观和宏观流行病学思想等方面考虑预防策略。动员和调动全社会的力量，最大限度地利用公共卫生资源，从宏观水平上探讨和确定一个地区或一个国家中对人民群众危害最大的疾病和健康问题，从而制定出符合该地区或该国家实际情况的疾病预防控制策略和措施。

二、全球卫生策略

世界卫生组织（WHO）在其宪章中宣告："享受最高标准的健康是每个人的基本权利之一。"面对世界政治、经济、社会和环境状况，WHO提出了"2000年人人享有卫生保健"的战略目标，旨在改变卫生资源分配严重不均的局面，使人人享有预防保健。该目标的重点是能够使发展中国家人民都能得到的、最低限度的卫生保健服务。

(一) 全球卫生策略目标

全球卫生策略的目标是人人享有卫生保健，其含义包括：

1. 人们在工作和生活场所都能保持健康。
2. 人们将利用有效的办法去预防疾病，减少疾病和伤残带来的痛苦，并且通过更好的途径进入成年、老年，健康地度过一生。
3. 在全体社会成员中均匀地分配一切卫生资源。
4. 所有个人和家庭，通过自身充分的参与，将享受到初级卫生保健。
5. 人们将懂得疾病是可以避免的，应积极主动地赢得健康。

(二) 全球卫生政策

卫生政策是为实现卫生战略目标所制定的主要行动纲领，是有关部门具体工作中所应该遵循的行动准则。WHO和各成员国共同提出的全球卫生政策如下：

1. 健康是每个人的基本权利，是全世界的一项目标。
2. 在各国内部和各国之间合理分配卫生资源，使人人都能得到初级卫生保健及其支持性服务。
3. 人民有权利和义务单独或集体地参加卫生保健计划和实施工作。
4. 政府对人民的健康负有责任。
5. 各国在卫生策略的制定和实施中发挥本国的积极性，自力更生，自给自足，保证全体人民健康，同时尽可能参与国际合作。
6. 实现"2000年人人享有卫生保健"，卫生部门需与其他社会经济部门如农业、畜牧业、粮食、工业、教育、住房、公共工程及交通等部门协调一致地工作。
7. 充分和更好地利用世界资源来促进卫生事业的发展。

(三)全球卫生策略评价指标

为了实施"2000年人人享有卫生保健"全球策略,监测和评价全球卫生目标的实现程度,1981年第34届世界卫生大会在广泛征求各会员国和专家的意见后,对全球最低限度指标进行了修订,主要为:

1. 人人享有卫生保健策略已得到批准,作为官方最高一级的政策,即以国家元首发表宣言的形式承担义务;平均分配足够资源;社区高度参与,为国家卫生发展建立一套适宜的组织机构和管理程序。

2. 已经建立或加强了吸收人民参加策略实施工作的机构,即有积极而有效的机构,让人民提出要求与希望,各政党和社团的代表如工会、妇女组织、农民或其他团体能够积极参加;卫生事业的决策权充分下放到各个行政级别机构。

3. 至少有5%的国民生产总值用于卫生事业。

4. 有一个适当比例的卫生经费用于初级卫生保健,"适当比例"将通过国家调查得出。

5. 资源分配公平,即在不同人群或地区中,在城市和农村,按人口的卫生经费,从事初级卫生保健的人员及设施的分配大体相同。

6. 人人享有卫生保健的策略明确。资源分配具体,需要外部资源,并能获得较富裕国家支持的发展中国家数。

7. 全体居民享有初级卫生保健,至少达到:

(1) 在家中或步行15分钟的距离内有安全饮用水,在家中或邻近地方有适当的卫生设施。

(2) 对儿童进行预防白喉、破伤风、百日咳、麻疹、脊髓灰质炎和结核的免疫接种。

(3) 在步行或坐车1小时行程距离内有初级卫生保健机构,包括得到至少20种基本药物。

(4) 有经过培训的人员接生,及1岁以内的儿童能得到保健服务。

8. 儿童的营养状况相当于:

(1) 至少90%的新生儿出生体重达到2500g以上。

(2) 至少90%的儿童体重符合相应的参考值。

9. 活产婴儿死亡率在50‰以下。

10. 出生平均期望寿命在60岁以上。

11. 成年男女受教育比例超过70%。

12. 人均国民生产总值超过500美元。

三、初级卫生保健

早在20世纪70年代WHO和联合国儿童基金会发表的《阿拉木图宣言》中指出:实现全球卫生策略目标的关键和基本途径是推行初级卫生保健(primary health care,PHC),它是应用切实可行、科学可靠又受社会欢迎的方法和技术,并通过社区的个人和家庭积极参与而达到普及,其费用也是社区和国家依靠自力更生原则能够负担的一种基本的卫生保健形式。主要包括以下四个方面、八项内容。

(一)四个方面

1. 健康促进 通过健康教育促使人们自觉地采纳有益于健康的行为和生活方式,消除或减轻影响健康的危险因素,促进健康和提高生活质量。

2. 预防保健 在研究人群健康和疾病客观规律的基础上,采取积极有效的措施,预防各种疾病的发生、发展和流行。

3. 基本治疗 以一级医院为中心,面向社会,通过设点、开设家庭病床、巡诊、转诊相结合,在疾病初期采取有效的措施控制疾病继续发展,做到早期诊断、及时治疗。

4. 社区康复 通过设立家庭病床或社区康复点,防止疾病的并发症和造成残疾,对丧失了正常功能或功能上有缺陷的残疾者，采取医学和社会综合措施，促使康复。

（二）八项工作内容

1. 针对当前主要卫生问题及其预防和控制方法的健康教育。
2. 改善食品供应和合理营养。
3. 供应足够的安全卫生用水和基本环境卫生设施。
4. 妇幼保健和计划生育。
5. 针对主要传染病的预防接种。
6. 预防和控制地方病。
7. 常见病和外伤的合理治疗。
8. 提供基本药物。

1981年在第34届世界卫生大会上，又增加了"使用一切可能的方法，通过影响生活方式和控制自然、社会心理环境来预防和控制非传染性疾病并促进精神卫生"一项内容。我国卫生部在此基础上，在20世纪90年代初已分别制定了城市和农村初级卫生保健的评价指标体系。

四、我国卫生工作的总策略

1997年根据我国社会和经济发展的状况，《中共中央、国务院关于卫生改革与发展的决定》提出了新时期的卫生工作方针："以农村为重点，预防为主，中西医并重，依靠科技与教育，动员全社会参与，为人民健康服务，为社会主义现代化建设服务。"2008年卫生部召开的全国卫生工作会议正式提出"健康中国2020"战略，并就此进行了工作部署，这既是全面建成小康社会的必然要求，也是促进基本医疗卫生服务均等化的根本途径，符合国际卫生发展的潮流和规律。"健康中国2020"卫生战略始终坚持卫生工作为人民健康服务的方针，把追求人人享有健康作为矢志不渝的奋斗目标。

（一）基本原则

1. 坚持把"人人健康"纳入经济社会发展规划目标。
2. 坚持公平、效率统一，注重政府责任与市场机制相结合。
3. 坚持统筹兼顾，突出重点，增强卫生发展的整体性和协调性。
4. 坚持预防为主，适应并推动医学模式转变。

（二）具体目标

1. 国民主要健康指标进一步改善，到2020年，人均预期寿命达到77岁，5岁以下儿童死亡率下降到13‰，孕产妇死亡率降低到20/10万，缩小地区间健康状况的差距。
2. 完善卫生服务体系，提高卫生服务可及性和公平性。
3. 健全医疗保障制度，减少居民疾病经济风险。
4. 控制危险因素，遏止、扭转和减少慢性病的蔓延和健康危害。
5. 强化传染病和地方病防控，降低感染性疾病危害。
6. 加强监测与监管，保障食品药品安全。
7. 依靠科技进步，适应医学模式的转变，实现重点前移、转化整合战略。
8. 继承、创新中医药，发挥中医药等我国传统医学在保障国民健康中的作用。
9. 发展健康产业，满足多层次、多样化卫生服务需求。
10. 履行政府职责，加大健康投入，到2020年，卫生总费用占GDP的比重达到6.5%～7.0%。

（三）工作重点

"健康中国2020"战略研究提出的今后一个时期卫生工作的战略重点是：

1. 针对重点人群的母婴健康行动计划、改善贫困地区人群健康行动计划、职业健康行动计划；

2. 针对重大疾病的重点传染病控制行动计划、重点慢性病防控行动计划、伤害监测和干预行动计划；

3. 针对健康危险因素的环境与健康行动计划、食品安全行动计划、全民健康生活方式行动计划、减少烟草危害行动计划；

4. 促进卫生发展，实现"病有所医"的医疗卫生服务体系建设行动计划、卫生人力资源建设行动计划、强化基本医疗保险制度行动计划、促进合理用药行动计划、保障医疗安全行动计划、提高医疗卫生服务效率行动计划、公共安全和卫生应急行动计划、推动科技创新计划、国家健康信息系统行动计划、中医药等我国传统医学行动计划、发展健康产业行动计划。

（四）政策措施

1. 建立促进国民健康的行政管理体制，形成医疗保障与服务统筹一体化的"大卫生"行政管理体制。

2. 健全法律支撑体系，依法行政。

3. 适应国民健康需要，转变卫生事业发展模式，从注重疾病诊疗向预防为主、防治结合转变，实现关口前移。

4. 建立与经济社会发展水平相适应的公共财政投入政策与机制，通过增加政府卫生投入和社会统筹，将个人现金卫生支出降低到30%以内。

5. 统筹保障制度发展，提高基本医疗保险筹资标准和补偿比例，有序推进城乡居民医保制度统一、管理统一。

6. 实施"人才强卫"战略，提高卫生人力素质。

7. 充分发挥中医药等我国传统医学优势，促进中医药继承和创新。

8. 积极开展国际交流与合作。

五、疾病的三级预防

随着人类科技进步和工农业生产的迅猛发展，城市化、工业化进程的加快，环境污染的加剧，寿命的延长以及生活行为方式的变化，疾病的流行规律和防治策略正在发生显著的变化，人们在不断与传统的和新发传染病作斗争的同时，正面临着越来越严重的慢性病的挑战，疾病控制的任务变得越来越复杂。

（一）疾病的自然史

疾病的自然史（natural history of disease）是指在不加任何人为干预的情况下，疾病自然的发生和发展过程。疾病自然史可分为四个阶段：

1. 易感期（susceptible stage）　疾病尚未发生，但已经存在疾病发生的危险因素。

2. 临床前期（preclinical stage）　又称亚临床期（subclinical stage），从病人发生生物学改变到出现临床症状和体征之前的一段时间。

3. 临床期（clinical stage）　病人出现疾病的临床症状和体征。

4. 结局（outcome）　疾病治愈、病情控制、发生残障或者死亡。

根据疾病自然史的不同阶段，采取相应措施来防止疾病的发生、发展或恶化，最大限度地减少疾病造成的损害，即疾病的三级预防措施。疾病三级预防必须有政府支持，社会各界密切配合，预防医学、临床医学和基础医学通力合作才能卓有成效地进行。不同疾病的三级预防策略和措施应有所不同，如图14-1所示。

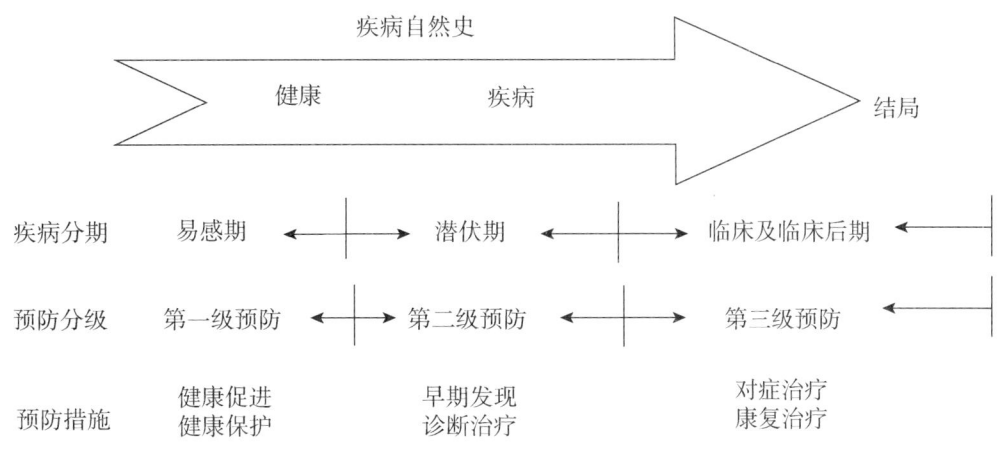

图 14-1 三级预防与疾病自然史的关系

(二) 一级预防

一级预防 (primary prevention) 又称病因预防，主要是疾病尚未发生时针对致病因素（或危险因素）采取措施，也是预防疾病和消灭疾病的根本措施。一级预防主要包括健康促进和健康保护，前者是指对整个人群的普遍预防，后者则是对高危人群的重点预防。

1. 健康促进　健康促进 (health promotion) 是指运用行政的或组织的手段，广泛协调社会各相关部门以及社区、家庭和个人，使其履行各自对健康的责任，共同维护和促进健康的一种社会行为和社会战略。其主要内容为：①健康促进特别强调个体与组织有效和积极的参与；②健康促进主要是直接作用于影响健康的病因或危险因素的活动或行动；③健康促进涉及卫生部门及社会各个领域，应采取多部门、多学科、多专业的广泛合作；④健康促进涉及整个人群的健康和人们生活的各个方面，而不仅仅是针对某些疾病或者某些疾病的危险因素。

(1) 健康教育：健康教育 (health education) 是通过有计划、有组织、有系统的社会教育活动，使人们自觉地采纳有益于健康的行为和生活方式，消除或减轻影响健康的危险因素，预防疾病，促进健康，提高生活质量，并对教育效果作出评价。健康教育的核心是教育人们树立健康意识，促使人们改变不健康的行为生活方式，养成良好的行为生活方式，以降低或消除影响健康的危险因素。健康教育提供了改变行为所必需的知识、技术和服务，通过健康教育，能帮助人们了解哪些行为是影响健康的，并能自觉地选择有益于健康的行为生活方式，达到疾病一级预防的目的。如预防艾滋病，在目前尚无有效疫苗预防的情况下，健康教育是唯一行之有效的方法。

(2) 自我保健：自我保健是指个人在发病前采取措施以促进健康，增强自我的生理、心理素质和社会适应能力。自我保健的措施包括合理营养、体育锻炼、充足的休息和健康的生活方式等。美国疾病预防控制中心 (CDC) 总结美国多年来慢性非传染性疾病防治工作后宣称：只要做到不吸烟、不酗酒、合理膳食、经常锻炼和保持良好心态，可使美国正常男子平均寿命延长 10 年左右。自我保健是一级预防的核心，提倡自我保健，形成健康、科学的生活方式，以降低恶性肿瘤、心脑血管疾病及其他疾病的发病率。

(3) 环境保护和监测：环境保护是健康促进的重要措施，环境包括社会环境和自然环境。首先，应当建立和完善一个有益于人群健康的社会环境，包括有完善的政策及法律法规。其次，采用环境监测、环境监督和技术改造等措施，以环境保护法为准绳，以国家颁发的"三废"排放标准和卫生标准为依据，监测有害物质的含量是否超过国家规定的标准，保障人群健康的生活和生产环境，避免环境污染和职业暴露对健康造成危害，如开展水污染监测、大气环境监测、噪声环境监测及重金属污染监测等自然环境的监测，切实做好环境保护工作。

2. 健康保护　健康保护是对有明确病因（或危险因素）或具备特异性预防手段的疾病所

采取的措施。它在预防及消除病因上起主要作用，如长期食用碘盐预防地方性甲状腺肿，禁止近亲婚配预防先天性畸形及部分遗传性疾病。某些慢性病的危险因素比较复杂，目前其病因尚未完全明了，但仍有一些危险因素较为公认，可以采取有针对性的措施，如通过避免咸食、过量饮食和热食来预防胃癌，避免高脂肪饮食和高龄初产来预防乳腺癌，控制食盐摄入量来预防高血压等。开展一级预防常采用双向策略（two pronged strategy），即把对整个人群的普遍预防和对高危人群的重点预防结合起来。二者相互补充可以提高效率。前者称为全人群策略（population strategy），旨在降低整个人群暴露于危险因素的水平，它是通过健康促进实现的；后者称为高危策略（high risk strategy），旨在消除高危人群的特殊暴露，它是通过健康保护实现的。

（三）二级预防

二级预防（secondary prevention）又称"三早"预防，包括早期发现、早期诊断和早期治疗，是在疾病的潜伏期为了阻止或延缓疾病的发展而采取的措施。

早期发现是二级预防非常重要的环节。筛检是早期发现病人的主要方法，但在决定是否对某个疾病开展普查、筛检时，必须考虑进行这些流行病学调查的适用条件，如疾病的发病率，检测方法是否简便、安全和准确，经济效益和社会效益等方面。

早期诊断是二级预防的核心，可以通过筛检、定期健康检查或设立专门的防治机构来实现。早期诊断的基础是早期发现，早期诊断又可以导致早期治疗，从而获得好的预后。要达到"三早"、做好二级预防就要向群众宣传防病知识，提高医务人员的诊断水平，开发适宜的筛查方法和技术。

目前，许多慢性非传染性疾病的病因非常复杂，一级预防是不可能完全控制疾病发生的，做到早期发现、早期诊断和早期治疗是防止及减缓疾病发展的有效措施。对于一些慢性病，应用先进的医疗技术完全有能力在发病期进行有效的干预，改善其预后。如通过乳房自检可以早期发现乳腺癌，坚持预防性补钙以预防骨质疏松，在高危人群中筛查糖尿病和糖耐量低减者等均属于二级预防。

（四）三级预防

三级预防（tertiary prevention）又称临床预防，是在疾病的临床期（发病期）为了减少疾病的危害而采取的措施。它的主要任务是：改善症状，减轻痛苦，减少疾病的不良反应，提高生存质量，延长寿命，降低病死率，防止病情恶化、复发、转移，防止并发症和伤残；对已丧失劳动力或残疾者，通过康复治疗，争取伤而不残、残而不废，保护劳动能力，保护生活能力。主要措施是对症治疗和康复治疗。

对症治疗可以改善症状，减少疾病的不良反应，防止复发和转移，预防并发症和伤残等。例如对急性心肌梗死或严重心律失常者进行抢救和治疗，以防止冠心病危及生命；通过药物治疗和智能训练，改善老年性痴呆病人的认知功能等。

对已丧失劳动力或伤残者通过康复治疗，促进其身心早日康复，使其恢复劳动力，争取病而不残或残而不废，保存其创造经济价值和社会价值的能力。康复治疗措施包括功能康复和心理康复、社会康复和职业康复等。我国较成熟的康复工作有脊髓灰质炎后遗症手术矫治、白内障手术复明、聋儿语言康复等。

对不同类型的疾病，有不同的三级预防策略。但任何疾病，不论其病因是否明确，都应强调第一级预防。

第二节 疾病监测

疾病监测（surveillance of disease）是预防和控制疾病工作的重要组成部分，是制定疾病防制策略的基础。现代疾病监测的范围逐渐扩展，监测手段也日益改进，许多国家先后建立了多种多样的监测系统。我国1980年建立了全国疾病监测系统，开展了以传染病为主并逐渐增加非传染病内容的监测工作。1989年提出了第二阶段疾病监测总体设计方案，采取分层整群随机抽样的方法，在全国范围内对人群出生、死亡、法定传染病的发病、儿童规划免疫接种情况等进行监测。

一、疾病监测的定义

疾病监测也称流行病学监测（epidemiological surveillance），是指长期、连续、系统地收集疾病的动态分布及其影响因素的资料，经过分析将信息及时上报和反馈，以便及时采取干预措施并评价其效果。

开展疾病监测工作时，只有长期、连续、系统地收集资料，才能发现疾病的分布规律和发展趋势；只有把监测的范围扩大到与疾病或健康有关的各种卫生问题，而不仅仅是疾病的发生或死亡，才能适应医学模式的转变和公共卫生的需要；只有将原始资料经过整理、分析、解释后，才能转化为有价值的信息；只有把卫生信息及时反馈给有关部门和人员，充分利用疾病监测信息，才能达到监测的根本目的。

二、疾病监测的目的

（一）评价公共卫生状况

在一个地区或国家，卫生行政部门或政府对其居民公共卫生状况的了解是制定公共卫生政策的基础，是卫生资源有效配置的前提。公共卫生状况是在不断变化的，而掌握公共卫生状况不断变化的趋势最为有效的手段就是进行疾病监测。如艾滋病的流行已经严重威胁世界人民的健康，成为一个严重的公共卫生问题。

（二）采取干预措施

在疾病监测过程中，若某种疾病的分布出现异常变化，常常预示着某种疾病的暴发或流行，应尽快查明原因，及时采取措施。如1988年初，上海市甲型肝炎病例骤然增加，为近年病例数的十几倍甚至几十倍。经流行病学调查后发现，这次暴发是由于居民生食被甲型肝炎病毒污染的毛蚶引起的，通过禁售毛蚶，不久暴发即告平息。

（三）预测卫生服务需求

疾病监测可动态观察疾病的发展趋势，预测疾病流行规模，估计未来的卫生服务需求。例如，在许多发展中国家通过慢性病监测预测到了未来慢性病的发展趋势，从而估计卫生资源的消耗将是巨大的。

（四）确定疾病的危险因素和高危人群

疾病监测有助于确定疾病的危险因素；同时通过监测有助于确定高危人群，并以此为依据制定干预措施，控制疾病流行。

（五）评价干预效果

通过疾病监测可以掌握疾病发生、发展的动态变化趋势，以此来客观地评价干预策略及措施的效果。

三、疾病监测的步骤和内容

疾病监测工作的步骤和内容包括健全监测机构和资料收集、资料分析、信息反馈与利用四个方面。

（一）健全监测机构和资料收集

建立和健全疾病监测系统，实现科学化、规范化管理是有效控制和防治疾病的重要措施。

第十四章 疾病的防制策略与疾病监测

收集监测资料大致包括：

1. 人口学资料；
2. 法定传染病发病资料；
3. 发病和死亡资料；
4. 实验室检测资料；
5. 危险因素调查资料（如吸烟、职业暴露等）；
6. 专题调查报告；
7. 干预措施资料（生物制品、药物应用及防治措施等）；
8. 其他相关资料（气象学、社会学和生物学等各类资料）。

（二）资料分析

分析资料就是把原始资料加工成有价值信息的过程，包括以下步骤：

1. 原始资料的整理与核对。
2. 资料的分析和解释，即应用流行病学与卫生统计学方法把各种数据转变为有关的指标，然后进行综合分析，从中得出有价值的结论，作出准确、合理的评价。

（三）反馈信息

疾病监测过程中收集的大量信息经整理、分析，定期交流并迅速反馈，产生疾病的防制效应。信息的反馈分为纵向和横向两个方向。纵向包括向上反馈给卫生行政部门及其领导，向下反馈给下级监测机构及其工作人员；横向包括反馈给有关的医疗卫生机构及其专家，以及社区及其居民，反馈时应视对象不同而提供相应的信息。

（四）利用信息

利用监测信息搞好卫生决策和指导疾病防治是疾病监测的目的。监测获得的信息通过分析可以用来了解疾病分布特征、预测流行、评价干预措施的效果、确定主要公共卫生问题等，为制定疾病的综合防治策略和措施提供依据。

四、疾病监测的种类

（一）传染病监测

世界卫生组织将疟疾、流行性感冒、脊髓灰质炎、流行性斑疹伤寒和回归热 5 种疾病列为国际监测的传染病。我国根据具体情况又增加了登革热和艾滋病，共规定了 7 种国家监测的传染病。同时我国根据《中华人民共和国传染病防治法》将法定报告的传染病分为甲、乙、丙三类，近年新发现的传染病，如拉莎热、军团菌病等也作为严密监测的传染病。对某个具体的传染病开展监测时，要综合考虑疾病的特点、预防控制的需要和人力、物力、财力方面的实际条件，适当选择监测的内容。

传染病监测的主要内容包括：

1. 收集人口学资料，即了解人口、出生、死亡、生活习惯、经济状况、教育水平、居住条件和人群流动的情况。
2. 监测传染病的发病和死亡及在人、时、地方面的动态分布，包括做传染病漏报调查和亚临床感染调查。
3. 监测人群对传染病的易感性，即人群的免疫水平。
4. 监测病原体的型别、毒力和耐药性等情况。
5. 监测动物宿主和媒介昆虫的种类、分布及病原体携带状况。
6. 评价防疫措施的效果。
7. 研究流行因素和流行规律。

8. 疫情预测。

（二）非传染病监测

随着社会的发展、疾病谱的改变，近年来许多国家疾病监测的范围已扩大到非传染病，我国大部分地区已对恶性肿瘤、心脑血管病、高血压、出生缺陷等慢性非传染病开展了监测。主要包括：

1. 监测群体中慢性病的发病和死亡水平的变化情况。
2. 针对慢性病的主要危险因素，在群体中进行行为危险因素及其有关知识和态度的监测。
3. 监测支持人们行为改变的政策、媒体导向和支持措施等社会环境因素的变化情况。

（三）危险因素监测

无论是传染病还是非传染病，其发生、发展及结局都与危险因素的暴露密切相关，如果监测的内容只包括发病和死亡，就不可能全面掌握疾病的发生规律，合理地分配卫生资源，制定有针对性的干预措施并正确对其做出评价。目前，越来越多的国家将危险因素，特别是行为危险因素的监测作为疾病监测的一个组成部分，如对吸烟、酗酒、缺乏体育锻炼等与慢性非传染病有关的不良生活习惯进行监测。

（四）其他卫生问题监测

其他卫生问题监测包括营养监测、环境监测、学校卫生监测、药物不良反应监测、计划生育监测、医学气象监测、环境水质监测等。为了解决不同的卫生问题，达到特定的卫生目标，可以开展多种内容的监测工作。

五、疾病监测的方法与技术

很好地利用相关的技术与方法，有助于保证疾病监测工作的质量，提高其效率。

（一）被动监测与主动监测

下级单位按照常规向上级单位报告监测数据和资料，而上级单位被动接受，称为被动监测（passive surveillance）。各国常规法定管理传染病报告属于被动监测的范畴。根据特殊需要，上级单位进行专项调查或要求下级单位严格按照规定调查收集资料，称为主动监测（active surveillance）。疾病预防控制部门开展的传染病漏报调查，对某些传染病、非传染病及其高危人群进行的重点监测，均属主动监测的范畴。主动监测的质量优于被动监测。

（二）常规报告与哨点监测

常规报告是指诸如我国的法定传染病报告系统，要求报告病种多，报告的范围覆盖面广，且主要由基层卫生人员开展工作，会出现漏报率高和监测质量低的情况。为了达到特定目的，在经过选择的人群中设立哨点，用标准统一的方法开展的监测称为哨点监测（sentinel surveillance）。它具有耗费低、效率高的特点。例如我国的艾滋病哨点监测系统，是在全国各地上百个监测哨点对高危人群进行定点、定时、定量的HIV抗体检测，以大致了解我国艾滋病的感染状况和变化趋势。

（三）实际病例与监测病例

由于疾病与健康缺乏一个明显的界限，按照某个临床诊断标准诊断病例会发生一定数量的漏诊和误诊。在大规模的监测工作中，为便于开展监测，需要制定一个统一的、可操作性强的临床诊断标准，用这个诊断标准确定的病例称为监测病例。我国法定传染病上报的病例中有很多都属于监测病例。在疾病监测中应当尽可能提高实际病例在监测病例中的比例，而且应当能估计这个比例的大小和变化。

（四）直接指标与间接指标

监测得到的发病数、死亡数以及经过分析后得到的发病率、死亡率等，称为监测的直接指标。有时监测的直接指标不易获得，如流行性感冒（流感）死亡与肺炎死亡有时难以分清，则可以用"流感和肺炎的死亡数"作为监测流感疫情的间接指标，同样可以达到监测流感疫情的目的。

（五）静态人群与动态人群

监测过程中观察人群如果没有迁出、迁入，或有少量迁出、迁入，称为静态人群（fixed population）。如果有频繁迁出、迁入，则称为动态人群（dynamic population）。在计算疾病频率指标时，静态人群以平均人口数作为分母，动态人群则用人时数作为分母。

（六）行为学监测和第二代监测

行为学监测既适用于传染性疾病，也适用于非传染性疾病。传染病监测的指标主要是监测可能导致传播途径实现的各种行为，如共用注射器、性乱等是艾滋病传播的高危行为。慢性非传染病监测主要是针对一些不良的生活习惯等行为，如吸烟、饮酒等。第二代监测是指血清学监测和行为学监测相结合的综合监测，以达到提高敏感性和监测效率的目的。如第二代HIV/AIDS监测是在第一代HIV/AIDS监测的基础上，针对HIV/AIDS流行形势的复杂性和第一代HIV/AIDS监测的缺陷而提出并逐渐发展起来的。由于第二代监测提供了全方位的信息，从而真正成为连接公共卫生疾病监测和干预的桥梁。

六、疾病监测系统

开展疾病监测工作应建立专门的组织机构，它应具备相应的行政职权及调查研究能力。目前，世界范围的疾病监测任务是由WHO承担的，下设专门机构，包括血清保存中心、流行性感冒中心、虫媒病毒中心及现场监测队伍等。目前许多国家都设有专门的组织机构从事疾病监测工作，如美国疾病预防控制中心、中国疾病预防控制中心等。我国的疾病监测系统主要包括：

（一）以人群为基础的监测系统

此类系统是随机选择一定地区或市县作为监测范围，对监测范围内所有符合条件的对象进行监测，并获得反映实际人群情况的真实数据，能真实地反映监测地区的实际水平。但相对来说，其投入的人力、物力和财力较大，对监测人员的要求较高。

（二）全国法定管理传染病报告系统

国家法定报告的传染病监测系统是最基本和最主要的传染病监测系统，主要从宏观上监测主要传染病的动态变化，并有法律或强制性的制度做保证。如《中华人民共和国传染病防治法》规定了管理传染病的类别和病种及疫情报告制度。

（三）以医院为基础的监测系统

该系统主要是对医院内感染、病原菌耐药、出生缺陷等进行监测的系统。我国有组织的医院内感染监测系统始建于1986年，现由中国疾病预防控制中心流行病学研究所牵头，到目前为止已建立了有百余所医院参加的监测系统。

（四）以实验室为基础的监测系统

它主要利用实验室方法对病原体或其他致病因素开展监测。如我国流行性感冒监测系统，不但开展常规的流感病毒分离工作，而且具有信息的上报、流通和反馈制度。

（五）单病监测系统

除以上综合监测系统以外，还有各种传染病及非传染病的单病监测系统。传染病的单病监测系统有艾滋病、流行性感冒、流行性脑脊髓膜炎、出血热、伤寒、肝炎、腹泻等监测系统，非传染病的单病监测系统有肿瘤、心血管疾病、出生缺陷、流产、药物不良反应等监测系统。

（谭盛葵）

第十五章 医院感染

随着医学的发展，医院感染也逐渐增多，越来越成为威胁病人健康、增加疾病负担的全球性公共卫生问题。预防和控制医院感染的发生对于提高全人类的健康水平和促进医学发展有着重要的意义。

医院感染的研究涉及流行病学、微生物学、免疫学、传染病学及卫生管理学等多门学科。流行病学方法为医院感染的研究提供基本的手段，并贯穿于医院感染预防和控制的各个环节，是医院感染监测、评价、管理、决策和宣教的基础与依据，在相关的各学科中起着指导性的作用。

第一节 概　述

一、医院感染的定义

2001年我国卫生部（现卫生计生委）印发的《医院感染诊断标准（试行）》中医院感染（nosocomial infection，NI；hospital infection，HI）的定义是：住院病人在医院内获得的感染，包括在住院期间发生的感染和在医院内获得、出院后发生的感染，但不包括入院前已开始或者入院时已处于潜伏期的感染。医院工作人员在医院内获得的感染也属医院感染。

感染的获得是指病原体侵入人体，感染的发生是指出现感染的症状和体征。判断一种感染是否属于医院感染，要以获得感染的时间点为准。例如，获得感染的时间是在住院期间，但在出院后才出现症状，也属于医院感染。很多在医院内获得感染的乙型肝炎病人都是在出院后才发病，但都属于医院感染。反之，如果获得感染的时间是在入院前，但在入院后出现症状，也不属于医院感染。

广义上，可以把医院感染定义为：所有在医院内获得的感染。

二、医院感染的研究对象

按广义的医院感染定义，医院感染的研究对象是所有在医院内的人群，包括住院病人、医护工作人员、门诊病人、陪护家属和探视者等。住院病人是医院感染的主要人群。

近年来国际上正逐步用卫生保健相关感染（health care - associated infection，HCAI；healthcare - associated infection，HAI）来代替医院感染这个概念。两个概念并无本质的区别，HAI只是在研究范围上不再局限于医院，而包括所有的医疗部门和卫生保健机构，例如疗养院、妇幼保健、血站、诊所、卫生院、社区卫生服务中心（站）等。但目前我国还未见有正式的文件对医院感染这个概念进行替换。

三、医院感染的诊断原则

（一）获得感染时间点的判断

虽然病原体侵入人体的时间点是判断医院感染的关键，但在临床上，获得感染的时间点往往需要从发生感染的时间点进行推算。国际上通用的标准为：有明确潜伏期的感染，自入院时起超过平均潜伏期后发生的感染为医院感染；无明确潜伏期的感染，规定入院 48 小时后发生的感染为医院感染。

（二）慢性感染的急性发作

一般的慢性感染性疾病在医院内急性发作，如未发现新的病原体，不属于医院感染；但如果在原有感染基础上出现其他部位新的感染（除外脓毒血症迁徙灶），或在原感染已知病原体基础上又分离出新的病原体（排除污染和原来的混合感染），则属于医院感染。

（三）无明确病原体的感染

由于创伤、物理或化学的非生物性因子刺激而产生的炎症表现不属于医院感染。

（四）新生儿的感染

新生儿经胎盘获得（在出生后 48 小时内发病）的感染不属于医院感染，如先天性梅毒、风疹、巨细胞病毒感染、单纯疱疹、弓形虫病、水痘等；但新生儿在分娩过程中经产道获得的感染（如 B 组链球菌感染）以及新生儿在产后获得的感染（发生于出生 48 小时后）属于医院感染。

（五）无炎症的细菌定植

在皮肤、黏膜的开放性伤口或分泌物中培养出少量细菌，但无任何临床症状和体征者，只能认为有细菌定植，而不能判为医院感染。

（六）上次住院获得的感染

本次感染直接与上次住院有关，属于医院感染，但计算医院感染的发生率时应将其统计在上次住院的医院。

（七）被激活的潜在性感染

由于诊疗措施激活的潜在性感染，如疱疹病毒、结核分枝杆菌等的感染，也属于医院感染。

四、医院感染的分类

按感染的部位，医院感染可分为上呼吸道感染、下呼吸道感染、胸膜腔感染、心血管系统感染、血液系统感染、腹部和消化系统感染、中枢神经系统感染、泌尿系统感染、手术部位感染、皮肤和软组织感染、骨和关节感染、生殖道感染和口腔感染等。

按感染的微生物种类，医院感染可分为细菌感染、病毒感染、立克次体感染和真菌感染等。

按病原体来源不同，医院感染可分为内源性感染和外源性感染。

（一）内源性感染

内源性感染（endogenous infection）也称自身感染（self infection），是指病原体来自于病人体内的感染。内源性感染的病原体多为在人体定植、寄生的正常菌群和条件致病菌，在正常情况下对人体并不致病。在下列几种情况下，它们与人体之间的平衡被打破，而造成各种内源性感染。

1. 异位定植　例如肠道中的大肠埃希菌进入泌尿道，或手术时通过切口进入腹腔、血流等。

2. 宿主的局部或全身免疫功能下降　局部免疫力下降时，如扁桃体摘除术后，寄居的甲型链球菌可经血流使原有心瓣膜畸形，引起亚急性细菌性心内膜炎；全身免疫力下降时，如应用大剂量肾上腺皮质激素、抗肿瘤药物及放射治疗等，可造成全身性免疫功能降低，一些正常菌群可引起内源性感染而出现各种疾病，有的甚至引发败血症而导致死亡。

3. 菌群失调　指机体菌群中各菌间的比例发生较大变化、超出正常范围的现象，由此可导致一系列临床表现。

4. 二重感染　即在抗菌药物治疗原有感染性疾病过程中产生的一种新感染。如长期应用广谱抗生素后，体内正常菌群因受到不同抑菌作用而发生平衡上的变化，未被抑制者或外来耐药菌趁机大量繁殖而致病。引起二重感染的细菌以金黄色葡萄球菌、革兰阴性杆菌和白念珠菌等为多见。临床表现为消化道感染（鹅口疮、肠炎等）、肺炎、尿路感染或败血症等。

随着医学科学的发展，内源性感染的比重在不断增加，目前已远远超过外源性医院感染，成为医院感染的主要威胁。内源性感染的发生机制较为复杂，并且它的病原体常为正常菌群，很难也不应彻底消灭。因此，预防内源性感染比较困难，也称为难以预防性感染。

通常婴幼儿、老年人及免疫力低下和菌群失调人群是内源性感染的高危人群。由于内源性感染的病原体来自自身，通常表现为散发。

（二）外源性感染

外源性感染（exogenous infection）是指病原体来自病人体外的感染，可以来自其他病人、医护工作人员或医疗外环境，又可分为：

1. 医源性感染（iatrogenic infection）　是指在医疗和预防过程中由于所用的医疗器械、设备、药物、制剂及卫生材料的污染或院内场所消毒不严而造成的感染。

2. 带入传染　是指病人入院时已处于另一种传染病的潜伏期，住院后发病而引起其他病人或医院职工发生医院感染。

3. 交叉感染（cross infection）　是指病人与病人、病人与医务人员及病人与陪护人员和探视人员之间通过直接或间接接触途径而引起的感染。

外源性感染较易引起流行和暴发，通过加强医院消毒、灭菌、隔离等措施可以有效地预防和控制外源性感染的发生。

五、医院感染研究简史

医院感染是伴随着医院的产生而产生、发展而发展的。16～17世纪，欧洲生产力的发展促进了科学技术发展，出现了近代医学和近代医院。随着医院成为社会医疗的主要形式，交叉感染也开始在医院里横行肆虐，病人遭受着巨大痛苦，甚至造成了大量死亡。医院感染问题逐渐被认识并提到议事日程上来，并经历了几个发展时代。

（一）前抗生素时代

在发现抗生素之前，医院感染主要处于预防阶段，主要的预防措施是消毒和隔离。

我国早在明朝李时珍（1518—1593）所著的《本草纲目》中就有对病人穿过的衣服进行消毒的记载，即蒸煮衣服进行消毒，蒸过的衣服再穿就不会传染疾病。

19世纪早期，英国成立了"发热病人专科医院"（即传染病医院），对发热病人进行隔离治疗，效果很明显。可以说，对医院感染的研究开始于产褥热，并取得了很好的效果。

在预防外科术后感染方面，Lister做出了划时代的贡献，指出术后切口化脓是微生物作用的结果，若将微生物杀死，感染可以得到控制和预防。他提倡在进行手术或更换敷料时实施消毒措施，因此他所做的手术病死率从45.7%降低到15%，卓有成效地降低了术后感染的发生率。

近代护理学创始人英国的南丁格尔开创了护士负责医院感染监测工作的先河，强调医院卫生条件在减少病人死亡中的作用，建立了医院管理制度，加强护理，做好清洁卫生，采取隔离传染病病人、病房通风等措施。伤病员病死率从42%降低至2.2%，这是一个非常突出的成果。

(二) 抗生素时代

抗生素的发现使医院感染从预防阶段进入到治疗阶段。自1928年英国的Fleming在实验中发现了青霉素,并于1940年在英国应用于第一个病人,肯定了它的疗效后,一系列抗菌药物的发现为预防和治疗各种感染提供了有力的武器,一度缓解了医院感染问题,也一度削弱了对无菌技术的重视。

在此期间,医院感染的菌株也发生显著变化。20世纪40年代前的医院感染几乎都是革兰阳性球菌;进入50年代,人们发现革兰阳性球菌已对许多抗生素产生耐药性,如青霉素、链霉素等;60年代起,革兰阳性球菌作为医院感染主要病原体的地位逐渐下降,并被革兰阴性杆菌、肠球菌及其他细菌所代替。

近10多年来,在医院感染分离的病原体中真菌所占的比例有所上升,且有逐年增加的趋势。全国医院感染监控网监测的资料表明,真菌感染率从1999年的0.16%上升到2002年的0.24%,这与抗菌药物的滥用与不合理应用有着密切的关系。美国在对抗菌药物进行严格管理后,细菌耐药性和真菌感染的比例上升速度明显减缓。

近30年来还出现了一些新的病原体,如艾滋病病毒、SARS病毒、幽门螺杆菌、高致病性禽流感病毒等。由于人们对新病原体缺乏认识和了解,对其传染源、传播途径和易感人群不甚清楚,而且人群又缺乏特异的免疫力,很容易导致医院感染的发生、流行甚至暴发。这些疾病病原体的出现也对医院感染的控制提出了新的挑战。

高度耐药和多重耐药是近年来医院感染病原体的一个重要特点。自1996年日本报道第一株万古霉素中介耐药金黄色葡萄球菌(Vancomycin-intermediate Staphylococcus Aureus, VISA)以来,在2002年7月美国疾病预防控制中心(CDC)确证并公布了世界第一例真正的万古霉素耐药金黄色葡萄球菌(Vancomycin-resistant Staphylococcus aureus, VRSA)。除此之外,耐万古霉素的肠球菌、产广谱β-内酰胺酶的革兰阴性杆菌、肺炎克雷伯菌、大肠埃希菌,多重耐药的铜绿假单胞菌等都已经成为引起医院感染的常见病原菌,其耐药率较社区感染的同类病原体要高出1.5倍以上。

2010年8月 *Lancet Infectious Disease* 介绍了一种携带NDM-1(New Delhi metallo-β-lactamase-1,新德里金属β-内酰胺酶-1)的超级细菌(superbug)。这种超级耐药基因可让致病菌对几乎所有抗生素耐药,且10年内将无药可用。NDM-1一旦跟危险性病毒结合,变成无法医治的人传人病毒,将会使医院感染进入到抗生素无能为力的"后抗生素时代"。到那时,几乎所有腹部的手术将风险骤增,因为腹膜炎将难以控制;切除阑尾将变成性命攸关的大手术,因为细菌很可能会进入血液,引发危及生命的败血症。

但也有专家认为并没必要那么悲观,微生态制剂、防御素、细菌间的传导切断、纳米颗粒等新的对抗病原体的途径正在不断探索和研究中。

六、医院感染的现状

(一) 不同国家医院感染的发生率不同

发达国家医院感染的发生率为3.5%~12%。美国约为5%,英国约为7.5%,日本约为5.8%,瑞典为3%~5%,西班牙约为8.1%,希腊约为5.9%,法国约为7.6%。中低收入国家的发生率为5.7%~19.1%。国内自1983年以来报道医院感染的发生率为4%~18%;2008年全国医院感染监控网报告,我国医院感染发生率为4.29%。从报告的数据上看,我国总的医院感染发生率与国外相比处于相对较低的水平,但也可能与监测、调查和诊断方法存在一定差异以及漏报有关。

(二) 医院感染严重威胁患者的健康和生命

全美每年约有200万例病人发生医院感染,导致4.4万~9.8万病人死亡,医源性感染已成为美国的第四位死因,内科死亡病例中有50%与医院感染有关。英国每年至少有10万例病人发生医院感染,因医院感染死亡的病人达5000例,位居英国人口十大死因之一。在我国,住院死亡病人中约22.2%的死因直接或间接与医院感染有关。

(三) 医院感染带来沉重的疾病负担

在美国,每年发生医院感染约200万例,每例感染直接增加医疗支出583~4886美元,每年增加的医疗支出已近67亿美元。据WHO不完全统计,按每年全球有8亿病人住院计算,如果平均感染率为5%,则每年就有4000万病人发生医院感染,增加医疗费用近70亿美元,而实际损失远远大于这个数字。据我国2000年报道,每年大约有500万例医院感染发生,每例增加的医疗费用为2400~14 000元人民币,直接经济损失达100亿~150亿元人民币。

第二节 医院感染的流行病学

一、医院感染的流行环节

外源性医院感染的流行环节为传染源、传播途径和易感人群。但内源性感染则有所不同,它的传播过程是传染源(自身)、易位途径和易感生态环境,需从微生态角度进行描述。

(一) 传染源

1. 病人 病人是医院感染的重要传染源,其体内有病原微生物的生长繁殖,并可以从感染部位不断排出。从病人体内排出的这些病原体致病力较强,且常常对临床常用抗菌药物具有耐药性。

2. 病原携带者 处于潜伏期或隐性感染者,其体内有病原体生长繁殖,并能向外界排出、播散病原体。病原携带者由于无明显的症状和体征,在临床往往较容易被忽视,而其作为医院感染的重要传染源,实际意义往往大于显性感染者。临床上,慢性病原携带者引起医院感染的事件时有发生。

3. 动物传染源 在动物传染源中,以鼠类的意义最大。鼠类在医院的密度很高,是沙门菌尤其是鼠伤寒沙门菌的重要宿主,由其粪便污染食品导致的医院感染已有报道。鼠类还可以导致鼠疫、流行性出血热等医院感染的发生。

(二) 传播途径

1. 接触传播 是医院感染最常见也是最重要的传播方式之一。根据病原体从传染源排出到侵入易感者之前是否在外界停留,又可分为直接接触传播和间接接触传播。

(1) 直接接触传播:传染源直接与易感者接触,不需外界环境中传播因素参与的一种传播途径。病人之间、医务人员与病人之间、医务人员之间都可以通过手的直接接触而传播病原体,如金黄色葡萄球菌、巨细胞病毒感染等都可以通过直接接触传播。

病人的内源性感染也可以被认为是内源性直接接触传播,如病原体从已感染的切口传递至身体其他部位,粪便中的革兰阴性杆菌传递到鼻咽部等。

(2) 间接接触传播:是指易感者接触被传染病病原体污染的物品而发生的感染。间接接触的传播途径往往是日常的生活接触,并不容易引起重视,因此在医院感染的预防控制中具有重要意义。例如,病原体可以通过医护人员的手、医疗仪器设备、病房内的物品等传播给易感者而发生医院感染。

2. 空气传播 病人咳嗽、打喷嚏或谈笑时,都可以从口腔、鼻孔喷出很多微小液滴而带出病原体,医务人员在进行诊疗操作如支气管镜或吸痰操作时也能产生许多飞沫,可以近距离传播给周围的密切接触者。

空气传播以呼吸道疾病为主，B型流感病毒、脑膜炎双球菌、腺病毒、流感病毒B19型、细小病毒感染还有其他一些严重感染如百日咳、链球菌咽炎和（或）肺炎、婴儿及儿童的猩红热等都可以通过空气传播。也有研究表明，手术部位的感染也可以由空气传播，例如结核分枝杆菌感染也可引起手术部位感染，手术室空气消毒可使术后感染减少。

3. 水和食物传播　经水和食物传播的医院感染暴发的流行病学特点与社区感染相似，这类感染在医院感染中所占的比例很少。国内偶见报道医院内经水传播的伤寒、细菌性痢疾及病毒性腹泻的暴发；医院中供应病人的食物受到病原体污染后，可引起医院感染的暴发，常见的有细菌性食物中毒、细菌性痢疾、沙门菌病及病毒性肝炎等。

4. 医源性传播　由各种诊疗操作引起的医院感染的传播称为医源性传播，这是最容易引起医疗事故和医疗纠纷的一种传播途径。通常可由以下几种途径传播：

（1）血液及血液制品：经血传播的病原体常见的有乙型肝炎病毒、丙型肝炎病毒、巨细胞病毒、人类免疫缺陷病毒等，血液制品如果被这些病原体污染，较容易引起医院感染的暴发和流行。例如，近年来国内外大量流行病学研究表明，输血是丙型病毒性肝炎的主要传染方式。

（2）药品及药液：各种药品和药液制品在生产、使用过程中常会受到病原微生物的污染，可导致医院感染的暴发或散发。例如曾有病人因眼药中的铜绿假单胞菌而发生眼部感染，静脉高价营养液被微生物污染而导致病人产生菌血症甚至败血症。

（3）医疗器械和设备：在侵入性操作和手术中，医疗器械的消毒不严格或被病原体污染是引起医院感染的一个常见原因。据国内统计，涉及器械装置的医院感染暴发中，由导尿管引起者占26%，血液透析装置引起者占19%，呼吸治疗装置（包括雾化器）引起者占11%，各种静脉导管、检验器械或输液装置引起者占4%。

5. 生物媒介传播　医院内常见的媒介昆虫及其可能传播的病原体有：蚊可传播疟原虫、乙型脑炎病毒、登革热病毒、血丝虫等，蚤可传播鼠疫杆菌、莫氏立克次体等，虱可传播普氏立克次体、回归热螺旋体等，螨可传播流行性出血热病毒，蝇及蟑螂可传播肠道传染病病原体。

（三）易感人群

1. 机体免疫功能严重受损者　包括患有造血系统疾病、恶性肿瘤、糖尿病、慢性肾病及肝病等基础性疾病的人群，婴幼儿、老年人及营养不良者，接受抗癌药物、皮质激素、放疗等各种免疫抑制剂治疗者。这些人群的细胞吞噬能力及体液免疫反应功能低下，一旦被病原体侵袭，易发生感染。

2. 长期使用广谱抗菌药物者　长期使用广谱高效抗菌药物可使病人菌群失调，细菌产生耐药性，从而使病人对病原微生物易感。

3. 接受各种侵入性操作的病人　导管、引流管、呼吸机、腹膜或血液透析、穿刺等侵入性操作可直接损伤机体的皮肤和黏膜，给病原微生物的侵袭提供了有利的途径。

4. 住院时间长和手术时间长者　住院时间愈长，病原微生物在病人体内定植的机会愈大，病人发生医院感染的危险性就愈大。手术时间愈长，手术部位感染的危险性愈高。随着手术时间的延长，手术切口部位组织受损加重，病人局部及全身抵抗力下降，切口中污染的微生物数量增加，使病人对病原微生物易感。

二、医院感染的分布特征

（一）人群分布

1. 年龄分布　婴幼儿和老年人感染率高。有调查表明，心脏外科术后病人0～9岁组的医院感染率是10～40岁组的4.7倍，心瓣膜替换术后病人50岁以上组的医院感染率是20～40岁组的2.4倍。这主要与低年龄组和高年龄组人群的免疫力低有关。

2. 性别分布　多数调查发现医院感染与性别无关，但某些部位的感染有性别差异，如泌尿道感染女性病人较男性高。

3. 不同基础疾病人群分布　恶性肿瘤、血液系统疾病及内分泌、营养代谢、免疫系统疾病病人的医院感染发生率较高。

4. 有或无危险因素的病人医院感染发生率不同　有危险因素的病人医院感染发生率较无危险因素者高。如心脏外科手术后行气管插管的病人，插管时间>4日者医院感染发生率为<4日者的20.1倍，手术时间>5小时者医院感染发生率为<5小时者的3.7倍。

（二）空间分布

1. 不同等级医院的分布　教学医院高于非教学医院，大医院高于小医院。据2008年全国医院感染监控网数据显示，900张以上床位的大医院的医院感染发生率为4.44%，600～899张床位的医院为4.36%，300～599张床位的医院为3.08%，300张以下床位的小医院为2.28%。这主要是由于大型综合性医院的危重病人和疑难病人较多，病人接受侵入性操作和手术的比例较大所致。

2. 科室分布　同一医院的不同科室医院感染发生率不同。在我国，内科的医院感染发生率高于外科，内科以血液科和肾内科较高，外科以神经外科和胸外科较高。发生医院感染的高危病室还有各类型的ICU、新生儿病房、危重病人抢救室、烧伤科病房、呼吸科病房等。美国与我国不同，以外科最高（5.7%），其次为内科（3.3%）及妇科（2.5%）。

3. 感染部位的分布　在我国，呼吸道是最常见的医院感染部位，占所有感染的一半以上，其次是泌尿道感染、胃肠道感染、手术部位感染，菌血症的发生率也有上升趋势。在美国，医院感染按感染部位从高到低排序为泌尿道感染、外科切口部位感染、肺炎、菌血症和其他部位感染。其中泌尿道感染、外科切口部位感染分别占整个感染的42%和24%。

（三）时间分布

1. 季节性分布　医院感染的季节分布因感染部位不同而有所差异。下呼吸道感染在冬春季发病率较高，手术切口部位感染在夏季发病率较高。

2. 长期趋势　医院感染的病原菌长期以来也发生了菌谱的演变。20世纪30年代初主要以革兰阳性球菌为主，如B群溶血性链球菌和葡萄球菌；20世纪50年代以后，医院感染的病原体又转变为以耐药金黄色葡萄球菌多见，且致病性较强，常可引起医院感染的流行与暴发；自20世纪60年代初起，革兰阴性杆菌和真菌的比例不断上升；20世纪90年代以来，革兰阳性球菌尤其是耐药甚至多重耐药的革兰阳性球菌所占比例正在回升，还有一些新的病原体如人类免疫缺陷病毒、SARS病毒等也成为医院感染不容忽视的病原体之一；近年来一些条件致病菌如肺炎克雷伯菌、鲍氏不动杆菌、铜绿假单胞菌、大肠埃希菌等引起的医院感染比例有上升趋势。

三、医院感染的危险因素

1. 宿主方面的因素　主要是宿主年龄和基础疾病。年龄超过65岁或3岁以下，患有恶性肿瘤、血液病、糖尿病、肝硬化、慢性阻塞性肺疾病，以及处于昏迷或半昏迷状态等都是发生医院感染的危险因素。

2. 现代诊疗技术和侵入性检查治疗方面的因素　器官移植、血液净化、静脉插管、留置导管、呼吸机等操作都会破坏人体皮肤和黏膜的天然屏障，为病原体的侵入创造了条件。

3. 直接损害免疫系统的因素　例如，放疗和化疗在杀死肿瘤细胞的同时，也不可避免地破坏机体的正常组织，导致血象降低和免疫功能指标下降；肾上腺皮质激素作为一种免疫抑制剂，在治疗急危重症、结缔组织疾病及过敏性疾病的同时，也抑制了免疫系统功能，导致医院感染的发生。

4. 其他因素　手术时间长、住院时间长及滥用抗生素等都是增加医院感染风险的因素。

例如长期使用广谱抗生素、无适应证的预防用药、术前用药时间过早、术后停药过晚，以及有时用药剂量过大或联合用药过多，都会引起菌群失调和二重感染，成为医院感染的危险因素。

第三节 医院感染的预防与控制

一、医院感染的管理

（一）制定相关的法律法规和专业指南

近年，我国先后颁布实施了《医院感染诊断标准（试行）（2001年）》《抗菌药物临床应用指导原则（2004年）》《医院感染管理规范（2006年）》《医院感染管理办法（2006年）》《消毒技术规范（2012年）》等法规和指南，为医院感染管理的监督提供了科学依据。

（二）将医院感染管理纳入医院评价系统

医院感染的发生率是评价医院医疗质量的一个重要指标。我国在2008年颁布的《医院管理评价指南》中对医院感染管理作出了明确的要求。

（三）建立健全医院感染管理的组织机构

《建立健全医院感染管理组织的暂行办法》规定，300张床以上医院要设医院感染管理委员会，300张床以下医院要设医院感染管理小组，在院长领导下，全面负责医院感染的监控管理工作。

二、医院感染的预防和控制措施

医院感染的预防与控制是涉及多部门的复杂工作，应从多方面加以综合治理。

1. 根据国家有关的法律、法规，制定并落实医院感染管理的各项规章制度，建立完善的医院感染管理组织体系。
2. 医院感染管理部门实行目标管理责任制，职责明确。
3. 医院的建筑布局、设施和工作流程符合医院感染控制要求。
4. 落实医院感染的病例监测、消毒灭菌监测、必要的环境卫生学监测和医院感染报告制度。
5. 加强对医院感染控制重点部门的管理，包括感染性疾病科、口腔科、手术室、重症监护室、新生儿病房、产房、内窥镜室、血液透析室、导管室、临床检验部门和消毒供应室等。
6. 加强对医院感染控制重点项目的管理，包括呼吸机相关性肺炎、血管内导管所致血行感染、留置导尿管所致尿路感染、手术部位感染、透析相关感染等。
7. 医务人员严格执行无菌技术操作、消毒隔离工作制度、手卫生规范、职业暴露防护制度。
8. 对消毒药械和一次性使用医疗器械、器具相关证明进行审核，对按规定可以重复使用的医疗器械实施严格的清洗、消毒或者灭菌，并进行效果监测。
9. 开展耐药菌株监测，指导合理选用抗菌药物，协助抗菌药物临床应用监测与管理。
10. 加强卫生安全防护工作，保障职工安全。

三、医院感染监测

医院感染监测是指系统地、连续地观察医院人群中医院感染发生的频率和分布以及影响感染的有关因素。其目的是加强医院感染的预防和控制，消除医院感染的危险因素，并根据监测过程中发现的问题，提出相应的具体措施，以减少医院感染的发生，保护医院环境中特殊人群的健康。

医院感染监测是医院感染预防和控制中的一项基础性的工作，也是决定医院感染管理实效的非常重要的一个环节，良好的监测数据是作出正确管理决策的必要条件。

医院感染的监测是一项以医院为基础的疾病监测任务，也是流行病学方法在医院感染研究中的具体体现和应用。

（一）医院感染监测的类型

医院感染监测大致分为两类，即全面综合性监测（comprehensive surveillance）和目标性监测（targeted surveillance）。

1. 全面综合性监测　指对全院所有人群所有方面的医院感染及其有关影响因素进行监测。其优点在于：能提供全面的资料，包括所有科室、所有部门的医院感染及相关因素；能建立本底数据和流行基线，并及时发现医院感染的聚集性，早期发现医院感染的暴发和流行。其缺点在于：收集的数据量大，费时、费力，因此信息采集的准确性和可信度也相对较差；无确定的管理目标，难以进行干预研究。

2. 目标性监测　是在全面综合性监测的基础上，对重点部门、高危人群、易感部位、特殊病原体等进行专题监测研究。例如可针对ICU、外科病房、肿瘤病房、新生儿病房等高危科室及重点部门病人，可针对移植病人、血液透析病人、外科手术病人、放置中心静脉导管病人、使用呼吸机的病人等高危人群，可针对外科手术部位、下呼吸道、泌尿道等易感部位，可针对耐甲氧西林金黄色葡萄球菌（MRSA）、耐万古霉素肠球菌（VRE）等特殊病原体进行专题监测。其优点在于：省时、省力，信息的准确性和可信度较好；监测程序灵活性大，便于优化。其缺点在于：由于收集资料仅限于目标人群或危险因素，得不到全人群的基础感染率，因此不能比较不同机构和地区的感染率，也不能及时发现非监测部门、非监测人群和非监测时段医院感染的聚集性。

目标性监测是医院感染监测的发展趋势，具体应用中还可以有多种灵活的方式。

（1）优先监测：是一种以重要性来确定优先监测内容的方法。例如，据报道归因于医院内菌血症和肺炎的死亡率为10%～38%，鉴于比较高的死亡率，可决定这两类感染属于优先监测对象。与之相比，尿路感染的病死率较低且尿路感染多数是可以预防的，因此可以决定为中等优先监测。

在美国疾病控制预防中心（Centers for Disease Control and Prevention，CDC）组织的医院感染控制效果评价（SENIC）研究中，按医院感染病例数构成的百分比判定尿路感染是最主要的，其次是外科手术部位感染和肺炎等，但外科手术部位感染造成的经济损失最大，其次是肺炎和尿路感染。考虑医院感染造成的花费即经济损失，结合不同部位感染可预防的比例，可以考虑1/2的时间和资源将用于外科手术部位感染，1/3的时间用于肺炎，1/6的时间用于其他感染。

（2）轮转监测：医院的所有部门在连续的周期性时间内被轮流监测，例如医院中的每个部门1年被评估1次。这种监测方法与其他方法相比，具有花较少时间获得较大效果的优点，然而如果医院感染在未进行监测的部门流行，可能难以发现。

（二）国内外医院感染监测系统的发展

1. 美国医院感染监测系统的发展　美国CDC于1970年建立了国家医院感染监测系统（national nosocomial infections surveillance system，NNIS）。在1970—1985年间，美国NNIS系统一直采用全面综合性监测方法，调查表格、分析方法、病例定义以及反馈都保持不变。为了将有限的人力和财力用在最需要解决的问题上，美国于1986年开始进入全面综合性监测和目标性监测并行的阶段。各医院可以根据各自具体情况按NNIS的要求作选择性调查，如全面综合性医院感染监测、成人和儿童ICU医院感染监测、高危新生儿医院感染监测、外科手术部位医院感染监测等。1999年1月起美国彻底停止全面综合性监测，进入到目标性监测阶段，重点监测ICU、新生儿病房和外科手术病人。

2. 我国医院感染监测的发展　我国于1986年在卫生部医政司的领导下，成立了医院感染监控系统。目前，全国绝大多数医院都成立了医院感染管理组织，配备了专职人员，大部分省、市、自治区均建立了医院感染监测网。目前，我国仍采用全面综合性监测的方法。

我国开展医院感染监测工作虽有20多年的历史，但各地区、各医院间的医院感染监测工作发展极不平衡。在某些医院，医院感染监测尚存在以下问题：监测质量不高，资料的准确性差，漏报严重；医院感染监测专业人员缺乏流行病学、卫生统计学、计算机应用等学科的知识，不能很好地设计和实施监测项目；监测资料分析方法落后，不能很好地分离出危险因素及相对危险度；监测目的不明确，资料未能被很好利用；监测内容不深入，导致监测与控制脱节等。

（三）医院感染监测的目的

医院感染监测的最终目的是减少医院感染的发生和由此所造成的损失。具体目的包括以下几个方面。

1. 提供医院感染的基线率　医院感染监测可以建立可供比较和评价的医院感染发生率基线。通常医院感染病例是呈散发状态的，发病率或现患率的基线在一定范围内波动，是相对平稳的。监测的主要目的除及时发现流行或暴发苗头外，就是降低医院感染散发率。

2. 及时发现和鉴别医院感染暴发　一旦确定散发的基线频率，可以据此判断暴发和流行。需要注意的是，局部暴发和流行除了依靠常规监测外，还要参考临床医务人员的报告和微生物实验室的资料。

3. 发现医院感染的危险因素　通过医院感染的监测数据，可以分析和发现医院感染的危险因素，并在监测过程中加以干预，达到控制医院感染的目的。

4. 评价感染控制措施的效果　在监测过程中对比干预措施实施前后的感染率，来评价医院感染控制措施的效果。有些理论上看起来应该有效的措施，通过监测发现是无效的，如对插导尿管的病人每日进行尿道护理预防尿路感染。

5. 满足制定医院感染控制政策的需要　通过监测政策的落实情况，可以评价现有的预防措施的优点和不足，进而在政策修订时予以解决。

6. 评价医院的医疗水平和管理水平　通过监测获得的医院感染发生率是评价医院医疗水平和管理水平的重要指标，也是比较不同地区和不同医院水平的重要依据。

（四）医院感染监测的常用指标

正确合理地使用监测指标有助于准确客观地反映实际情况，并在不同区域和机构之间进行对比研究。医院感染的频率指标主要有发生率（也称发病率）、发病密度、患病率、续发率和漏报率。

1. 医院感染发生率　是指一定时期内，所有住院病人中新发医院感染的频率。其计算公式为：

$$医院感染发生率 = \frac{观察期内住院病人中新发医院感染病例数}{同期住院病人人数} \times 100\% \quad 式（15-1）$$

此公式适用于对住院病人的研究，观察期可为1年或1个月，发病资料主要通过监测或回顾性资料获得。

一个病人可能发生多次或多种感染，此时可用感染例次发生率来表示，即在一定时期内，同期住院病人中新发医院感染例次的频率。其计算公式为：

$$感染例次发生率 = \frac{观察期内新发医院感染的例次数}{同期住院病人人数} \times 100\% \quad 式（15-2）$$

2. 医院感染患病率　是观察期内医院感染的总病例数占同期住院病人总数的比例。其计算公式为：

$$医院感染患病率 = \frac{观察期内医院感染的总病例数}{同期住院人人数} \times 100\% \qquad 式（15-3）$$

患病率资料通过监测和横断面调查获得。根据观察的时间长短，又可分为时点患病率和区间患病率。

3. 医院感染发病密度　是指在单位住院时间内新发医院感染的频率。其计算公式为：

$$医院感染发病密度 = \frac{观察期内住院病人中新发院内感染病例数}{同期住院病人人日数} \times 1000‰ \qquad 式（15-4）$$

发病密度是美国医院感染监测的常用指标，其计算相对繁琐，但准确性较高。按不同危险因素计算医院感染的发病密度，可以控制混杂因素，增强不同地区以及不同规模医院间的可比性，便于及时发现高危住院病人，预防医院感染的发生。

4. 医院感染续发率　是指与指示病例（即原发病例）有效接触后一个最长潜伏期内，在接触者中续发病例数与接触者总数的比值。其计算公式为：

$$医院感染续发率 = \frac{续发病例数}{原发病例接触者人数} \times 100\% \qquad 式（15-5）$$

医院感染续发率常用于医院感染的暴发调查，可以用来分析传染源、流行因素和评价防治措施的效果。

5. 医院感染漏报率　为确保医院感染监测资料的准确性，可以定期或不定期地进行漏报率调查。医院感染漏报率调查一般以1年为期，也可以日为单位。其计算公式为：

$$医院感染漏报率 = \frac{医院感染漏报病例数}{已报病例数 + 漏报病例数} \times 100\% \qquad 式（15-6）$$

医院感染漏报率是评价监测质量的重要指标，一般要求漏报率不超过10%。

（吴娴波）

主要参考文献

1. 陈萍，陈伟，刘丁. 医院感染学教程. 北京：人民卫生出版社，2003.
2. 陈思东. 流行病学. 北京：高等教育出版社，2010.
3. 方积乾. 卫生统计学. 6版. 北京：人民卫生出版社，2008.
4. 冯向先. 临床流行病学. 江苏：江苏科学技术出版社，2013.
5. 高霈. GRADE 指南：Ⅲ. 证据质量分级. 中国循证医学杂志，2011，11（4）：451-455.
6. 耿贯一. 流行病学. 4版. 北京：人民卫生出版社，1997.
7. 郭立燕. 流行病学实习指导. 北京：北京大学医学出版社，2011.
8. 健康中国2020战略研究报告编委会. "健康中国2020"战略研究报告. 北京：人民卫生出版社，2012.
9. 姜庆五. 临床流行病学. 北京：高等教育出版社，2007.
10. 李立明. 流行病学. 6版. 北京：人民卫生出版社，2007.
11. 李幼平. 循证医学. 2版. 北京：高等教育出版社，2009.
12. 凌文华. 预防医学. 3版. 北京：人民卫生出版社，2012.
13. 栾荣生. 流行病学研究原理与方法. 成都：四川大学出版社，2005.
14. 倪宗瓒. 医学统计学. 北京：高等教育出版社，2003.
15. 任南，冯丽，文细毛. 实用医院感染监测方法学. 长沙：湖南科学技术出版社，2012.
16. 沈洪兵，齐秀英. 流行病学. 8版. 北京：人民卫生出版社，2013.
17. 孙振球. 医学统计学. 3版. 北京：人民卫生出版社，2010.
18. 唐金陵. 循证医学基础. 北京：北京大学出版社，2010.
19. 王家良，王滨有. 临床流行病学. 3版. 北京：人民卫生出版社，2008.
20. 王家良. 循证医学. 2版. 北京：人民卫生出版社，2011.
21. 王建华. 流行病学. 7版. 北京：人民卫生出版社，2008.
22. 王建华. 预防医学. 2版. 北京：北京大学医学出版社，2009.
23. 詹思延. 流行病学. 7版. 北京：人民卫生出版社，2012.
24. Allegranzi B, Bagheri Nejad S, Combescure C, et al. Lancet, 2011, 377 (9761): 228-241.
25. Bhopal R, Macfarlane GJ, Smith WC, et al. What is the future of epidemiology? Lancet, 2011, 378 (9790): 464-465.
26. Buck C, Llopis A, Nájera E, et al. The Challenge of Epidemiology: Issues and Selected Readings. Pan American Health Org, 1988.
27. Cochrane AL. Effectiveness and Efficiency: Random Reflection on Health Services. London: The Nufield Provincial Hospitals Trust, 1972.
28. Gordis L. Epidemiology. 4th ed. Philadelphia: WB Saunders Company, 2008.
29. GRADE Working Group. GRADE Guidelines: 3. Rating the Quality of Evidence. J Clin Epidemiol, 2011, 64 (4): 401-406.

30. Gray JAM. Evidence-Based Healthcare: How to Make Health Policy and Management Decisions. London: Churchill Livingstone, 1997.
31. IEA. Good Epidemiological Practice (GEP): IEA Guidelines for Proper Conduct in Epidemiologic Research, 2007.
32. Lilienfeld AM. Foundations of Epidemiology. 2nd ed. New York: Oxford University Press, 1980.
33. MacMahon B, Trichopoulos D. Epidemiology Principles and Methods. Boston: Little, Brown and Company, 1996.
34. Martin PMV, Martin-Granel E. 2500-year evolution of the term epidemic. Emerg Infect Dis, 2006, 12 (6): 976-980.
35. Porta M. A Dictionary of Epidemiology. 5th ed. New York, NY: Oxford University Press, 2008.
36. Raymond SG. Medical Epidemiology. 4th ed. Carolina: McGraw-Hill Companies, 2005.
37. Rothman KJ, Greenland S, Lash TL. Modern Epidemiology. 3rd ed. Philadephia: Lippincott William & Wilkins, 2008.
38. Sackett DL, Straus SE, Richordson WS, et al. Evidence-Based Medicine: How to Practice and Teach EBM. 2nd ed. London: Churchill Livingstone, 2000.

中英文专业词汇索引

A

安慰剂对照　placebo control　78
安慰剂效应　placebo effect　77

B

保护率　protective rate, PR　82
暴发　outbreak　16
暴露　exposure　4
被动监测（passive surveillance　158
比　ratio　11
比值比　odds ratio, OR　53
必要病因　necessary cause　31
标化的均数差值　standardized mean difference, SMD　121
标化死亡比　standardized mortality ratio, SMR　71
标准对照　standard control　78
标准化率比　standardized rate ratio, SRR　55
标准化死亡率　standardized mortality ratio, SMR　55
"冰山"现象　iceberg phenomenon　126
病残率　prevalence of disability　13
病例报告　case report　38
病例-病例研究　case–case study　57
病例参比式研究　case–base reference study　58
病例队列研究　case–cohort study　58
病例对照研究　case–control study　47
病例交叉研究　case–crossover design　58
病例组分析　case series study　38
病死率　case fatality rate　81
病死率　fatality rate　14
病因分值　etiologic fraction, EF　70
病因链　chain of causation　32
病因推导　causal inference　35
病因网（web of causation　32
病原体（pathogen　125
不合格　ineligibility　80
不良事件发生率　adverse event rate　81
不能预知的结局　unpredicable outcome　76
不依从　noncompliance　80

C

Cox比例风险回归模型　Cox's proportional hazard regression model　109
参考试验偏倚　reference test bias　94
测量偏倚　measurement bias　86
长期趋势　secular trend　20
巢式病例对照研究　nested case–control study　57
充分病因　sufficient cause　31
抽样调查　sampling survey　40
出生队列分析（birth cohort analysis　25
初级卫生保健（primary health care, PHC　151
传染病流行病学（infectious disease epidemiology　124
传染力（infectivity　125
传染源（source of infection, reservoir　126
粗死亡率（crude death rate　14

D

大流行　pandemic　16
代表性　generalizability　85
单病例随机对照试验　N of 1 randomized control trial　104
单纯病例研究　case only study　57
单纯随机抽样　simple random sampling　41
单盲（single blind　79
调查表　questionnaire　43
调整一致率　adjusted agreement　99
定量分析　quantitative synthesis　120
定量系统评价　quantitative systematic review　118
定性分析　non–quantitative synthesis　120
定性系统评价　qualitative systematic review　118
动态人群（dynamic population　159
动因　agent　31
毒力（virulence　125
短期波动　rapid fluctuation　17
队列内病例对照研究　case–control study nested in a cohort　57
队列研究　cohort study　60
多阶段抽样　multi–stage sampling　42
多中心临床试验　multi–center clinical trial　103

E

二级预防　secondary prevention　147
二级预防（secondary prevention　155

F

发病率　incidence rate　11
发病密度　incidence density，ID　68
发病专率　specific incidence rate　12
Koch 法则　Koch's postulates　30
非匹配病例对照研究（unmatched case-control study　48
非随机同期对照试验　non-randomized concurrent controlled trial　105
分层抽样　stratified sampling　41
分析性研究　analytical study　5
符合率　agreement rate　96

G

干扰（cointervention　83
干预试验　interventional trial　74
感染过程又称传染过程　infectious process　126
感染率　infection rate　13
感染谱　infection spectrum　126
高危策略（high risk strategy　155
个例调查　case survey　38
个体匹配　individual matching　48
构成比　proportion　11
固定效应模型　fixed effect model　121
观察法　observational study　5
观察符合率　agreement rate　99
观察终点　end-point　67
归因危险度百分比　attributable risk percent，AR%　70
国家医院感染监测系统　national nosocomial infections surveillance system，NNIS　168

H

横断面分析　cross sectional analysis　24
横断面研究　cross-sectional study　38
患病率　prevalence　12
混杂偏倚　confounding bias　86
混杂因素　confounder　87
霍桑效应　Hawthorne effect　77

J

疾病的地方性　endemic　21
疾病的自然史　natural history of disease　153
疾病分布　distribution of disease　10
疾病监测　156
疾病监测　surveillance of disease　155
疾病监测　surveillance of disease　38
疾病自然史　natural history of disease　107
季节性　seasonal variation，seasonality　17
加权均数差值　weighted mean difference，WMD　121
假阳性率　false positive rate，FP　95
假阴性率　false negative rate，FN　95
健康促进　health promotion　154
健康教育　health education　154
交叉对照　crossover control　78
交叉感染　cross infection　162
交叉设计　cross-over design　104
结局　outcome　153
结局变量　outcome variable　64
"金标准"　gold standard　92
静态人群　fixed population　159
绝对危险度降低　absolute risk reduction，ARR　82
军团菌病　Legionaires' disease　124
均数差值　mean difference，MD　121

K

Koch　法则
Koch's postulates　30
开放试验　open trial　79
可靠性　reliability　85

L

莱姆病　Lyme disease　124
类实验　quasi-experiment　76
累积发病率　cumulative incidence，CI　68
累积死亡率　cumulative mortality rate　14
罹患率　attack rate　12
理论法　theoretical study　5
历史对照试验　historical control trial　105
历史性队列研究　historical cohort study　62
临床病程　clinical course　107
临床不一致性　clinical disagreement　106
临床流行病学　clinical epidemiology　111
临床期　clinical stage　153
临床前期　preclinical stage　153
临床试验　clinical trial　75
灵敏度　sensitivity，Se　95
流行　epidemic　16
流行病学　epidemiology　1
流行病学监测　epidemiological surveillance　156
流行病学三角　triangle of epidemiology　31

流行病学实验　epidemiological experiment　74
漏斗图　funnel plots　121
率　rate　10
轮状模型　wheel model　32

M

Meta 分析　118
慢性非传染性疾病　chronic non-communicable diseases, NCD　138
盲法　blinding 或 masking　79
描述流行病学　descriptive epidemiology　38
描述性研究　descriptive study　5, 38
敏感性分析　sensitivity analysis　121
目标性监测　targeted surveillance　168

N

纳入标准　inclusion criteria　76
内部效度　internal validity　85
内对照　internal control　65
内源性感染　endogenous infection　161

P

排除标准　exclusion criteria　76
匹配　matching　48
匹配过度　over-matching　48
偏倚　bias　35
频数匹配　frequency matching　48
平行试验　parallel test　101
平行随机对照试验　randomized controlled trial, RCT　103
评阅偏倚　review bias　94
普查　census　40

Q

期间患病率　period prevalence　12
前瞻性队列研究　prospective cohort study　62
潜在减寿年数　potential years of life lost, PYLL　15
全面综合性监测　comprehensive surveillance　168
全球扩大免疫规划　expanded programme on immunization, EPI　134
全人群策略　population strategy　155
群组随机对照试验　cluster randomized controlled trial　76, 104

R

人工被动免疫　passive immunity　134
人工自动免疫　active immunization　134
人群归因危险度　population attributable risk, PAR　70

人群归因危险度百分比　population attributable risk percent, PAR%　70
人时　person time　69

S

三级预防　tertiary prevention　147
三级预防　tertiary prevention　155
三盲　triple blind　79
散发　sporadic　16
森林图　forest plot　121
筛检试验　screening test　91
伤残调整寿命年　disability adjusted life year, DALY　15
哨点监测　sentinel surveillance　158
社区干预试验　community intervention trial　75
社区干预项目　community intervention program, CIP　75
社区试验　community trial　75
肾综合征出血热　hemorrhagic fever with renal syndrome, HFRS　125
生存率　survival rate　81
生存率　survival rate　15
生态比较研究　ecological comparison study　45
"生态学谬误"　ecological fallacy　46
生态学研究　ecological study　38, 45
失安全数　fail-safe number, N_{fs}　121
失访　loss to follow up　67
时点患病率　point prevalence　12
时间效应　period effect　104
实验法　experimental study　5
实验流行病学　experimental epidemiology　74
双盲　double blind　79
双向策略　two pronged strategy　155
双向性队列研究　ambispective cohort study　63
死亡病例　death case　50
死亡率　mortality rate, death rate　14
死亡专率　specific death rate　14
似然比　likelihood ratio, LR　96
宿主　host　126
随访　follow up　66
随机对照试验　randomized controlled trial, RCT　75
随机误差　random error　85
随机效应模型　random effect model　121
随时消毒　current disinfection　133

T

特异度　specificity, Sp　95
退出　withdrawal　80

W

外部效度　external validity　85
外部真实性　85
外对照　external control　65
外推性　generalizability　85
外源性感染　exogenous infection　162
危险度差值　risk difference，RD　121
卫生保健相关感染　health care-associated infection，HCAI；healthcare-associated infection，HAI　160
误差　error　85

X

析因设计　factorial trial　104
系列试验　serial test　101
系统抽样　systematic sampling　41
系统综述　systematic review，SR　118
现场试验　field trial　75
现患病例　prevalent case　50
相对危险度　relative risk，RR　53，69
相对危险度降低　relative risk reduction，RRR　82
相关性研究　correlational study　45
相互对照　mutual control　78
向均数回归　regression to the mean　77
消毒　disinfection　133
效度　validity　85，94
效果指数　index of effectiveness，IE　82
新发病例　incident case　50
信度　reliability　85
信息偏倚　information bias　86
需治疗人数　number needed to treat，NNT　82
序贯设计　sequential design　105
续发率　secondary attack rate，SAR　12
选择偏倚　selection bias　86
循证决策　evidence-based decision-making　150
循证医学　evidence-based medicine，EBM　111

Y

亚临床期　subclinical stage　153
亚组分析　subgroup analysis　121
验后概率　posttest probability　97
验前概率　pretest probability　97
阳性对照　positive control　78
阳性似然比　positive likelihood ratio，+LR　96
阳性预测值　positive predictive value，+PV　96
一级预防　primary prevention　147，154
医源性感染　iatrogenic infection　162
医院感染　nosocomial infection，NI；hospital infection，HI　160
移民流行病学　migrant epidemiology　28
异质性检验　heterogeneity test　120
易感期　susceptible stage　153
疫源地消毒　disinfection of epidemic focus　133
意向性分析　intention-to-treat (ITT) analysis　81
因果关联形式　causal association　33
阴性对照　negative control　78
阴性似然比　negative likelihood ratio，-LR　96
阴性预测值　negative predictive value，-PV　96
有效率　effective rate　81
预测值　predictive value，PV　96
预防接种　vaccination　134
预防性消毒　preventive disinfection　133
预后　prognosis　107
预后因素　prognostic factor　107
预实验　pilot study　83
约登指数　Youden's index，YI　95
沾染　contamination　84

Z

诊断试验　diagnostic test　91
真实性　validity　85，94
整群抽样　cluster sampling　42
治愈率　cure rate　81
致病力　pathogenicity　125
滞留效应　carry over effect　104
终末消毒　terminal disinfection　133
周期性　periodicity　19
主动监测　active surveillance　158
准确度　accuracy　94
Mill 准则　Mill cannon　33
自身对照　self control　78
自身感染　self infection　161
自身前后对照试验　before-after study　104
自身前后对照试验　104
遵循研究方案分析　per-protocol (PP) analysis　81